高等医学院校医学专业必修课程考试同步辅导丛书

 配套"十二五"普通高等教育本科国家级规划教材

供医学专业本科生课程考试复习使用
供医学硕士研究生入学考试复习使用

病理生理学应试向导（第二版）
Pathophysiology Exam Guide

主　编　薛　冰　池良杰

副主编　郭晓笋　王建丽　于　莉

编　委　（按姓氏拼音为序）

陈敏洁　（复旦大学上海医学院）

池良杰　（同济大学附属同济医院）

冯　梅　（山东大学附属省立医院）

傅月玥　（复旦大学上海医学院）

郭晨光　（首都医科大学附属朝阳医院）

郭晓笋　（山东大学医学院）

邝晓聪　（广西医科大学）

李大力　（复旦大学附属肿瘤医院）

李瑞峰　（山东大学医学院）

时伟丽　（复旦大学上海医学院）

王建丽　（山东大学医学院）

王婧婧　（山东大学医学院）

吴　剑　（复旦大学生物医学研究院）

薛　冰　（山东大学医学院）

杨一华　（上海交通大学医学院）

于　莉　（中国医科大学附属盛京医院）

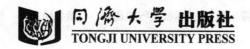

同济大学 出版社
TONGJI UNIVERSITY PRESS

内 容 提 要

病理生理学为医学专业主干课程,本书编写以最新第八版国家级规划教材《病理生理学》为依据,紧扣教学大纲要求,对教材内容和知识要点进行系统归纳整理。全书各章设有大纲要求、内容精析、同步练习和参考答案四个栏目。简要提示教学大纲要求,系统解析教材内容,结合大纲精心设计试题,提供参考答案,便于学生同步复习,及时巩固所学知识,完成课程考试。全书另附模拟试卷三套,以供学生考前全面复习和自测。

本书适合于医学本科生课程考试和研究生入学考试辅导,也可作为医学本科教学的参考用书。

图书在版编目(CIP)数据

病理生理学应试向导/薛冰,池良杰主编. —2 版. —上海:同济大学出版社,2015.9

(高等医学院校医学专业必修课程考试同步辅导丛书)

ISBN 978 - 7 - 5608 - 6018 - 3

Ⅰ. ①病… Ⅱ. ①薛…②池… Ⅲ. ①病理生理学—医学院校—教材 Ⅳ. ①R363

中国版本图书馆 CIP 数据核字(2015)第 226456 号

高等医学院校医学专业必修课程考试同步辅导丛书

病理生理学应试向导(第二版)

主　编　薛　冰　池良杰

责任编辑　沈志宏　陈红梅　　　责任校对　徐春莲　　　封面设计　陈益平

出版发行	同济大学出版社　　www. tongjipress. com. cn
	(地址:上海市四平路 1239 号　邮编:200092　电话:021 - 65985622)
经　销	全国各地新华书店
印　刷	同济大学印刷厂
开　本	787mm×1092mm　1/16
印　张	14.25
印　数	1—5100
字　数	356000
版　次	2015 年 11 月第 1 版　　2015 年 11 月第 1 次印刷
书　号	ISBN 978 - 7 - 5608 - 6018 - 3
定　价	32.00 元

第二版前言

病理生理学是一门研究疾病发生发展过程中功能和代谢改变的规律及其机制的学科,是认识疾病和防治疾病的理论基础,也是连接基础学科与临床学科的桥梁。在编写本书的过程中强调以下原则:①内容紧扣教学大纲,并参考国家职业医师资格考试大纲要求,以人民卫生出版社出版的最新国家级规划教材《病理生理学》第八版为蓝本,使学生加深对教材内容的理解和掌握。②化复杂为简单,帮助学生梳理学习思路,迅速抓住知识重点,深入理解然后记忆,有效提高学习效率。③练习题题型全面,除了常规题型外,另有部分章节增加病例分析题,全面涵盖知识点和考点。

根据《病理生理学》第八版教材的结构安排,本书在第一版的基础上对部分内容作了适当调整。新增加了"脂代谢紊乱"和"糖代谢紊乱"两章,充实完善了部分重要内容,大幅度更新和增加了习题量。本书各章由以下四大栏目组成:

【大纲要求】紧扣教学大纲要求,简明扼要,重点、难点明确突出,对需要掌握、熟悉和了解的内容提出了具体要求,有利于学生分清主次,灵活掌握。

【内容精析】根据《病理生理学》第八版教材结构编写,内容全面,重点突出,有详有略,框架清晰。运用简明扼要的图表,使得各知识点及其关系一目了然,便于理解记忆。

【同步练习】依据教材的内容框架及重点难点,精心设计试题,难易程度得当。包括选择题、填空题、名词解释、问答题和病例分析几种常考题型,适合于同步学习时的自测,有利于知识的巩固。

【参考答案】各类试题均附有详尽的答案,部分参考答案还提供了解题思路和解题说明,可为学生的考试复习提高效率,节约时间和精力。

另外,为面向双语教育,全书名词解释和问答题均为中英文对照,以便学生在学习中逐步积累专业英语词汇,为以后进一步学习打下良好的基础。最后,我们还提供了三套模拟试卷及参考答案,以供学生完成本课程学习后自测之用,同时也是考前复习最佳的辅导资料。

本书的编写工作由多位同行的通力合作而得以顺利完成,并得到同济大学出版社领导和责任编辑的悉心指导及大力支持,在此一并深表谢意。

由于编者的水平和时间有限,存在的不足和错误敬请读者批评指正。

主　编

2015 年 6 月

目　录

第二版前言

第一章　绪　论

【内容精析】

▲记忆:病理生理学(pathophysiology)是一门研究疾病发生发展规律和机制的学科。它的任务是以辩证唯物主义为指导思想阐明疾病的本质,为疾病的防治提供理论和实验依据

一、病理生理学的任务、地位

　　病理生理学的任务:研究疾病发生的原因和条件;研究疾病发生发展过程中机体的功能和代谢的动态变化及原理;研究疾病发生、发展及转归规律,从而探讨疾病的本质,为疾病的防治提供理论基础和实验依据。

　　病理生理学的地位:沟通基础医学与临床医学的桥梁学科,是与基础医学中多种学科密切交叉的综合性边缘学科。

二、病理生理学的发展简史和未来趋势

　　病理生理学的前身为实验病理学,1879年作为独立学科在俄国开设,我国病理生理学学科创建于20世纪50年代初期。

　　随着转化医学的兴起及各种交叉学科的建立,病理生理学作为桥梁学科,要进一步加强与临床的结合;紧密追踪和应用后基因组时代相关研究成果;吸纳和整合其他学科的最新成果,开展高水平科学研究。

三、病理生理学的主要内容和学习方法

　　1. 总论　包括绪论和疾病概论,讲述疾病发生的普遍规律。

　　2. 基本病理过程　讨论多种疾病共同的、基本的功能和代谢变化。

　　3. 各论或系统器官病理生理学　讲述体内几个主要系统的某些疾病在发生、发展过程中可能出现的一些常见而共同的病理过程。

　　在病理生理学的学习过程中要注意掌握重点内容、体会课程特点、追踪相关领域的最新进展、重视实验课、重视临床实践和社会调查。

【同步练习】

一、名词解释

1. 病理生理学(pathophysiology)　　**2.** 基本病理过程(basic pathological process)

二、选择题

1. 下述各项中哪一项**不属于**基本病理过程(　　)

　　A. 肾功能衰竭　　　B. DIC　　　　　C. 创伤性休克　　　D. 代谢性碱中毒　　　E. 水肿

2. 病理生理学的主要任务是研究(　　)

　　A. 疾病的症状和体征　　　　　　　B. 疾病时细胞的形态结构变化

　　C. 疾病发生发展和转归的规律　　　D. 疾病的表现和治疗

病理生理学应试向导

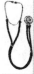

E．疾病时机体的代偿和调节

3. 病理生理学研究（　　）

    A．正常生命过程和普遍的生理现象   B．各系统和器官的正常功能活动规律

    C．患病机体的形态结构变化   D．患病机体功能和代谢的变化规律

    E．疾病的临床表现和治疗

4. 疾病总论主要论述（　　）

    A．疾病的病因与条件   B．疾病的概念、疾病发生发展中的普遍规律

    C．疾病中各种临床表现的发生机制   D．疾病的经过和结局

    E．多种疾病中出现的共同的、基本的功能代谢和结构的变化

三、填空题

1. 病理生理学的教学内容主要包括：_____、_____和_____的病理生理学。

2. 病理生理学主要是从_____和_____的角度探讨疾病的规律和机制。

3. 病理生理学主要讨论机体功能和代谢变化的特点和规律，与生理学、_____、_____和_____等课程密切联系。

【参考答案】

一、名词解释

1. *病理生理学*　一门研究疾病发生发展过程中功能和代谢改变的规律及其机制的学科。

2. *基本病理过程*　在多种疾病中出现的共同的、基本的功能、代谢和结构的变化。

二、选择题

1. A　2. C　3. D　4. B

三、填空题

1. 疾病概论　基本病理过程　系统器官病理生理学　2. 功能　代谢　3. 生物化学　病理学　内科学

（薛　冰　郭晓笋）

第二章　疾病概论

【内容精析】

第一节　疾病的相关概念

　　健康　健康是指不仅没有疾病或衰弱现象,而且在躯体、精神上和社会适应上的一种完好状态。

　　疾病　疾病是指在一定病因作用下,机体自稳调节紊乱而发生的异常生命活动过程。

　　亚健康　亚健康是指介于健康和疾病之间的一种生理功能低下状态。亚健康主要表现为躯体性亚健康、心理性亚健康和人际交往性亚健康。

第二节　病因学

一、疾病发生的原因

1. 致病因素　能够引起某一疾病并决定疾病特异性的因素称为致病因素,简称为病因。

2. 病因的分类

（1）**生物性因素**　主要包括病原微生物和寄生虫。

　　　　　　　┌ 侵袭力(invasiveness)是指致病因素侵入机体并在体内扩散和蔓延的能力
　　　　　　　└ 毒力(toxicity)是指致病因素产生内毒素和外毒素的能力

　　　　　　　┌ 有一定的入侵门户和定位
致病特点 ┤ 病原体必须与机体相互作用才能致病
　　　　　　　└ 病原体与机体相互作用,各自都可能发生改变

（2）**理化性因素**　主要有物理性因素和化学性因素。

物理性因素:机械力、温度、气压、电流、电离辐射、噪声等。

　　　　　　　┌ 只引起疾病发生,在疾病发展中不再起作用
致病特点 ┤
　　　　　　　└ 潜伏期较短(除了紫外线和电离辐射)

化学性因素:无机物及有机物、动植物毒性物质。

　　　　　　　┌ 对组织、器官有一定的选择性损伤作用
　　　　　　　│ 此类因素在整个疾病过程中都发挥作用
致病特点 ┤ 致病作用与毒物的性质、剂量以及作用的部位和整体的状态有关
　　　　　　　└ 潜伏期一般较短(除慢性中毒)

（3）**营养性因素**　指各类必需的营养物质缺乏或过多。

（4）**遗传性因素**　因遗传物质基因的突变或染色体畸变发生。

（5）**先天性因素**　指能够损害胎儿生长发育的有害因素。

（6）**免疫性因素**　机体免疫系统对一些抗原刺激发生异常强烈的反应导致自身损伤和生理功能的障碍。如自身免疫性疾病(autoimmune disease)和免疫缺陷病(immunodeficiency disease)等。

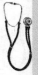

（7）其他因素　主要指精神、心理和社会因素等。

二、疾病发生的条件

疾病发生的条件（condition）　是指那些能够促进或减缓疾病发生的某种机体状态或自然环境。条件本身不引起疾病，但可影响病因对机体的作用。

诱因（precipitating factor）　是指能加强病因作用或促进疾病发生的因素。

危险因素（risk factor）　是指与特定疾病的发生发展明显相关，但又不宜归类于病因或诱因的因素。

第三节　发病学（pathogenesis）

研究疾病发生发展及转归的一般规律和共同机制。

一、疾病发生发展的一般规律

因果交替规律：在原始病因作用下，机体发生某些变化，而这些变化又作为新的病因引起新的变化，如此
因果不断交替，相互转化，推动疾病的发生与发展

损伤与抗损伤反应：在疾病过程中，损伤与抗损伤斗争是推动疾病发展的基本动力，二者的此消彼长决
定疾病的发展方向和结局

局部和整体关系：任何疾病基本都是整体疾病，而各组织器官的病变是全身性疾病的局部表现

二、疾病发生的基本机制

神经机制：神经系统协调机体与外界环境的平衡以及机体内各系统功能的稳定，许多致病因素通过改变
神经系统的功能而影响疾病的发生发展

体液机制：许多致病因素直接或间接地通过改变体液因子的数量或活性，引起内环境紊乱而致病的过程。
体液性因子通过内分泌、旁分泌和自分泌三种方式作用于靶细胞

细胞机制：致病因素损伤细胞的代谢、功能和结构，引起细胞的自稳调节紊乱

分子机制：分子病是指由遗传物质或基因的变异引起的一类以蛋白质异常为特征的疾病。例如酶缺陷、血
红蛋白异常、受体异常和膜转运障碍引起的分子病

第四节　疾病的转归（prognosis）

1. 康复（rehabilitation）

完全康复（complete recovery）：即痊愈，是指致病因素已经清除或不起作用，疾病致损伤性变化完全消
失，机体的自身调节恢复正常

不完全康复（incomplete recovery）：是指疾病的损伤性变化得到控制，主要的症状、体征和行为异常消
失，但基本病理变化尚未完全消失，需通过机体的代偿来维持内
环境的相对稳定

2. 死亡（death）　传统观点认为死亡过程包括濒死期、临床死亡期和生物学死亡期。

脑死亡（brain death）是指全脑功能不可逆的永久性丧失以及机体作为一个整体功能的永久性停止。
脑死亡的判定标准：①自主呼吸停止；②不可逆性深昏迷；③脑干神经反射消失；④脑电波消失；⑤脑血液
循环完全停止。

确定脑死亡的意义：①协助医务人员判定患者的死亡时间；②有利于器官移植。

3. 临终关怀与安乐死

【同步练习】

一、名词解释

1. 健康（health）　　**2.** 疾病（disease）　　**3.** 病因学（etiology）　　**4.** 病因（cause of disease）　　**5.** 条件（condition）　　**6.** 诱因（precipitating factor）　　**7.** 危险因素（risk factor）　　**8.** 分子病（molecular disease）　**9.** 基因病（gene disease）　　**10.** 完全康复（complete recovery）　　**11.** 不完全康复（incomplete recovery）　**12.** 脑死亡（brain death）

二、选择题

（一）单选题

1. 有关健康的正确说法是（　　）

A．健康是指体格健全没有疾病 　　　　B．不生病就是健康

C．健康是指社会适应能力的完全良好状态 　　D．健康是指精神上的完全良好状态

E．健康不仅是指没有疾病或病痛,而且是躯体上、精神上和社会上的完全良好状态

2．关于疾病的概念,下列哪项说法正确(　　)

A．是机体在一定病因损害下,因自稳态调节紊乱而发生的异常生命活动

B．疾病即指机体不舒服

C．疾病是机体对内环境的协调障碍

D．疾病是不健康的生命活动过程

E．细胞是生命的基本单位,疾病是细胞受损的表现

3．病因学研究的是(　　)

A．与疾病发生密切相关的危险因素 　　　B．疾病发生的原因与条件

C．疾病时自稳调节紊乱的机制 　　　　D．疾病转归的机制

E．因果转化规律

4．下列说法中,**不正确**的是(　　)

A．每种疾病一般来说都有病因

B．病因是引起疾病的必不可少的、决定疾病特异性的因素

C．没有病因,不可能发生相关的疾病

D．没有病因也可发生某些遗传性疾病

E．疾病发生发展中原因与条件是相对的,有时是可转化的

5．下列关于疾病发生的条件中,**不正确**的说法是(　　)

A．主要是指那些能够影响疾病发生的各种机体内外因素

B．它们本身不能引起疾病

C．可以左右病因对机体的影响促进疾病的发生

D．年龄和性别也可作为某些疾病的发生条件

E．条件在疾病发生中的作用是固定不变的

6．下列说法中,哪项是正确的(　　)

A．任何疾病发生到一定阶段后终将结束,这就是疾病的转归

B．任何疾病都存在转归问题

C．死亡不是疾病的转归形式

D．转归取决于机体损伤与抗损伤反应的力量对比

E．通常所说的转归就是转归期

7．临床脑死亡的首要指标是(　　)

A．自主心跳停止 　　　　B．自主呼吸停止 　　　　C．自主心跳、呼吸停止

D．瞳孔对光反射消失 　　　　E．不可逆昏迷

8．下列哪项**不能**作为脑死亡的诊断标准(　　)

A．脑血液循环完全停止 　　　　B．心跳停止 　　　　C．瞳孔散大或固定

D．脑电波消失 　　　　E．自主呼吸停止

9．全脑机能不可逆性的永久性丧失指(　　)

A．生物学死亡期 　　　　B．临床死亡期 　　　　C．植物人

D．濒死期 　　　　E．脑死亡

10．死亡的标志是(　　)

A．呼吸停止 　　　　B．心跳停止 　　　　C．瞳孔散大

D．脑死亡 　　　　E．脑电波处于零电位

11．**不属于**生物性致病因素的是(　　)

A．病毒 　　　　B．细菌 　　　　C．四氯化碳

D．立克次体 　　　　E．疟原虫

12. 导致青霉素过敏的致病因素属于（　　）

    A．生物性因素　　　　　　　　B．免疫性因素　　　　　　　　C．先天性因素

    D．药物性因素　　　　　　　　E．理化性因素

13. 对胎儿生长发育有损伤的因素是（　　）

    A．生物性因素　　　　　　　　B．先天性因素　　　　　　　　C．遗传性因素

    D．营养性因素　　　　　　　　E．免疫性因素

14. 发病学研究的内容是（　　）

    A．疾病发生的原因　　　　　　B．疾病发生的条件　　　　　　C．疾病发生的诱因

    D．疾病发生发展和转归的规律　E．自稳调节紊乱的变化

15. 疾病的发展取决于（　　）

    A．病因的数量与强度　　　　　B．存在的诱因　　　　　　　　C．机体自稳调节的能力

    D．损伤与抗损伤力量的对比　　E．机体的抵抗力

16. 分子病学是研究（　　）

    A．疾病在分子水平上的异常　　　　　　B．核酸受损所致的疾病

    C．蛋白受损所致的疾病　　　　　　　　D．大分子受损的疾病

    E．由 DNA 遗传性变异导致的疾病

17. 分子病有一个共同基本特点为（　　）

    A．DNA 异常　　　　　　　　B．染色体异常　　　　　　　　C．蛋白质异常

    D．脂肪异常　　　　　　　　E．糖原异常

（二）多选题

1. 生物性致病因素作用于机体有以下特点（　　）

    A．必须与机体相互作用才能引起疾病　　B．有一定的侵入门户

    C．没有潜伏期　　　　　　　　　　　　D．作用于机体后自身可发生变异

    E．必须在体内繁殖

2. 疾病发生发展的规律包括（　　）

    A．损伤与抗损伤　　B．因果交替　　　C．康复　　　　　D．局部与整体

    E．死亡

3. 损伤与抗损伤反应可以表现为（　　）

    A．二者相互对立　　　　　　　B．贯穿于整个疾病过程中　　　C．影响疾病的转归

    D．二者可以相互转化　　　　　E．二者互为因果

4. 脑死亡的判断标准包括（　　）

    A．心跳停止　　　　　　　　　B．自主呼吸停止　　　　　　　C．瞳孔散大或固定

    D．脑电波消失　　　　　　　　E．不可逆昏迷和大脑无反应性

5. 化学性因素致病的特点包括（　　）

    A．作用往往有器官、组织选择性　　　　B．可以在体内被解毒

    C．患肝肾疾病的人更易致病　　　　　　D．潜伏期一般较长

    E．不会导致恶性肿瘤

6. 肥胖、运动过少、糖尿病、吸烟、应激和高血压可能是动脉粥样硬化的（　　）

    A．原因　　　　　　　　　　　B．条件　　　　　　　　　　　C．诱因

    D．危险因素　　　　　　　　　E．以上都不是

三、填空题

1. 病因学主要研究疾病发生的_____和_____。

2. 发病学主要研究疾病发生发展过程中的_____和_____。

3. 机体整体死亡的标志是_____。

4. 传统的死亡概念包括：_____期、_____期和_____期。

5. 亚健康的主要表现形式为_____、_____和_____。

6. 体液性因子主要通过_____、_____和_____三种方式作用于靶细胞。

7. 疾病的转归有_____和_____两种形式。

8. 疾病发生的基本机制包括:_____、_____、_____和_____。

9. 疾病发生发展的一般规律包括:_____规律、_____规律和_____规律。

10. 蚕豆病是由于编码_____的基因缺陷所引起的_____疾病。

四、简答题

1. 简述健康和疾病的含义。

    Please describe the concept of heath and disease.

2. 举例说明因果交替规则在发病学中的作用。

    Please give an example to explain the alternation of cause and result at pathogenesis.

3. 举例说明损伤与抗损伤规律在发病学中的作用。

    Please give an example to explain the injury and anti-injury law at pathogenesis.

4. 什么是脑死亡?试述脑死亡的诊断标准。

    What is brain death? What is the diagnostic criteria of brain death?

5. 为什么将自主呼吸停止而不是心跳停止作为临床脑死亡的首要指标?

    Why is absence of spontaneous respiration not cardiac arrests taken as the first index of clinical brain death?

【参考答案】

一、名词解释

1. 健康 不仅指没有疾病或衰弱现象,而且在躯体上、精神上和社会适应上处于完好的状态。

2. 疾病 是在一定病因作用下,因机体内稳态调节紊乱而发生的异常生命活动过程。

3. 病因学 研究疾病发生的原因与条件。

4. 病因 引起疾病必不可少的、赋予疾病特征或决定疾病特异性的因素。

5. 条件 能促进或减缓疾病发生的某种机体状态或自然环境。

6. 诱因 能加强病因的作用而促进疾病发生发展的因素。

7. 危险因素 与特定疾病的发生发展明显相关,但又不宜归类于病因或诱因的因素。

8. 分子病 由遗传物质或基因的变异引起的一类以蛋白质异常为特征的疾病。

9. 基因病 由基因本身突变、缺失或其表达调控障碍引起的疾病。

10. 完全康复 疾病所致损伤完全消失,机体的功能、代谢及形态完全恢复正常。

11. 不完全康复 疾病所致的损伤得到控制,主要症状消失,机体通过代偿机制维持相对正常的生命活动。

12. 脑死亡 全脑功能不可逆性的永久性丧失,以及机体作为一个整体功能的永久性停止。

二、选择题

(一)单选题

1. E 2. A 3. B 4. D 5. E 6. D 7. B 8. B 9. E 10. D 11. C 12. B
13. B 14. D 15. D 16. E 17. C

(二)多选题

1. ABD 2. ABD 3. ABCD 4. BCDE 5. ABC 6. ABCD

三、填空题

1. 原因 条件 2. 一般规律 共同机制 3. 脑死亡 4. 濒死 临床死亡 生物学死亡 5. 躯体性亚健康 心理性亚健康 人际交往性亚健康 6. 内分泌 自分泌 旁分泌 7. 完全康复 不完全康复
8. 神经机制 体液机制 细胞机制 分子机制 9. 损伤与抗损伤 因果交替 局部与整体 10. 6-磷酸-葡萄糖脱氢酶 溶血性

四、简答题

1. 简述健康和疾病的含义。

答:健康和疾病是一组对应的概念,二者之间缺乏明确的判断界限。一般认为一个人的健康不仅是指没有疾病,而且是身体上、精神上、社会环境的适应上均良好的状态。健康的相反面即是疾病。一般认为在致病因素的作用下,机体发生损伤与抗损伤反应,而且表现出自稳调节紊乱的异常生命活动现象。

2. 举例说明因果交替规律在发病学中的作用。

答:原始病因作用于机体,引起机体的变化,前者为因,后者为果;而这些变化又作为发病学原因,引起新的变化,如此因果不断交替转化,推动疾病的发展。例如,暴力作为原始病因引起机体创伤,机械力是因,创伤是果,创伤又引起失血等变化,进而造成有效循环血量减少,动脉血压下降等一系列后果。如此因果不断交替,成为疾病发展的重要形式。

3. 举例说明损伤与抗损伤规律在发病学中的作用。

答:疾病发展过程中机体发生的变化基本上可分为损伤和抗损伤过程,二者相互对立,它是疾病发展的基本动力,它们之间的力量对比影响疾病的发展方向和转归。损伤强于抗损伤时,疾病循着恶性螺旋向恶化方面发展;反之,则向恢复健康方面发展。损伤和抗损伤虽然是对立的,但在一定条件下,它们又可相互转化。例如,失血性休克早期,血管收缩有助于动脉血压的维持,保证重要器官的血供,但收缩时间过久,就会加剧组织器官的缺血缺氧,使休克恶化造成组织细胞的坏死和器官功能障碍。

4. 什么是脑死亡? 试述脑死亡的诊断标准。

答:机体作为一个整体功能的永久性停止的标志是全脑功能的永久性消失,即整体死亡的标志是脑死亡。目前一般以枕骨大孔以上全脑死亡作为脑死亡的标准。判定脑死亡的根据是:①不可逆性深昏迷和大脑无反应性;②自主呼吸停止,进行15分钟人工呼吸仍无自主呼吸;③脑干神经反射消失;④瞳孔散大或固定;⑤脑电波消失;⑥脑血液循环完全停止(脑血管造影)。

5. 为什么将自主呼吸停止而不是心跳停止作为临床脑死亡的首要指标?

答:虽然脑干是循环心跳呼吸的基本中枢,脑干死亡以心跳呼吸停止为标准,近年来,呼吸心跳都可以用人工维持,但心肌因有自发的收缩能力,所以在脑干死亡后的一段时间里还可能有微弱的心跳,而呼吸必须用人工维持,因此世界各国都把自主呼吸停止作为临床脑死亡的首要指标,不把心跳停止作为临床脑死亡的诊断标准。

(薛 冰 郭晓笋)

第三章　水、电解质代谢紊乱

▲**重点难点提示**:正常水、钠代谢的调节;水、钠代谢障碍的原因、机制及对机体的影响;钾代谢障碍的原因、机制及对机体的影响及心电图的表现,如何纠正钾代谢障碍

【内容精析】

第一节　水、钠代谢紊乱

一、正常水、钠平衡

(一)体液的容量分布

$$
\text{体液} \atop \text{(占体重的60\%)}
\begin{cases}
\text{细胞内液(占体重的40\%)} \\
\text{细胞外液} \begin{cases} \text{血浆(占体重的5\%)} \\ \text{组织间液(占体重的15\%)} \end{cases}
\end{cases}
$$

(1)组织间液中有极少部分分布于关节囊、颅腔、胸膜腔、腹膜腔中,称为第三间隙液。

(2)体液量占体重的比例随年龄的增长而逐渐减少。

(3)体液总量随脂肪的增加而减少。

(4)细胞外液构成了人体的内环境。

(二)体液中的电解质成分(见表3-1)

表3-1　　　　　　　　　　　　　　　　体液中的电解质

	阳　离　子	阴　离　子
细胞外液	Na^+ 为主,其次为 K^+、Ca^{2+}、Mg^{2+}	Cl^- 为主,HCO_3^-、HPO_4^{2-}、SO_4^{2-}、有机酸和蛋白质
细胞内液	K^+ 为主,其次为 Na^+、Ca^{2+}、Mg^{2+}	HPO_4^{2-} 和蛋白质为主,其次为 HCO_3^-、Cl^-、SO_4^{2-}

(1)细胞内外液中所含阴、阳离子数总和相等,保持电中性。

(2)细胞内外液的总渗透压也基本相等。

(三)体液的渗透压

　　溶液的渗透压取决于溶质的分子或离子的数目,体液内起渗透作用的溶质主要是电解质。血浆渗透压在 $280\sim310$ mmol/L 之间,在此范围内为等渗,低于此范围的称低渗,反之为高渗。

(四)水的生理功能和水平衡

　　1. 水的生理功能　①促进物质代谢;②调节体温;③润滑作用;④以结合水形式与蛋白质、黏多糖和磷脂等结合,发挥生理功能。

　　2. 水平衡　正常人每天水的摄入和排出处于动态平衡之中。

　　水的来源有饮水、食物水、代谢水(糖、脂肪、蛋白质等营养物质在体内氧化生成的水称为代谢水)。

　　机体排出水的途径有4个:消化道(粪便)、皮肤(显性汗和非显性蒸发)、肺(呼吸蒸发)和肾(尿)。

（五）电解质的生理功能和钠平衡

体内的电解质分为有机电解质和无机电解质两部分。无机电解质的主要功能是维持体液渗透压平衡和酸碱平衡；维持静息电位并参与其动作电位的形成；参与新陈代谢和生理功能活动。

血清 Na^+ 浓度的正常范围是 $135\sim145$ mmol/L，人摄入的钠主要来自食盐。摄入多，排出多；摄入少，排出少。

（六）体液容量及渗透压的调节

细胞外液容量和渗透压相对稳定是通过神经-内分泌系统的调节实现的。

$$\left.\begin{array}{l}水分\downarrow\\盐\uparrow\end{array}\right\}\left\{\begin{array}{l}视上核渗透压感受器\rightarrow抗利尿激素\uparrow\rightarrow\left\{\begin{array}{l}肾小管水分重吸收\\抑制醛固酮分泌\end{array}\right.\\口渴中枢\rightarrow饮水\end{array}\right.$$

反之，机体摄入水分过多或盐不足时，机制与上述相反。

▲注意：①正常情况下，肾有很强的调节水平衡潜力；②虽然有以上诸多因素，但机体优先维持血容量

心房钠尿肽（ANP）和水通道蛋白（AQP）是影响水 Na^+ 代谢的主要体液因素。

ANP 通过 4 个方面影响水钠代谢：①减少肾素的分泌；②抑制醛固酮的分泌；③对抗血管紧张素缩血管效应；④拮抗醛固酮的滞钠作用。

AQP 是一组与水通透有关的细胞膜转运蛋白，有多种亚型。不同 AQP 在肾脏和其他的水吸收和分泌过程中有着不同的作用和调节机制。ADH 调节集合管水重吸收与 ADH 受体 V_2R 和 AQP_2 关系密切。

二、水、钠代谢紊乱的分类

一般根据体液容量和渗透压分为脱水、水中毒和水肿。

三、脱水

脱水（dehydration）是人体由于饮水不足或病变消耗大量水分，不能即时补充，导致细胞外液减少而引起新陈代谢障碍的一组临床症候群。

（一）低渗性脱水（低容量性低钠血症）

失钠多于失水，血清 Na^+ 浓度低于 130 mmol/L，血浆渗透压低于 280 mOsm/L，伴有细胞外液量减少。

1. 原因和机制

$$低渗性脱水\left\{\begin{array}{l}经肾丢失：肾上腺皮质功能不全，利尿剂使用不当，肾实质性疾病，肾小管酸中毒\\肾外\left\{\begin{array}{l}经消化道：呕吐、腹泻\\液体在第3间隙积聚：胸腔积液、腹水\\经皮肤：大面积烧伤，大量出汗\end{array}\right.\end{array}\right.$$

2. 对机体的影响 细胞外液丢失，细胞外液向渗透压相对较高的细胞内液转移，致细胞外液显著减少，易发生低血容量性休克；血浆渗透压降低，患者无口渴；血浆渗透压降低抗利尿激素（ADH）分泌减少，早期尿量不减少，尿比重降低，晚期或重症 ADH 释放增多可出现少尿；组织间液减少明显，有明显失水体征；肾血流量减少，肾素-血管紧张素-醛固酮系统激活，尿钠减少。

3. 防治

$$\left\{\begin{array}{l}去除病因\\适当补液\\给予等渗液以恢复细胞外液，休克时按休克处理方式抢救\end{array}\right.$$

（二）高渗性脱水（低容量性高钠血症）

失水多于失钠，血清 Na^+ 浓度高于 150 mmol/L，血浆渗透压高于 310 mOsm/L，细胞内、外液量均减少。

1. 原因和机制

（1）水摄入过少 水源断绝，饮水、进食困难；无渴感而摄水减少。

（2）水丢失过多 ①经呼吸道失水，如癔病、代酸等所致过度通气；②经皮肤失水，见于高热、大量出汗、甲状腺功能亢进等；③经肾失水，见于中枢性尿崩症，肾性尿崩症，大量应用脱水剂等；④经消化道丢失如呕吐、腹泻及消化道引流等。

2. 对机体的影响

细胞外液高渗引起口渴;细胞外液减少和渗透压升高,ADH 分泌增加,致尿量减少;细胞内液向细胞外液转移,致细胞脱水;细胞外液量减少,致血液浓缩;细胞外液高渗,使脑细胞严重脱水可引起中枢神经系统功能障碍,重者可致局部脑出血和蛛网膜下腔出血;严重病例,尤其是小儿,由于皮肤蒸发水分减少可致脱水热。

3. 防治

$$\left\{ \begin{array}{l} 去除病因 \\ 补液并适当补 Na^+ \\ 适当补 K^+ \end{array} \right.$$

(三) 等渗性脱水

钠、水等比例丢失,血容量减少,血钠浓度和血浆渗透压在正常范围。

1. 发病原因　任何等渗性液体的大量丢失所造成的血容量减少,短期内均属等渗性脱水。见于呕吐,腹泻,大面积烧伤,大量抽放胸、腹水等。

2. 对机体的影响　患者可有口渴、脱水征和发生低血容量休克等,但口渴较高渗性脱水轻,而脱水征与低血容量休克不如低渗性脱水明显。如不处理,可通过不感蒸发和呼吸等途径失水转变为高渗性脱水,如补给过多的低渗液可转变为低渗性脱水。

四、水中毒

又称高容量性低钠血症,特点是血钠下降,血清 Na^+ 浓度低于 130 mmol/L,血浆渗透压低于 280 mOsm/L,但体钠总量正常或增多,体液量明显增多。

1. 原因和机制

(1) 水摄入过多　如用无盐水灌肠、精神性饮水过量和持续性过量饮水,静脉过多过快地输入无盐液体,超过肾脏的排水能力。

(2) 水排出减少　多见于急性肾功能衰竭,ADH 分泌过多等。

▲**注意**:肾功能良好的情况下,一般不易发生水中毒

2. 对机体的影响　细胞外液量增加,血液稀释;血钠浓度降低,水向细胞内转移,引起细胞水肿;细胞内外液容量增大引起明显的中枢神经系统症状等。

3. 防治　严格限制水的摄入;轻症患者停止或限制水分摄入即可;重症或急症患者应给予高渗盐水。

五、水肿(edema)

过多的液体在组织间隙或体腔内过多积聚的病理过程。

水肿的分类:

$$\left\{ \begin{array}{l} 按涉及范围:全身性、局部性 \\ 按病因:肾性、肝性、心性、营养不良性、炎性等 \\ 按发生器官:皮下水肿、脑水肿、肺水肿 \end{array} \right.$$

▲**注意**:①水肿并非独立的疾病;②如水肿发生于体腔内,称之为积水

(一) 水肿的发生机制

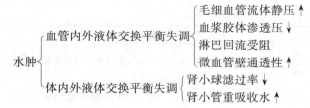

（二）水肿的特点及对机体的影响

1. 水肿的特点

（1）水肿液的性状分为漏出液和渗出液。

（2）水肿的皮肤特点：分为凹陷性水肿（显性水肿）和非凹陷性水肿（隐性水肿）。

（3）全身性水肿的分布特点：心性水肿首先出现在低垂部位，肾性水肿先表现为眼睑或面部水肿；肝性水肿以腹水多见。这些特点与重力效应、组织结构特点和局部血液动力学因素有关。

2. 水肿对机体的影响

（1）引起细胞营养障碍。

（2）对器官组织功能活动的影响：急性水肿来不及代偿，比慢性水肿对机体的影响更大。脑水肿可引起颅内压升高，喉头水肿可引起气道阻塞，甚至窒息死亡。

第二节　钾代谢紊乱

一、正常钾代谢

1. 正常血清钾浓度及钾的体内分布

2. 钾平衡调节

机体通过以下途径维持血浆钾平衡：①通过细胞膜 Na^+-K^+ 泵调节钾在细胞内外液的分布；②通过细胞内外 H^+-K^+ 交换影响细胞内外钾分布；③通过肾小管上皮细胞内外跨膜电位的改变影响肾小管排钾；④通过醛固酮和远端小管液流速调节肾排钾；⑤通过结肠及出汗排钾。

> **▲注意：**（1）影响钾的跨细胞转移主要因素有 7 个：①细胞外液的钾离子浓度；②酸碱平衡状态；③胰岛素；④儿茶酚胺；⑤渗透压；⑥运动；⑦机体总钾量
>
> 　（2）肾排钾 3 步骤：肾小球的滤过→近曲小管和髓袢对钾的重吸收→远曲小管和集合小管对钾排泄的调节
>
> 　（3）某些情况下，结肠也成为重要的排钾场所

二、钾代谢紊乱

（一）低钾血症

血清钾浓度低于 3.5 mmol/L。

1. 原因和机制

（1）钾摄入不足　见于消化道梗阻、昏迷、禁食或厌食患者。

（2）钾丢失过多　①消化道失钾：多见于严重腹泻、呕吐、胃肠减压、肠瘘等；②经肾失钾：见于长期大量应用髓袢或噻嗪类利尿剂、盐皮质激素过多、肾间质疾病、肾小管性酸中毒、镁缺失等；③经皮肤失钾：见于过量出汗情况下。

（3）钾跨细胞分布异常　见于碱中毒、过量使用胰岛素、使用 β 受体激动剂、毒物中毒（钡中毒、棉籽油中毒）、低钾性周期性麻痹。

2. 对机体的影响

（1）与膜电位异常相关的障碍（表 3-2）

表 3-2　低钾血症引起的膜电位异常相关障碍

心脏	心肌：兴奋性↑，传导性↓，自律性↑，收缩性↑（严重时↓） 心电图：T 波低平，U 波增高，ST 段压低，QRS 波增宽，心率↑和异位心律
神经肌肉	肌无力，肌麻痹 胃肠道运动功能减退，麻痹性肠梗阻

（2）与细胞代谢障碍有关的损害　①严重缺钾患者可发生缺血缺氧性肌痉挛、坏死和横纹肌溶解；②缺钾时，可引起髓质集合管上皮细胞肿胀、增生等，甚至波及肾小管和肾小球，出现间质性肾炎样表现。由于尿浓缩功能障碍而出现多尿。

（3）对酸碱平衡的影响　低钾血症促 H^+ 向细胞内转移，肾小管泌 H^+ 增多，可诱发代谢性碱中毒。肾

小管 $K^+ - Na^+$ 交换减弱而 $H^+ - Na^+$ 交换加强,尿排钾减少而排氢增多,尿液呈酸性。

3. 防治原则

$$\begin{cases} \text{防治原发病} \\ \text{补钾原则} \begin{cases} \text{见尿补钾} \\ \text{尽量口服} \\ \text{静脉补钾(速度慢:} \leqslant 20 \text{ mmol/h,浓度低:} \leqslant 3 \text{ g/L)} \end{cases} \end{cases}$$

（二）高钾血症

1. 原因和机制

（1）钾摄入过多

（2）钾排出减少　①肾小球滤过率显著下降:主要见于急性肾功能衰竭少尿期,慢性肾功能衰竭末期,或休克等引起血压显著降低时。②远曲小管、集合管泌 K^+ 功能受阻,主要见于肾上腺皮质功能不全引起的原发性醛固酮分泌不足或某些肾小管疾病引起的该段肾小管对醛固酮反应性降低。③长期应用潴钾利尿剂。

（3）钾跨细胞分布异常　①酸中毒,由于钾离子向细胞外转移和肾泌钾减少,致血钾升高。②高血糖合并胰岛素不足,糖尿病时由于胰岛素不足使钾进入细胞减少,若糖尿病发生酮症酸中毒进一步促细胞内钾外移。③某些药物,如 β 受体阻滞剂、洋地黄类药物抑制 $Na^+ - K^+ - ATP$ 酶活性而妨碍细胞摄钾。④组织分解引起的细胞内钾释放。⑤缺氧时细胞 ATP 不足引起细胞内钠潴留,钾不易进入细胞内。⑥高钾性周期性麻痹,为常染色体显性遗传病。

2. 对机体的影响（表 3-3）

表 3-3　　　　　　　　　　　　　高钾血症对机体的影响

心脏	心肌:兴奋性先↑后↓,传导性↓,自律性↓,收缩性↓ 心电图:T 波高尖,P 波和 QRS 波幅下降,间期增宽,S 波加深,各种心律失常
神经肌肉	骨骼肌兴奋性随血钾逐渐↑先↑后↓,刺痛、感觉异常,肌无力甚至肌麻痹,不随意震颤
酸碱平衡	高血 K^+ 时,K^+ 向细胞内转移,H^+ 向细胞外转移,造成细胞外代谢性酸中毒;由于肾小管上皮细胞内 H^+↓,K^+↑,因此排 K^+↑,排 H^+↓,造成反常性碱性尿

3. 防治原则

① 防治原发病;②降低体内总钾量:减少摄入,增加肾脏和肠道排钾;③促进细胞外钾转入细胞;④应用钙剂和钠盐拮抗高钾引起的心肌毒性作用;⑤纠正其他电解质紊乱。

第三节　镁代谢紊乱

一、正常镁代谢

1. 镁的体内分布及正常血镁浓度　镁在细胞内含量仅次于钾,正常人镁的摄入和排出处于动态平衡,血清镁浓度正常在 0.75～1.25 mmol/L 范围内。镁的稳态主要由消化道吸收和肾脏排泄调控。

2. 镁的主要生理功能　调节离子通道的电子流、催化体内多种酶、调控细胞生长、再生及膜结构和维持心肌、骨骼肌及胃肠道平滑肌的兴奋性等。

> ▲**注意**:(1)镁通常与钾的浓度相平行,低钾血症常伴低镁血症,高钾血症常伴高镁血症
> (2)镁与钙的吸收相竞争,二者对于神经肌肉应激性是协同的,但对于心肌则拮抗

二、镁代谢紊乱

（一）低镁血症

血清镁浓度低于 0.75 mmol/L,称低镁血症。

1. 原因和机制

（1）摄入不足　见于长期禁食、厌食、静脉输注无镁的肠外营养液等。

（2）镁排出过多　①胃肠道失镁:见于小肠手术切除、严重腹泻或持续胃肠引流。②经肾排出过多:见于应用利尿药、高钙血症、糖尿病酮症酸中毒、严重甲状旁腺功能减退、甲状腺功能亢进、肾疾患以及酒精中毒等。

（3）细胞外液镁转入细胞过多　见于应用胰岛素治疗时。

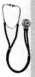

2. 对机体的影响

（1）对神经-肌肉的影响 低镁血症时，神经-肌肉应激性增高，出现肌肉震颤、手足搐搦、反射亢进等表现。

（2）对中枢神经系统影响 低镁血症减弱了镁对中枢神经系统的抑制作用，患者可出现焦虑、易激动，甚至发生癫痫发作、精神错乱、惊厥、昏迷等。

（3）对心血管系统的的影响 患者易发生心律失常、高血压、冠心病。

（4）对代谢的影响 易引起低钙血症和低钾血症。

3. 防治原则 防治原发病，补充镁。

（二）高镁血症

血清镁浓度高于 1.25 mmol/L，称高镁血症。

1. 原因和机制

（1）镁摄入过多。

（2）肾排镁过少。

（3）细胞内镁外移过多。

2. 对机体的影响

（1）对神经-肌肉和中枢神经系统的影响：肌无力甚至迟缓性麻痹。

（2）对中枢神经系统的影响：抑制突触传递，抑制中枢功能活动。

（3）对心血管的影响：易发生心律失常，如心动过缓和传导阻滞。

（4）对平滑肌的影响：抑制平滑肌。血管平滑肌抑制引起血压下降，内脏平滑肌抑制可引起嗳气、腹胀、便秘和尿潴留等。

3. 防治原则 改善肾功能，静注葡萄糖酸钙，利尿剂和透析，纠正其他电解质紊乱。

第四节 钙磷代谢紊乱

一、正常钙磷代谢、调节和功能

1. 钙、磷的吸收 体内钙磷均来自食物。

2. 钙、磷的排泄 人体钙 20% 经肾排出，80% 随粪便排出。人体磷 70% 经肾排出，30% 由粪便排出。

3. 钙、磷在体内的分布 体内 99% 的钙和 86% 的磷存在与骨骼和牙齿，其余分布于体液和软组织中。正常成人血钙为 2.25～2.75 mmol/L，分为非扩散钙和可扩散钙。正常成人血浆磷为 1.1～1.3 mmol/L，婴儿为 1.3～2.3 mmol/L，以有机磷和无机磷两种形式存在。

4. 钙磷代谢的调节

（1）体内外钙稳态调节 主要由甲状旁腺激素、$1,25-(OH)_2D_3$ 和降钙素作用于肾脏、骨骼和小肠三个靶器官调节的。

（2）细胞内钙稳态调节 ①钙离子进入胞质：顺浓度梯度被动过程，通过质膜钙通道细胞外钙进入，细胞内钙离子增加主要—高胞内钙库释放钙离子进入胞质。②钙离子离开胞质：逆浓度梯度耗能的过程，通过钙泵、Na^+-Ca^{2+} 交换和 $Ca^{2+}-H^+$ 交换完成。

5. 钙磷的生理功能

（1）二者共同参与成骨和溶血。

（2）钙离子的其他生理功能：调节细胞功能的信使、调节酶活性和维持神经-肌肉兴奋性等。

（3）磷的其他生理功能：调控生物大分子活性、参与机体能量代谢的核心反应、生命重要物质的组分。

二、钙、磷代谢紊乱

（一）低钙血症

血清蛋白浓度正常，血钙低于 2.25 mmol/L，或血清 Ca^{2+} 低于 1 mmol/L，为低钙血症。

1. 原因

（1）维生素 D 代谢障碍 见于维生素 D 缺乏、肠吸收维生素 D 障碍以及维生素 D 羟化障碍等。

（2）甲状旁腺功能减退 见于 PTH 缺乏和 PTH 抵抗。

（3）慢性肾功能衰竭 见于肾排磷减少，血磷升高，致血钙降低；肾功能障碍 $1,25-(OH)_2VD_3$ 生成不足；血磷升高，肠道内磷促钙排出；毒物损伤肠道，致钙磷吸收障碍；慢性肾衰时，骨骼对 PTH 敏感性降低。

（4）低镁血症 骨盐钙-镁交换障碍。

（5）急性胰腺炎　胰腺炎性坏死释放的脂肪酸与钙结合成钙皂影响肠吸收。

（6）其他　低白蛋白血症、妊娠、大量输血等。

2. 对机体的影响

（1）对神经肌肉的影响　兴奋性升高，出现肌肉痉挛、手足搐搦等。

（2）对骨骼的影响　可引起佝偻病，成人可致骨质软化。

（3）对心肌影响　使心肌兴奋性、传导性升高。

（4）其他　免疫力低下。

（二）高钙血症

血清蛋白浓度正常，血钙大于 2.75 mmol/L，或血清 Ca^{2+} 大于 1.25 mmol/L，称为高钙血症。

1. 原因

（1）甲状旁腺功能亢进　PTH 过多，促溶骨和肾重吸收钙和维生素 D 活化。

（2）恶性肿瘤　白血病、多发性骨髓瘤、恶性肿瘤骨转移等，可分泌破骨细胞激活因子，激活破骨细胞致高血钙。

（3）维生素 D 中毒。

（4）甲状腺功能亢进　甲状腺素促溶骨。

（5）其他　肾上腺功能不全、维生素 A 摄入过量等，使肾重吸收钙增多。严重者可致高钙危象。

2. 对机体的影响

（1）对神经肌肉的影响　兴奋性降低。

（2）对心肌影响　使心肌兴奋性、传导性降低。

（3）肾损害　高钙主要损伤肾小管，表现为肾小管水肿、坏死、基底膜钙化等。

（4）其他　引起多器官钙化和功能损害。

3. 防治

（三）低磷血症

血清无机磷浓度小于 0.8 mmol/L，称为低磷血症。

1. 原因　①小肠吸收磷减少，见于饥饿、吐泻、1,25 -$(OH)_2VD_3$ 不足。②尿磷排泄增加，见于乙醇中毒、甲状旁腺功能亢进、肾小管性酸中毒、代谢性酸中毒、糖尿病等。③磷向细胞内转移，见于应用促合成代谢的胰岛素、雄性激素、糖类及呼吸性碱中毒等。

2. 对机体影响　无特异性症状，主要致机体 ATP 合成不足。

3. 防治原则　及时诊断，适当补磷。

（四）高磷血症

成人血清无机磷大于 1.6 mmol/L，儿童大于 1.9 mmol/L。

1. 原因　主要见于：①急、慢性肾功能不全。②甲状旁腺功能低下，尿排磷减少。③维生素 D 中毒，促进小肠与肾重吸收磷。④磷移出细胞，见于急性酸中毒、骨骼肌破坏及恶性肿瘤化疗等。⑤其他：甲状腺功能亢进，促溶骨；肢端肥大症生长素过多抑制尿磷排泄。

2. 对机体影响　诱导低钙血症。

3. 防治原则　降低肠吸收磷，必要时透析。

【同步练习】

一、名词解释

1. 脱水（dehydration）　　2. 低渗性脱水（hypotonic dehydration）　　3. 高渗性脱水（hypertonic dehydration）　4. 等渗性脱水（isotonic dehydration）　　5. 水中毒（water intoxication）　　6. 水肿（edema）　　7. 低钾血症（hypokalemia）　8. 高钾血症（hyperkalemia）　　9. 反常性酸性尿（paradoxical acidic urine）　　10. 低镁血症（hypomagnesemia）　　11. 高镁血症（hypermagnesemia）　　12. 低钙血症（hypocalcemia）　　13. 高钙血症（hypercalcemia）

二、选择题

（一）单选题

1. 关于正常电解质平衡下列哪一项说法**不正确**（　　　）

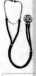

A．细胞外液占体重的 20%
B．细胞内液中最多的阳离子是 Na^+，阴离子是 Cl^-
C．细胞内液渗透压和细胞外液一样
D．保持细胞内外 K^+、Na^+ 浓度差主要靠钠-钾泵
E．组织间液和血浆的主要区别是血浆含有较高浓度的蛋白质

2．细胞内、外液渗透压的平衡主要依靠哪一种物质的移动来维持（　　）
　　A．水　　　　　　B．钠　　　　　　C．钾　　　　　　D．氯　　　　　　E．葡萄糖

3．为什么正常成人每天至少排出 500 ml 尿量才能清除代谢废物（　　）
　　A．因每天需水量最少为 500 ml
　　B．因肾每天排出 35 g 固体溶质的最低尿量为 500 ml
　　C．因每天皮肤蒸发的水为 500 ml
　　D．因每天从粪便中要排出 500 ml 水
　　E．以上都对

4．维持细胞内渗透压的最主要离子是（　　）
　　A．Mg^{2+}　　　　B．Ca^{2+}　　　　C．Na^+　　　　D．K^+　　　　E．HPO_4^{2-}

5．机体排出水的途径不包括（　　）
　　A．生殖道　　　　B．消化道　　　　C．肾　　　　D．皮肤　　　　E．呼吸道

6．低钙血症是指（　　）
　　A．血钙低于 1 mmol/L
　　B．血钙低于 2.2 mmol/L
　　C．血清蛋白浓度正常时，血钙低于 2.2 mmol/L
　　D．血清蛋白浓度正常时，血钙低于 1 mmol/L
　　E．血清离子钙低于 2.2 mmol/L

7．水中毒常见于（　　）
　　A．呕吐　　　　B．腹泻　　　　C．急性肾功能衰竭　　D．大量出汗　　　　E．昏迷

8．下列有关低渗性脱水说法中，不正确的是（　　）
　　A．血清 Na^+ 浓度<130 mmol/L　　　　B．失钠大于失水　　　C．细胞外液量减少
　　D．细胞内液量显著减少　　　　　　　　E．血浆渗透压<280 mmol/L

9．低渗性脱水的患儿皮肤弹性降低、眼窝凹陷、囟门下陷的主要原因是（　　）
　　A．细胞内液量减少　　　　B．血容量减少　　　　C．组织间液减少
　　D．细胞外液量减少　　　　E．淋巴液减少

10．昏迷病人最容易出现的脱水类型是（　　）
　　A．低渗性脱水　　　　B．高渗性脱水　　　　C．等渗性脱水
　　D．等容量性高钠血症　　E．等容量性低钠血症

11．尿崩症患者最容易出现的是（　　）
　　A．盐中毒　　　　　B．水中毒　　　　　C．低渗性脱水
　　D．等渗性脱水　　　E．高渗性脱水

12．低渗性脱水时体内可出现（　　）

	细胞内液	细胞外液
A.	↓	↓↓↓
B.	↓↓	↓
C.	↓↓	↓↓
D.	↑	↓↓
E.	↓↓	变化不大

13．低渗性脱水对机体最严重的影响是（　　）
　　A．中枢神经系统功能障碍　　B．外周循环衰竭　　　　C．脑水肿
　　D．脱水热　　　　　　　　　E．脑出血

14. 高热病人容易发生（　　）
　A．低钠血症　　　　　　　　　　B．水中毒　　　　　　　C．低渗性脱水
　D．等渗性脱水　　　　　　　　　E．高渗性脱水

15. 下列哪一型水钠代谢紊乱易出现休克（　　）
　A．高容量性高钠血症　　　　　　B．低渗性脱水　　　　　C．水中毒
　D．等渗性脱水　　　　　　　　　E．高渗性脱水

16. 脱水热产生的主要原因是（　　）
　A．体温调节中枢功能亢进　　　　B．散热减少　　　　　　C．产热增加
　D．体温调节中枢调定点上移　　　E．产热增加并散热减少

17. 患者口渴，尿量减少，细胞内液量减少，血 $Na^+ > 150$ mmol/L，其水电解质紊乱类型为（　　）
　A．水肿　　　　　B．水中毒　　　　　C．低渗性脱水　　　　D．等渗性脱水
　E．高渗性脱水

18. 等渗性脱水如未得到及时处理易发生（　　）
　A．高渗性脱水　　　B．低渗性脱水　　　C．低钾血症　　　D．水肿　　　　E．水中毒

19. 细胞内外液均增加并伴有低钠血症，则为（　　）
　A．水中毒　　　　　　　　B．水肿　　　　　　　　　　C．低容量性低钠血症
　D．等容量性低钠血症　　　E．高渗性脱水

20. 水肿首先出现在身体低垂部位，提示发生了（　　）
　A．肾源性水肿　　　B．心源性水肿　　　C．肝源性水肿　　　D．炎性水肿　　　E．肺水肿

21. 下列关于低容量性高钠血症对机体的影响，哪项**不正确**（　　）
　A．细胞内液向细胞外液转移
　B．尿少，尿比重增加
　C．血容量明显下降时，醛固酮和 K^+ 分泌增加
　D．口渴
　E．细胞外液容量增加

22. 盛夏行军时只大量饮水易发生（　　）
　A．低渗性脱水　　　　　　B．等容量性低钠血症　　　　C．等渗性脱水
　D．高渗性脱水　　　　　　E．水中毒

23. 高渗性脱水时对机体的影响为（　　）

	细胞内液	细胞外液
A.	↓	↑↑
B.	↓	正常
C.	↑↑	↓↓
D.	正常	↓
E.	↓↓	↓

24. 下列对影响钾跨细胞转移因素的描述，**不正确**的是（　　）
　A．胰岛素直接刺激 $Na^+ - K^+ - ATP$ 酶的活性，促进细胞摄钾
　B．酸中毒促进钾离子移出细胞，而碱中毒作用正好相反
　C．细胞外液钾离子浓度升高可直接抑制 $Na^+ - K^+ - ATP$ 酶的活性
　D．β肾上腺素能的激活通过 cAMP 机制激活 $Na^+ - K^+ - ATP$ 酶，促细胞摄钾
　E．细胞外液渗透压的急性升高促进钾离子自细胞内移出

25. 引起高渗性脱水的常见原因有（　　）
　A．大量出汗　　　　　　　B．大量胸水和腹水形成　　　C．肾功能衰竭

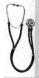

D．抗利尿激素(ADH)分泌增加　　　E．休克

26．对低渗性脱水病人原则上首先补充(　　　)

　　A．高渗 NaCl 溶液　　　　　　　B．低渗 NaCl 溶液　　　　　　　C．等渗 NaCl 溶液

　　D．5％葡萄糖溶液　　　　　　　E．10％葡萄糖溶液

27．细胞外液中含量最多的阴离子是(　　　)

　　A．HCO_3^-　　　　　B．HPO_4^{2-}　　　　　C．Cl^-　　　　　D．SO_4^{2-}　　　　　E．蛋白质

28．大量出汗可引起(　　　)

　　A．低血容量性高钠血症　　　　B．低血容量性低钠血症　　　　C．高血容量性低钠血症

　　D．高血容量性高钠血症　　　　E．等血容量性低钠血症

29．低渗性脱水时体液丢失的特点是(　　　)

　　A．细胞内液无明显丢失,细胞外液明显丢失

　　B．细胞内液和细胞外液均明显丢失

　　C．细胞外液无明显丢失 细胞内液明显丢失

　　D．血浆和细胞内液均明显丢失

　　E．血浆丢失,但组织间液无变化

30．在高渗脱水的早期可表现(　　　)

　　A．尿量减少　　　　　　　　　B．血压下降　　　　　　　　　C．无明显渴感

　　D．细胞外液增加　　　　　　　E．明显的脱水症

31．肾外因素致低渗性脱水者,尿钠减少的主要原因是(　　　)

　　A．交感-肾上腺髓质系统兴奋　　　　B．肾素-血管紧张素-醛固酮系统兴奋

　　C．肾素-血管紧张素-醛固酮系统抑制　　　D．交感-肾上腺髓质系统抑制

　　E．肾小管钠重吸收减少

32．某手术患者术后禁食 2 周,仅静脉输注 5％葡萄糖维持,此患者最易发生的是(　　　)

　　A．低钠血症　　　　　　　　　B．低钾血症　　　　　　　　　C．低钙血症

　　D．低镁血症　　　　　　　　　E．高钾血症

33．下面关于肾外途径失钾的原因,哪一项是**不正确**的(　　　)

　　A．胃肠减压　　　　　　　　　　　B．长期应用排钾利尿剂

　　C．过量发汗　　　　　　　　　　　D．呕吐、腹泻　　　　E．肠瘘

34．引起低钾血症最主要原因是(　　　)

　　A．碱中毒　　　　　　　　　　B．钾丢失过多　　　　　　　　C．钾摄入不足

　　D．低钾性周期性瘫痪　　　　　E．长期使用β受体激动剂

35．使用外源性胰岛素而产生低钾血症的机制是(　　　)

　　A．醛固酮分泌增多　　　　　　B．跨细胞转移,细胞摄钾增多　　　C．呕吐、腹泻致失钾过多

　　D．肾小管重吸收钾障碍　　　　E．结肠上皮细胞分泌钾过多

36．急性低钾血症对神经肌肉的电生理影响是(　　　)

	静息电位(负值)	阈电位	静息电位与阈电位差值
A.	↑	不变	↑
B.	↓	不变	↓
C.	不变	↑	↑
D.	不变	↓	↓
E.	↑	↑	↑

37．低血钾时可有(　　　)

　　A．细胞外酸中毒,细胞内酸中毒和酸性尿　　B．细胞外碱中毒,细胞内碱中毒和碱性尿

C. 细胞内酸中毒,细胞外碱中毒和酸性尿　D. 细胞内酸中毒,细胞外碱中毒和碱性尿

E. 以上都不对

38. 血清钾的正常范围是(　　)

A. 2.5～3.5 mmol/L 　　　　B. 3.5～5.5 mmol/L 　　　　C. 5.0～6.0 mmol/L

D. 6.0～7.0 mmol/L 　　　　E. 7.0～8.0 mmol/L

39. 下列哪项**不是**通过钾分布异常引起低钾血症的原因(　　)

A. 长期应用噻嗪类利尿剂 　　B. 碱中毒 　　　　C. 肾上腺素

D. 过量胰岛素 　　　　E. 低钾性周期性麻痹

40. 不属于经肾失钾的因素是(　　)

A. 急性肾功能衰竭多尿期 　　B. 肾小管性酸中毒 　　　C. 醛固酮增多症

D. 镁缺失 　　　　E. 钡中毒

41. 低钾血症时心肌细胞会出现(　　)

A. 静息电位负值减小 　　　B. 静息电位负值增大 　　　C. 阈电位负值减小

D. 阈电位负值增大 　　　E. 静息电位和阈电位均降低

42. 急性低钾血症时心肌电生理特性的变化是(　　)

	兴奋性	传导性	自律性	收缩性
A.	↓	↑	↑	↑
B.	↑	↓	↑	↑,严重时↓
C.	↑	↑	↑	↑
D.	↓	↓	↓	↓
E.	↑	↑	↓	↓

43. 低钾血症时可发生(　　)

A. 阴离子间隙增大型酸中毒 　　B. 碱性尿 　　　C. 肾小管性酸中毒

D. 代谢性碱中毒 　　　E. 混合性酸碱紊乱

44. 哪一类水、电解质代谢紊乱可导致脑内出血(　　)

A. 等渗性脱水 　　　　B. 低血钠症 　　　　C. 低渗性脱水

D. 高渗性脱水 　　　　E. 低血钾症

45. 低钾血症是指血清钾浓度低于(　　)

A. 1.5 mmol/L 　　　　B. 2.5 mmol/L 　　　　C. 3.5 mmol/L

D. 4.5 mmol/L 　　　　E. 5.5 mmol/L

46. 低钾血症时心电图的特点是(　　)

	QRS波	ST段	T波	U波
A.	增宽	正常	低平	无
B.	增宽	上移	高尖	无
C.	变窄	下移	高尖	无
D.	变窄	正常	正常	有
E.	增宽	下移	低平	有

47. 低钾血症时补钾原则是(　　)

A. 首选口服 　　　　B. 快速静脉滴入 　　　C. 高浓度静脉慢滴

D. 肌肉注射 　　　　E. 按每日正常需要量补充

48. 低钾血症患者尿液为（　　）

    A．正常性酸性尿   B．反常性碱性尿   C．中性

    D．反常性酸性尿   E．正常性碱性尿

49. 低钾血症（3 mmol/L）时骨骼肌的表现是（　　）

    A．肌麻痹   B．静息电位负值减小   C．肌无力

    D．处于超极化阻滞状态   E．处于去极化阻滞状态

50. 酸中毒患者尿液呈碱性，提示可能（　　）

    A．高钾血症   B．低钾血症   C．低钠血症   D．低钙血症   E．低镁血症

51. 高钾血症对机体最大的危害是（　　）

    A．心脏停搏   B．肌无力   C．酸中毒

    D．呼吸肌麻痹   E．弛缓性瘫痪

52. 高钾血症是指血清钾高于（　　）

    A．3.5 mmol/L   B．4.5 mmol/L   C．5.5 mmol/L

    D．6.5 mmol/L   E．7.5 mmol/L

53. 使细胞内钾外流减少的因素是（　　）

    A．酸中毒   B．胰岛素缺乏   C．缺氧

    D．应用 β-受体阻断剂   E．钡中毒

54. 高钾血症时，心肌生理特性的改变是（　　）

	兴奋性	传导性	自律性	收缩性
A.	↑	↑	↑	↓
B.	↑	↓	↑	↓
C.	先↑后↓	↓	↓	↓
D.	↓	↑	↓	↓
E.	↓	↓	↓	↑

55. **不引起**高钾血症的因素是（　　）

    A．大量应用糖皮质激素   B．酸中毒   C．糖尿病合并胰岛素不足

    D．肾功能衰竭少尿期   E．肾上腺皮质功能不足

56. 严重急性高钾血症病人表现弛缓性麻痹是因为（　　）

    A．超极化阻滞   B．静息电位绝对值增加   C．钠通道开放

    D．去极化阻滞   E．以上都不对

57. 下列治疗高钾血症的措施中哪一项是**错误**的（　　）

    A．减少钾的摄入   B．增加肾脏排钾   C．静注葡萄糖和胰岛素

    D．补充氯化铵   E．补充碳酸氢钠

58. 高钾血症时的心电图特点是（　　）

	QRS 波	P-R 间期	T 波
A.	增宽	延长	高尖
B.	增宽	缩短	正常
C.	变窄	正常	高尖
D.	变窄	缩短	低平
E.	增宽	延长	低平

59. 高钾血症对酸碱平衡的影响是(　　)
    A. 细胞外酸中毒,细胞内酸中毒和酸性尿　B. 细胞外酸中毒,细胞内碱中毒和碱性尿
    C. 细胞内酸中毒,细胞外碱中毒和碱性尿　D. 细胞内酸中毒,细胞外碱中毒和酸性尿
    E. 细胞内碱中毒,细胞外碱中毒和碱性尿

60. 高钾血症时为了保护心肌可采取哪项正当措施(　　)
    A. 静脉注入 5% 葡萄糖液　　　　B. 应用钙剂　　　　　　C. 限制钠盐摄入
    D. 应用强利尿药　　　　　　　　E. 应用强心药

61. 引起高钾血症的最主要的原因是(　　)
    A. 急性酸中毒引起细胞内 K^+ 释放至细胞外液
    B. 静脉输入过多钾盐
    C. 高血糖合并胰岛素不足
    D. 肾脏排钾减少
    E. 大量使用保钾性利尿剂

62. 肿瘤压迫血管可使(　　)
    A. 毛细血管流体静压升高　　　B. 血浆胶渗压降低　　　　C. 微血管壁通透性升高
    D. 淋巴回液受阻　　　　　　　E. 水钠潴留

63. 水肿是指(　　)
    A. 体内液体过多　　　　　　　B. 细胞内液过多　　　　　C. 血管内液过多
    D. 组织间液过多　　　　　　　E. 血管外液过多

64. 血浆胶体渗透压主要取决于血浆中哪种蛋白质的含量(　　)
    A. 白蛋白　　　　B. 球蛋白　　　　C. 纤维蛋白　　　　D. 糖蛋白　　　　E. 脂蛋白

65. 下列哪种因素不影响血管内、外液体交换(　　)
    A. 毛细血管流体静压　　　　　B. 血浆晶体渗透压　　　　C. 血浆胶体渗透压
    D. 微血管壁通透性　　　　　　E. 淋巴回流

66. 有效流体静压为(　　)
    A. 血浆胶体渗透压和组织间隙流体静压之差
    B. 血浆胶体渗透压与组织静水压之差
    C. 毛细血管血压和组织间隙流体静压之差
    D. 毛细血管血压和血浆胶体渗透压之差
    E. 血浆胶体渗透压和组织液胶体渗透压之差

67. 大量体液丢失后只滴注葡萄糖液会发生(　　)
    A. 高渗性脱水　　　　　　　　B. 等渗性脱水　　　　　　C. 低渗性脱水
    D. 慢性水中毒　　　　　　　　E. 血清钠升高

68. 下列哪种情况属于低渗性脱水(　　)
    A. 主要是细胞内脱水　　　　　　　　B. 口渴明显
    C. 失水大于失钠　　　　　　　　　　D. 囟门、眼窝塌陷,外周循环衰竭较早出现
    E. 尿量减少

69. 高渗性脱水时,血浆渗透压的变化为(　　)
    A. >310 mmol/L　　　　　　　B. >150 mmol/L　　　　　C. >200 mmol/L
    D. >350 mmol/L　　　　　　　E. >280 mmol/L

70. 高渗性脱水时引起口渴的主要刺激是(　　)
    A. 唾液分泌减少　　　　　　　B. 口渴中枢细胞脱水　　　C. 细胞外液渗透压增高
    D. 循环血量减少　　　　　　　E. 脱水热

71. 最不易发生口渴的是(　　)
    A. 伴有细胞外液减少的高钠血症　　　B. 伴有细胞外液增多的高钠血症
    C. 伴有细胞外液减少的低钠血症　　　D. 伴有细胞外液增多的低钠血症

E. 血钠浓度正常的细胞外液减少

72. 丝虫病最易引起（　　）

    A. 淋巴回流受阻   B. 血浆胶体渗透压降低

    C. 微血管壁通透性增加   D. 毛细血管流体静压增高

    E. 肾小球滤过率（GFR）降低

73. 伴有细胞外液减少的高钠血症见于（　　）

    A. 原发性高钠血症   B. 高渗性脱水   C. 原发性醛固酮增多症

    D. Cushing 综合征   E. Addison 病

74. 全身性水肿患者可出现（　　）

    A. 伴有细胞外液减少的低钠血症   B. 细胞外液正常的低钠血症

    C. 伴有细胞外液增多的低钠血症   D. 伴有细胞外液增多的高钠血症

    E. 细胞外液量正常，血钠浓度增高

75. 氯气中毒时发生肺水肿的主要发病因素是（　　）

    A. 血管胶体渗透压降低   B. 肺泡毛细血管通透性升高

    C. 淋巴回流障碍   D. 肺泡毛细血管血压增高

    E. 交感-肾上腺髓质系统激活

76. 全身体循环静脉压增高的常见原因是（　　）

    A. 静脉血栓形成   B. 淋巴管阻塞   C. 肿瘤压迫静脉

    D. 右心衰竭   E. 左心衰竭

77. 下列哪项**不是**甲状旁腺增生引起高钙血症的机制（　　）

    A. 甲状腺激素分泌异常升高   B. 肾小管对钙的重吸收增加

    C. 尿钙排出减少   D. 骨钙释放增多

    E. 肠钙吸收增多

78. 下述关于微血管壁受损引起水肿的说法中，正确的是（　　）

    A. 毛细血管流体静压升高   B. 水肿液中蛋白含量低

    C. 静脉端流体静压下降   D. 水肿的机制是组织间液胶体渗透压增高

    E. 水肿的机制是血管口径增大

79. 引起机体钠水潴留的主要机制是（　　）

    A. 肾小管重吸收增强   B. 钠水摄入过多   C. 利钠激素分泌增多

    D. 激肽前列腺素系统激活   E. 利钠激素减少

80. 毛细血管有效滤过压是指（　　）

    A. 动脉端毛细血管血压减去组织间液流体压

    B. 静脉端毛细血管血压减去组织间液流体压

    C. 动脉端毛细血管血压减去血浆胶体渗透压

    D. 静脉端毛细血管血压减去血浆胶体渗透压

    E. 有效流体静压减去有效胶体渗透压

81. 低镁血症对机体的影响,下列哪项是**不正确**的（　　）

    A. 可引起多种神经精神症状   B. 可引起心律失常

    C. 可致低钙血症和低钾血症   D. 神经肌肉的应激性增强

    E. 可拮抗儿茶酚胺和内皮缩血管肽等的缩血管作用

82. 抑制肠和肾吸收镁的因素是（　　）

    A. 维生素D   B. 高钙饮食   C. 醛固酮   D. 甲状腺素   E. 甲状旁腺激素

83. 急性高镁血症的紧急治疗措施是（　　）

    A. 改善肾功能   B. 治疗原发病   C. 纠正酸中毒

    D. 静脉输注生理盐水   E. 静注钙制剂

84. 低钙血症对机体的影响,哪项**错误**（　　）

病理生理学应试向导

A．神经肌肉兴奋性增高 　　　　　 B．骨质钙化障碍　　C．婴幼儿免疫力低下

D．心肌兴奋性、传导性升高 　　　　 E．心肌收缩性增强

85．下列高钙血症对机体的影响，哪项是**不正确**的(　　)

A．神经肌肉兴奋性下降 　　　　　 B．心肌兴奋性、传导性均升高

C．严重高血钙可产生高血钙症危象 　 D．主要损害肾小管

E．异位钙化

86．血磷通常是指(　　)

A．血浆中的无机磷 　　　　　　　 B．血浆磷脂中所含的磷

C．红细胞和血浆磷脂中所含磷的总和 　D．红细胞中所含的磷

E．血浆中磷脂及无机磷酸盐所含磷的总和

87．低镁血症是指血清镁低于(　　)

A．0.25 mmol/L 　　　　 B．0.75 mmol/L 　　　　 C．1.25 mmol/L

D．1.75 mmol/L 　　　　 E．2.25 mmol/L

88．低镁血症时,发生神经-肌肉应激性增高的主要机制是(　　)

A．钙进入神经轴突增多 　　　　 B．钠屏蔽作用降低

C．降低阈电位 　　　　　　　　 D．静息电位降低

E．胆碱酯酶活性降低

(二) 多选题

1．水中毒的表现有(　　)

A．细胞内液高渗 　　　　 B．细胞外液量减少 　　　 C．颅内压增高易发生脑疝

D．细胞内水肿 　　　　　 E．细胞外液低渗

2．低容量性低钠血症患者的临床表现有(　　)

A．易发生休克 　　　　　　　　　　　 B．早期多尿,晚期可出现少尿

C．肾性因素所致者,尿钠含量减少；肾外因素所致者,尿钠含量增多

D．口渴感不明显 　　　　　　　　　　 E．皮肤弹性减退,眼窝及囟门凹陷

3．引起低容量性高钠血症的有(　　)

A．代谢性酸中毒 　　　　　　　　 B．ADH 分泌异常综合征

C．Cushing 综合征 　　　　　　　 D．甲状腺功能亢进

E．尿崩症

4．低钾血症时补钾的原则为(　　)

A．见尿补钾 　　　　　　　　 B．尽量口服 　　　　　 C．必须静脉滴注

D．静脉滴注时低浓度低速度 　 E．一发现缺钾即补,无论尿量如何

5．引起低钾血症的原因是(　　)

A．长期使用 β 受体激动剂 　　 B．醛固酮增多症 　　　　 C．慢性腹泻

D．肾小管性酸中毒 　　　　　　 E．长期使用螺内酯(安体舒通)或氨苯蝶啶

6．肾性失钠可见于(　　)

A．长期使用速尿 　　　　　 B．Addison 病 　　　　　 C．肾实质性疾病

D．长期使用噻嗪类 　　　　 E．长期应用抗醛固酮药物

7．高渗性脱水的临床表现有(　　)

A．口渴 　　　　　　　 B．皮肤弹性明显降低 　　　 C．尿比重增加

D．休克 　　　　　　　 E．眼窝凹陷

8．糖尿病患者发生高渗性脱水多见的原因是(　　)

A．经皮肤失水多 　　　　 B．经肺失水多 　　　　　 C．经胃肠失水多

D．经肾失水多 　　　　　 E．以上都不对

9．低渗性脱水早期的临床表现有(　　)

A．皮肤弹性差 　　　　　 B．血压降低 　　　　　 C．脉细速

病理生理学应试向导

　　D．口渴　　　　　　　　　　　　　E．少尿或无尿

10. 等渗性脱水的特点是（　　　）

　　A．血清钠浓度 100～130 mmol/L　　　　B．血浆渗透压 280～310 mOsm/L

　　C．常见于高热昏迷患者　　　　　　　　D．水与钠按比例丢失

　　E．细胞外液明显减少

11. 重度低渗性脱水患者临床上可出现（　　　）

　　A．表情淡漠　　　　B．昏迷　　　　　　C．休克　　　　D．尿钠增多　　　　E．尿量减少

12. 呕吐引起低钾血症的原因可能是（　　　）

　　A．消化液的丢失　　　　　　　　B．肾脏排钾增加　　　　　　C．酸中毒

　　D．肠内钠、钾交换增强　　　　　E．碳酸酐酶激活

13. 钾在体内分布异常引起低钾血症可见于（　　　）

　　A．糖原合成增强　　　B．血管内溶血　　　C．急性碱中毒　　　D．缺氧　　　　E．钡中毒

14. 调节钙磷代谢的激素有（　　　）

　　A．甲状腺激素　　　B．维生素 D_3　　　C．降钙素　　　D．甲状旁腺素　　　E．生长激素

15. 心肌兴奋性增高见于（　　　）

　　A．低钾血症　　　B．轻度高钾血症　　　C．重度高钾血症　　　D．低钙血症　　　E．低镁血症

16. 扎紧动物一侧肢体 2 h 引起局部水肿的因素有（　　　）

　　A．毛细血管内压增高　　　　　　　　B．微血管壁通透性增加

　　C．淋巴回流受阻　　　　　　　　　　D．血浆胶体渗透压下降

　　E．以上都对

17. 降低血清钾的措施有（　　　）

　　A．应用胰岛素　　　　　　　　　　B．胰岛素葡萄糖同时应用

　　C．腹膜透析　　　　　　　　　　　D．口服阳离子交换树脂

　　E．静滴葡萄糖

18. 高镁血症对机体的影响有（　　　）

　　A．肌无力　　　　　　　　　B．血压下降　　　　　　　　C．心脏传导阻滞和心动过缓

　　D．嗜睡或昏迷　　　　　　　E．冠状动脉痉挛

19. 产生低钙血症的病因有（　　　）

　　A．高镁血症　　　　　　　　B．甲状旁腺功能减退　　　　　C．急性胰腺炎

　　D．维生素 D 缺乏　　　　　　E．慢性肾衰竭

20. 低钙血症对心肌的影响为（　　　）

　　A．兴奋性升高　　　　　　　　　　　B．收缩力降低

　　C．ECG 表现为 QT 间期缩短，ST 段缩短　　D．传导性升高

　　E．自律性降低

21. 肌肉弛缓性麻痹见于（　　　）

　　A．急性低钾血症　　　　　　　　B．高镁血症　　　　　　　C．急性轻度高钾血症

　　D．低钙血症　　　　　　　　　　E．急性重度低钾血症

22. 因有效循环血量减少，降低肾小球滤过率导致的水肿可见于（　　　）

　　A．左心衰竭　　　　　　　　　B．右心衰竭　　　　　　　　C．肾病综合征

　　D．肝硬变　　　　　　　　　　E．原发性醛固酮增多症

23. 左心衰竭合并肝硬化病人出现肺水肿的原因包括（　　　）

　　A．肺泡毛细血管内压增高　　　　　　B．肺泡毛细血管通透性增高

　　C．血浆胶渗压下降　　　　　　　　　D．肺泡表面活性物质增加

　　E．血浆晶渗压降低

24. 引起肾小球滤过率下降的因素有（　　　）

　　A．急、慢性肾小球肾炎　　　　B．肝硬化腹水　　　　　　C．心力衰竭

　　D．贫血　　　　　　　　　　E．低血容量性休克
25. 引起钠水潴留的重要因素有(　　　)
　　A．肾小球滤过率下降　　　　　　　B．远端肾小管重吸收钠水增多
　　C．近端小管重吸收钠水增多　　　　D．心房肽分泌增多
　　E．醛固酮分泌增多

三、填空题

1. 体液是由水和溶解于其中的电解质、_____,以及蛋白质组成,广泛分布于组织细胞内外,构成了人体的_____。

2. 细胞内液与细胞外液电解质差异_____。细胞内液的主要阳离子是_____,主要阴离子是_____和_____。

3. 组织间液和血浆的电解质成分在_____和_____上大致相等。主要阳离子是_____,主要阴离子是_____。

4. ADH 的分泌主要受_____和_____调节。

5. 水通道蛋白是一组构成水通道与_____有关的细胞膜_____。

6. 脱水是指_____的明显减少,并出现一系列机能代谢变化的一种_____。

7. 低渗性脱水时体液丢失以_____为主,临床上易发生_____。

8. 低渗性脱水常由_____后处理不当,即_____所致。

9. 低渗性脱水的早期由于血浆渗透压降低,_____分泌减少,导致尿量_____。

10. 低渗性脱水时由于组织间液_____,病人出现_____。

11. 水中毒时由于过多的_____液体在体内潴留而导致_____量都增多。

12. 创伤时发生水中毒主要是由于交感神经兴奋解除了_____对_____分泌的抑制,使水排出减少所致。

13. 等容性低钠血症主要见于_____,对机体的主要影响是因_____所致的中枢神经系统症状。

14. 高渗性脱水的特征是_____,血清钠浓度_____,血浆渗透压_____。

15. 高渗性脱水时由于细胞外液的高渗,刺激_____分泌增加,可导致尿量_____。

16. 高渗性脱水时,水可由_____转向_____,这有助于_____恢复,但可引起细胞_____。

17. 脱水热是由于_____分泌减少和_____功能减弱所致。

18. 等容性高钠血症发生机制主要是由于下丘脑的_____上移,但 ADH 释放的_____却正常。

19. 水肿是指过多的液体在_____或_____中积聚。

20. 水肿发生的基本机制是_____液体交换平衡失调和_____液体交换平衡失调。

21. 引起血管内外液体交换平衡失调重要因素有_____、_____、_____和_____。

22. 炎症水肿的主要发生机制是_____,其水肿液特点是_____。

23. 水肿时发生钠水潴留的基本机制是_____失衡。

24. 有效循环血量减少使近曲小管重吸收钠水增多的主要机制是_____和_____。

25. 远曲小管和集合管重吸收钠水增加主要是_____和_____分泌增多所致。

26. 糖尿病患者大量应用胰岛素治疗,由于_____而易发生_____。

27. 血钾降低使心肌细胞膜对钾的通透性_____,对 Ca^{2+} 通透性_____。

28. 急性低钾血症,心肌细胞膜对钾_____降低,而导致_____增高。

29. 急性低钾血症时,由于_____降低而使心肌的传导性_____。

30. 低钾血症时,由于 K^+ 外流_____,Na^+ 内向电流相对_____,使心肌的自律性_____。

31. 低钾血症典型的心电图改变有:_____、_____、_____和_____。

32. 严重的低钾血症时,骨骼肌表现为_____,乃由肌细胞的_____所致。

33. 低钾血症易诱发的酸碱紊乱是_____,此时尿液呈_____。

34. 高钾血症最重要的原因是_____,其次为_____。

35. 高钾血症时心肌的兴奋性_____,传导性_____,自律性_____,收缩性_____。

36. 高钾血症典型的心电图表现是 T 波_____,P 波和 QRS 波振幅_____、间期_____,S 波_____。

37. 严重的高钾血症时,骨骼肌表现为_____,乃肌细胞_____所致。

38. 低镁血症可使神经肌肉的兴奋性_____,使心肌的自律性_____。

39. 低镁血症时常伴有的电解质变化是_____和_____。

40. 高镁血症最主要的病因是_____。

41. 严重高镁血症时,神经肌肉的兴奋性_____,骨骼肌表现为_____。

42. 低钙血症是指血清离子钙低于_____或血清钙低于_____而言。

43. 甲状旁腺功能减退可分为 PTH_____,靶组织对 PTH_____,PTH_____。

44. 慢性肾功能衰竭发生低血钙的主要机制有_____;_____;_____;_____。

45. 低钙血症对神经肌肉的影响主要表现为神经肌肉的_____。

46. 低钙血症时,心肌的兴奋性、传导性_____,但动作电位的平台期_____。心电图表现为 QT 间期_____,ST 段_____,T 波_____。

47. 发生高钙血症最主要的病因为_____,其次为_____。

48. 高钙血症引起的肾损害病变主要位于_____,早期主要表现为_____。

49. 高钙血症时,心肌的兴奋性、传导性_____,但动作电位的平台期_____。心电图表现为 QT 间期_____。

50. 低磷血症和缺磷的主要病因是因_____缺乏而导致的_____障碍。

51. 低磷血症引起的生化异常主要表现为_____生成不足和红细胞中_____减少。

52. 急性低磷血症时以_____的症状较明显,慢性低磷血症时以_____的损害为主要表现。

53. 高磷血症对机体的主要影响是引起_____和_____。

四、问答题

(一) 简答题

1. 试述低渗性脱水的病因。
Please describe the causes of hypotonic dehydration.

2. 试述低渗性脱水易导致休克的原因。
Please describe the pathogenesis that hypotonic dehydration leads to shock easily.

3. 剧烈呕吐的病人,若未得到及时处理,其脱水类型将会如何转变? 对机体有何影响?
How does the type of dehydration change if a severely vomiting patient is not treated promptly? How does this type of dehydration affect the human body?

4. 给患者静滴大量葡萄糖液为何会引起腹胀?
Why does the patient suffer from abdominal distention following excess glucose infused intravenously?

5. 有哪些措施可使高钾血症时血清钾浓度下降?
How to lower the plasmic potassium concentration during hyperkalemia?

6. 低钾血症时会发生什么类型的酸碱平衡紊乱? 为什么? 尿的特点是什么?
Which kind of acid-base disorder will occur during hypokalemia? Why? What is the characteristic of the urine?

7. 试述低渗性脱水对机体的主要影响。
Please describe the effect of hypotonic dehydration on human body.

8. 试述高渗性脱水的原因和机制。
Please describe the causes and pathogenesis of hypertonic dehydration.

9. 引起机体钠水潴留的主要因素有哪些?
What are the key factors that lead to sodium and water retention?

10. 试述造成血管内外液体交换障碍的因素。
What do lead to exchange dysfunction between intra-and extra-vascular fluid?

11. 慢性肾功能衰竭为什么导致低钙血症?
Why does chronic renal failure lead to hypocalcemia?

(二) 论述题

1. 试比较等渗性脱水、低渗性脱水及高渗性脱水的区别。
Please compare the difference among isotonic dehydration, hypotonic dehydration and hypertonic dehydration.

2. 低钾血症对心肌电生理特性的影响是什么？机制如何？

How does hypokalemia affect the cardiac electrophysiological character? What is the mechanism?

3. 请分析高钾血症和低钾血症心电图的改变及其机制。

Please describe changes of electrocardiogram in hypokalemia and in hyperkalemia? What is the mechanism?

4. 试述高钾血症对心肌电生理特性的影响及其机制。

Please describe the effect and mechanism of hyperkalemia on the cardial electrophysiology characters.

5. 试述低钾血症的病因、发病机制。

Please describe the causes and pathogenesis of hypokalemia.

6. 试述高钾血症的病因、发病机制。

Please describe the causes and pathogenesis of hyperkalemia.

五、病例分析

1. 患者，男性，45 岁，呕吐腹泻伴发热、口渴，尿量少 5 d 入院。体格检查：体温 38.8℃，血压 110/80 mmHg，少汗，皮肤黏膜干燥。实验室检查：血 Na^+ 155 mmol/L，血浆渗透压 330 mOsm/L，尿比重＞1.020，其余化验结果基本正常。立即给予 5% 葡萄糖液 2 500 ml/d 和抗生素静滴。3 d 后除体温、尿量恢复正常和不口渴外，反而出现眼窝凹陷、头晕、皮肤弹性明显降低、厌食、肌无力、肠鸣音减弱、腹壁反射消失。表浅静脉塌陷，脉搏 120 次/分，血压 70/50 mmHg，血 Na^+ 120 mmol/L，血浆渗透压 250 mOsm/L，血 K^+ 2.9 mmol/L，尿比重＜1.010，尿钠 8 mmol/L。

问题：患者在治疗前后分别发生了何种水、电解质代谢紊乱？为什么？

2. 患者，女，34 岁，因肠梗阻进行手术，术后持续胃肠减压 1 周，共抽吸液体 2 500 ml，平均每天补 5% 葡萄糖液 2 500 ml，尿量 2 000 ml，术后 2 周，患者出现全身乏力，精神不振，面无表情，食欲减退，嗜睡，腱反射迟钝。实验室检查：血 K^+ 2.6 mmol/L，血 Na^+ 135 mmol/L，血 Cl^- 103 mmol/L。ECG：Ⅱ、aVF、V_1、V_5 导联 ST 段下降，aVF 导联 T 波双向，V_3 有 U 波。立即开始每日 KCl 加入 5% 葡萄糖液滴注，4 d 后血 K^+ 升至 4.7 mmol/L，上述表现恢复正常。

问题：患者发生了何种电解质紊乱，其病理生理学基础是什么？

【参考答案】

一、名词解释

1. 脱水　人体由于饮水不足或病变消耗大量水分，不能即时补充，导致细胞外液减少而引起新陈代谢障碍的一组临床症候群。

2. 低渗性脱水　伴有细胞外液减少的低钠血症：失钠多于失水，血清钠浓度＜130 mmol/L 和血浆渗透压＜280 mOsm/L。

3. 高渗性脱水　伴有细胞外液减少的高钠血症：失水多于失钠，血清钠浓度＞150 mmol/L，血浆渗透压＞310 mOsm/L，细胞外液量和细胞内液量都减少。

4. 等渗性脱水　血钠浓度正常的细胞外液减少，钠与水成比例地丢失，血容量减少，血清钠浓度和血浆渗透压在正常范围。

5. 水中毒　水潴留使体液量明显增多，血清钠浓度＜130 mmol/L，血浆渗透压＜280 mOsm/L，体钠总量正常或增多。

6. 水肿　过多的液体在组织间隙或体腔内积聚。

7. 低钾血症　血浆钾浓度低于 3.5 mmol/L，称为低钾血症。

8. 高钾血症　血浆钾浓度高于 5.5 mmol/L，称为高钾血症。

9. 反常性酸性尿　血清钾浓度下降，肾小管上皮细胞内钾离子浓度降低而氢离子浓度增高，造成肾小管钾-钠交换减弱而氢-钠交换增加，尿排氢增加，尿液呈酸性；而由于低钾血症可产生碱中毒，碱中毒时一般应出现碱性尿，此时出现的为酸性尿，故称为反常性酸性尿。

10. 低镁血症　血清镁浓度低于 0.75 mmol/L 为低镁血症。

11. 高镁血症　血清镁浓度高于 1.25 mmol/L 为高镁血症。

12. 低钙血症　血钙低于 2.25 mmol/L，或血清 Ca^{2+} 低于 1 mmol/L，称低钙血症。

13. 高钙血症　血钙大于 2.75 mmol/L,或血清 Ca^{2+} 大于 1.25 mmol/L,称高钙血症。

二、选择题

(一) 单选题

1. B	2. A	3. B	4. D	5. A	6. C	7. C	8. D	9. C	10. B	11. E	12. D
13. B	14. E	15. B	16. B	17. E	18. A	19. A	20. B	21. E	22. A	23. E
24. C	25. A	26. C	27. C	28. A	29. A	30. A	31. B	32. B	33. C	34. C
35. B	36. A	37. C	38. B	39. A	40. E	41. A	42. B	43. D	44. D	45. C
46. E	47. B	48. D	49. B	50. A	51. B	52. C	53. E	54. C	55. A	56. D
57. D	58. A	59. B	60. B	61. C	62. B	63. B	64. A	65. B	66. C	67. C
68. D	69. A	70. E	71. B	72. B	73. B	74. C	75. B	76. B	77. B	78. D
79. A	80. E	81. E	82. B	83. E	84. E	85. B	86. A	87. B	88. A

答题简析:

题8. D　细胞内液量变化不明显

题9. C　低渗性脱水时,水从细胞外向细胞内转移。此外,细胞外液减少,血容量减少,故血液浓缩,血浆胶体渗透压升高,组织间液进入血管补充血容量,因而组织间液减少,造成以上现象

题10. B　昏迷患者不能饮水,且会随呼吸和皮肤不感蒸发失水,失水>失钠

题11. E　尿崩患者可经肾丢失大量低渗液,失水>失钠

题13. B　低渗性脱水细胞外液量明显减少,周围循环衰竭发生早且严重

题14. E　高热患者大量出汗,汗液为低渗液。此外,高热可使体表不感蒸发增多,从而失水>失钠

题15. B　低渗性脱水除直接丢失细胞外液,还可通过:①细胞外水转移到细胞内;②早期无口渴感;③早期尿量不减少使细胞外液较其他丢失明显

题16. B　脱水热多由于皮肤蒸发减少,散热减少,小孩多见

题17. E　其特点符合高渗性脱水

题18. A　等渗性脱水如不处理则可因皮肤的不感蒸发、呼吸等继续丢失水分,从而失水>失钠

题22. A　盛夏行军,有大量汗水,明显的钠水丢失,如只补充水会使血液稀释

题24. C　细胞外钾升高可激活 Na^+-K^+-ATP酶,促使钾离子进入细胞内

题32. B　肾排钾特点是多吃多排,少吃少排,不吃也排;患者禁食,无钾的摄入而肾脏还是在排钾;再加上葡萄糖合成糖原需消耗钾

题44. D　高渗性脱水时,细胞外液渗透压增高使脑细胞脱水,脑容积因脱水而显著缩小,颅骨与脑皮质之间的血管张力增大,因而可导致静脉破裂而出现局部脑内出血和蛛网膜下腔出血。

题74. C　全身性水肿患者由于有效循环血量减少等原因使醛固酮分泌增多,远曲小管和集合管对钠的重吸收就增多,水的重吸收亦随之增多,造成钠、水潴留,细胞外液总量和体钠总量都明显增多。由于有效循环血量减少等原因也可使ADH的释放增多,因而远曲小管和集合管对水的重吸收进一步加强,结果因水潴留大于钠潴留而导致细胞外液增多的低钠血症。

(二) 多选题

1. CDE	2. ABDE	3. ADE	4. ABD	5. ABCD	6. ABCDE	7. AC	8. BD	9. ABC
10. BDE	11. ABCE	12. AB	13. ACE	14. BCD	15. ABDE	16. ABC	17. ABCDE
18. ABCD	19. BCDE	20. ABD	21. ABE	22. ABCD	23. AC	24. ABCE	25. ABCE

三、填空题

1. 低分子有机化合物　内环境　　2. 很大　K^+　HPO_4^{2-}　蛋白质　　3. 性质　数量　Na^+　Cl^-　　4. 渗透压　血容量　　5. 水通透　转运蛋白　　6. 体液容量　病理过程　　7. 细胞外液　低血容量性休克　　8. 体液大量丢失　只补水未补电解质　　9. ADH　增多　　10. 明显减少　脱水体征　　11. 低渗性　细胞内外液　　12. 副交感神经　ADH　　13. ADH分泌异常综合征　脑细胞水肿　　14. 失水多于失钠　>150 mmol/L　>310 mmol/L　　15. ADH　减少　　16. 细胞内　细胞外　血容量　脱水　　17. 汗腺　体温调节中枢　　18. 渗透压调定点　容量调节　　19. 组织间隙　体腔　　20. 血管内外　体内外　　21. 毛细血管流体静压增高　血浆胶体渗透压降低　微血管壁通透性增强　淋巴回流受阻　　22. 微血管壁通透性增强　蛋白含量较高

病理生理学应试向导

23. 球—管　24. 心房肽分泌减少　肾小球滤过分数增加　25. 醛固酮　抗利尿激素　26. 合成糖原　低钾血症　27. 降低　增高　28. 通透性　心肌兴奋性　29. 0期去极化速度　降低　30. 减小　增大　升高　31. T波低平　U波增高　ST段下移　心率增快和异位心律　QRS波增宽　32. 弛缓性麻痹　超级化阻滞　33. 代谢性碱中毒　酸性　34. 肾排钾障碍　钾的跨细胞分布异常　35. 先增高后降低　降低　降低　降低　36. 高尖　降低　增宽　加深　37. 肌麻痹　去极化阻滞　38. 增高　增高　39. 低钙血症　低钾血症　40. 肾排镁障碍　41. 降低　弛缓性麻痹　42. 1 mmol/L　2.2 mmol/L　43. 缺乏　抵抗　无活性　44. 高血磷　维生素D羟化障碍　骨抗PTH　肠吸收钙减少　45. 兴奋性增高　46. 升高　延长　延长　延长　平坦或倒置　47. 原发性甲状旁腺功能亢进　恶性肿瘤　48. 肾小管　尿浓缩功能障碍　49. 降低　缩短　缩短　50. 维生素D　肠道磷吸收　51. ATP　2,3-DPG　52. 神经肌肉　骨骼系统　53. 低钙血症　异位性钙化

四、问答题

(一) 简答题

1. 试述低渗性脱水的病因。

答：低渗性脱水几乎都是在失液后只补充水分或滴注葡萄糖而不补充电解质时所致。

(1) 肾外性原因：①经消化道失液，如呕吐和腹泻导致大量含钠消化液丧失。②体腔内大量液体潴留，如大量胸水或腹水形成时。③经皮肤失液，如大面积烧伤时。

(2) 肾性原因：①长期连续使用高效能利尿药如速尿、利尿酸、噻嗪类等。②肾实质性疾病，如慢性间质性肾疾患可使髓质正常间质的结构破坏和髓袢升支功能受损，因而随尿失钠增多。③肾上腺皮质功能不全，如Addison病时，由于醛固酮不足，故肾小管对钠的重吸收减少。

2. 试述低渗性脱水易导致休克的原因。

答：低渗性脱水时，体液丢失使细胞外液量明显减少；由于胞外低渗，水分可向细胞内转移，细胞外液进一步减少。另外，由于细胞外液低渗，对口渴中枢的刺激减少而饮水减少；低渗状态使ADH分泌减少，早期的尿量增多可加重细胞外液量的进一步减少，故容易导致休克。

3. 剧烈呕吐病人，若未得到及时处理，其脱水类型将会如何转变？对机体有何影响？

答：胃液为等渗性液体，剧烈呕吐者，水钠成比例丧失，引起等渗性脱水。若未及时处理，由呼吸和皮肤不感蒸发失水，故失水大于失钠，造成高渗性脱水，其对机体影响为

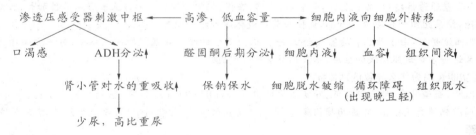

4. 给患者静滴大量葡萄糖液为何会引起腹胀？

答：大量输注葡萄糖后，可使糖原合成增加，糖原合成时需要细胞外钾进入细胞内，因而造成胞外钾降低。此外，血液的稀释和利尿作用均可使血清钾降低，低钾血症时，因平滑肌兴奋性增加，胃肠蠕动增强，产生大量气体导致腹胀。

5. 有哪些措施可使高钾血症时血清钾浓度下降？

答：降低血钾的常用方法有：①使钾向细胞内转移：葡萄糖和胰岛素同时静脉内注射，可使细胞外K^+移入细胞内，应用碳酸氢钠不仅能通过提高血液pH值而促使K^+进入细胞内，而且Na^+还能拮抗K^+对心肌的毒性作用。②使钾向体外排出：阳离子交换树脂聚苯乙烯磺酸钠经口服或灌肠后，能在胃肠道内进行Na^+-K^+交换而促进体内钾的排出。对于严重高钾血症患者，可用腹膜透析或血液透析(人工肾)移出体内过多的钾。

此外，高钾血症还可以采用静脉注射钙剂和钠盐进行治疗。

6. 低钾血症时会发生什么类型的酸碱平衡紊乱？为什么？尿的特点是什么？

答：低钾血症时会发生代谢性碱中毒。因为：细胞外液钾离子减少，细胞内外发生H^+-K^+交换，细胞内钾离子外出，细胞外液氢离子能移，引起细胞外液碱中毒。尿液为反常性酸性尿。

7. 试述低渗性脱水对机体的主要影响。

答：(1) 细胞外液减少，易发休克：由于细胞外液量减少引起血液浓缩和血容量减少，回心血量显著减少，所以发生低血压、休克，外周循环衰竭出现较早。

(2) 血浆渗透压降低：无渴感。由于血浆渗透压降低，ADH 释放减少，肾小管重吸收水分减少，所以早期尿量无明显减少。晚期由于血容量显著减少，ADH 释放增多，肾小管水重吸收增加而尿量减少。

(3) 明显的失水征：组织间液明显减少而产生脱水征。皮肤弹性下降，眼窝(囟门)凹陷。

(4) 尿钠改变：肾失钠引起的，尿钠含量增加；肾外因素引起的，醛固酮分泌增加，尿钠含量减少。

8. 试述高渗性脱水的原因和机制。

答：(1) 水摄入不足：①水源断绝；②不能或不会饮水；③渴感障碍。

(2) 水丢失过多：①经呼吸道失水：任何原因引起的过度通气都可使呼吸道黏膜的不感蒸发加强。②经皮肤失水，例如在发热或甲状腺功能亢进时，通过皮肤的不感蒸发每日可失水数升。③经肾失水，中枢性尿崩症时因 ADH 产生和释放不足，肾性尿崩症时因肾远曲小管和集合管对 ADH 的反应缺乏，故肾排出大量水分。如反复静脉内输注甘露醇、尿素、高渗葡萄液时，可因肾小管液渗透压增高而引起渗透性利尿，排水多于排钠。④胃肠道失液：呕吐和腹泻时可能丧失含钠量低的消化液。

9. 引起机体钠水潴留的主要因素有哪些？

答：(1) 肾小球滤过率降低：肾脏疾患导致肾小球损伤破坏，滤过面积减小；各种原因如心力衰竭，肝硬化引起有效循环血量减少以及由此造成的交感神经兴奋、肾素-血管紧张素-醛固酮系统激活均使肾血流量减少，导致肾小球滤过率降低，引起钠水潴留。

(2) 近曲小管重吸收钠水增多：心房钠尿肽分泌减少；有效循环血量减少，肾血流量减少，肾小球滤过分数加大，使肾小管周围毛细血管的血浆胶体渗透压升高和有效流体静压降低，促进近曲小管对钠、水的重吸收。

(3) 远曲小管钠水重吸收增加：由于肾血流量减少，交感神经兴奋及肾素-血管紧张素系统的激活，使醛固酮分泌增多和 ADH 大量释放，远曲小管重吸收钠水增多造成钠水潴留。

10. 试述造成血管内外液体交换障碍的因素。

答：(1) 毛细血管有效流体静压升高：多由静脉回流受阻导致。常见原因是心力衰竭、静脉阻塞或受压等。

(2) 血浆胶体渗透压降低：见于各种原因引起的血浆白蛋白含量下降：蛋白质合成障碍，蛋白质丧失过多或蛋白质分解代谢增强。

(3) 微血管壁通透性增加：各种炎症，如感染、烧伤、冻伤、化学伤等引起的微血管壁通透性加大，血浆蛋白漏入组织间隙，结果组织胶体渗透压升高，促使血管内液体滤入组织间隙。

(4) 淋巴回流受阻：由于淋巴管堵塞或受压，一方面使多余的组织液在组织间隙堆积，另一方面组织间隙中蛋白堆积又进一步促进组织液的生成，结果形成淋巴性水肿。

11. 慢性肾功能衰竭为什么导致低钙血症？

答：肾排磷减少，血磷升高，故血钙降低；肾实质破坏，$1,25-(OH)_2D_3$ 生成不足，肠钙吸收减少；血磷升高，与钙结合形成磷酸钙随粪便排出；肾毒物损伤肠道，影响肠道钙磷吸收；骨骼对 PTH 敏感性降低，骨动员减少。

(二) 论述题

1. 试比较等渗性脱水、低渗性脱水及高渗性脱水的区别。

答：

	低渗性脱水	高渗性脱水	等渗性脱水
原因	失水<失钠	失水>失钠	水钠同比例丢失
血 Na^+ 浓度	<130 mmol/L	>150 mmol/L	130~150 mmol/L
血浆渗透压	<280 mmol/L	>310 mmol/L	280~310 mmol/L
主要体液变化	细胞外液↓	细胞内液↓	细胞内外液均↓
口渴	早期无,重者有	明显	有

续 表

	低渗性脱水	高渗性脱水	等渗性脱水
脱水貌	明显	早期不明显	明显
外周衰竭	发生早且严重	轻者无	早期可不明显
尿量	早期正常,重者减少	减少	减少
治疗	等渗或高渗盐溶液	5%葡萄糖	2/3的等渗液

2. 低钾血症对心肌电生理特性的影响是什么? 机制如何?

答:①心肌兴奋性增高:血浆钾浓度明显降低,低血钾抑制膜钾离子通透性,心肌细胞静息膜电位绝对值下降,Em-Et间距离减少,心肌兴奋性增高。②自律性增高:低钾血症时,快反应自律细胞4期K^+外流比正常缓慢,而Na^+内流相对加速,故这些快反应自律细胞的自动去极化加速,自律性增高。③传导性降低:心肌细胞静息膜电位绝对值下降,动作电位0期去极速度和幅度降低,使传导性降低。④收缩性的改变:轻度低钾血症,复极2期钙内流增多,心肌收缩性增强;严重或慢性低钾血症,细胞内缺钾引起心肌收缩性减弱。

3. 请分析高钾血症和低钾血症心电图的改变及其机制。

答:低钾血症时的心电图变化:除心律不齐外,主要是由于心室肌复极的延迟造成的。表现为反映2期除极的ST段下降,相当于3期复极的T波降低和U波增高,相当于心室动作电位时间的QT间期延长,严重低血钾时还可出现P波增高、PQ间期延长和QRS波群变宽。

高钾血症:高钾血症时心肌细胞膜的钾电导增加,复极3期钾外流加速,3期复极时间和有效不应期缩短,反映3期复极的T波狭窄而高耸。相当于心室动作电位时间的Q-T缩短。由于传导性降低,心房去极化的P波压低、增宽或消失。代表房室传导的PR间期延长,心室去极化的R波降低,反映心室内传导的QRS波增宽。

4. 试述高钾血症对心肌电生理特征的影响及其机制。

答:(1)心肌兴奋性先升高后降低。轻度高钾血症,心肌细胞静息期K^+外流减少,使静息电位绝对值减小,与阈电位的距离减小,所以心肌兴奋性升高。严重高钾血症,由于静息电位过小,可使心肌兴奋性降低,甚至丧失,导致心搏停跳。

(2)心肌传导性降低。由于静息电位减小,心肌动作电位0期上升速度和幅度减小,因而传导性降低,可引起各种类型的心脏传导阻滞。又由于K^+外流加速,使心肌动作电位复极3期以及心肌有效不应期缩短,容易形成传导阻滞和兴奋折返,导致包括心室纤颤在内的严重心律失常。

(3)心肌自律性降低。由于自律性细胞膜电位4期K^+外流加快,使其自动除极速度减慢,而导致自律性降低。

(4)心肌收缩性减弱。细胞外液高钾抑制复极2期Ca^{2+}内流,心肌收缩性减弱。

5. 试述低钾血症的病因、发病机制。

答:(1)摄入不足:通常见于不能进食(如胃肠道梗阻或昏迷);禁食(胃肠术后)或长期输液未注意补钾的病人。

(2)钾丢失过多:①经胃肠道失钾:主要见于呕吐、腹泻、胃肠减压及肠瘘等。发生机制为:消化液富含钾,消化液丧失必然丢失大量钾;丧失大量消化液,可致血容量减少,醛固酮分泌增加而促肾排钾增多。②经肾失钾:经肾失钾原因较多,例如:a.使用髓袢或噻嗪类利尿剂:主要机制有二,一是由于水和钠、氯的重吸收受到抑制,到达远端肾单位钾分泌部位的尿流量增加,促进钾分泌;二是原发病(心力衰竭,肝硬变)或血容量减少引起的继发性醛固酮分泌增多。b.盐皮质激素过多:原发性醛固酮增多和继发性醛固酮增多时,肾排钾增加。Cushing综合征时,皮质醇分泌增多亦可引起低钾血症。各种肾疾病,尤其是肾间质性疾病如肾盂肾炎,由于钠和水重吸收障碍使远端肾单位小管流速增加导致排钾过多。肾小管性酸中毒,由于远曲小管泌氢障碍(Ⅰ型)或者近曲小管重吸收障碍(Ⅱ型)引起尿钾排出增加。c.镁缺失:髓袢升支的钾重吸收有赖于肾小管上皮细胞的钠-钾-ATP酶,而此酶又需Mg^{2+}的激活。缺镁时,可能因为细胞内Mg^{2+}不足而使此酶失活,钾重吸收障碍,引起钾丢失。③经皮肤失钾:汗液含钾不多,一般情况下出汗不致引起低钾血症。但在高温环境中进行体力劳动时,大量出汗常能引起明显的失钾。

(3)钾进入细胞内过多:因细胞外钾向细胞内转移而引起低钾血症,但此时机体的总钾含量并不减少,主要见于以下几种情况:①碱中毒:无论是代谢性或呼吸性的碱血症,均可促使K^+进入细胞内。碱血症时,H^+从细胞内溢出至细胞外以缓解细胞外液pH值的增高;同时,细胞外K^+进入细胞内以维持体液的离子平衡。肾小

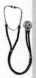

病理生理学应试向导

管上皮细胞也发生同样离子转移，尿钾排出增加。②过量胰岛素：可增强细胞膜 Na^+-K^+-ATP 酶活性，使细胞外钾进入细胞内；还可以促进细胞糖原合成，细胞外钾转入细胞内。③β 肾上腺素能受体活性增强，激活 Na^+-K^+ 泵，促进细胞外钾内移。④某些毒物中毒，如钡中毒。⑤低钾血症型周期性麻痹，发作时，钾突然移入细胞内致使血浆钾浓度急剧减少。

6. 试述高钾血症的病因、发病机制。

答：(1) 钾摄入过多：主要见于临床处理不当，如静脉内输钾过多过快或输入大量库存血，特别是在肾功能低下时，才能引起高钾血症。

(2) 肾排钾减少：这是引起高钾血症最主要的原因。可见于：①肾功能衰竭，急性肾功能衰竭及慢性肾功能衰竭末期，因肾小球滤过率减少或肾小管排钾功能障碍，往往发生高钾血症。②绝对或相对盐皮质激素缺乏，醛固酮分泌减少或作用减弱时，肾远曲小管和集合管排钾障碍。③长期应用潴钾性利尿剂，如螺内酯和三氨蝶呤等局部对抗醛固酮的作用，长期大量应用引起高钾血症。

(3) 细胞内钾转移到细胞外：细胞内 K^+ 迅速转移至细胞外，当钾负荷超过了肾的排钾能力时，血浆钾浓度增高，主要见于：①酸中毒：酸中毒时氢离子进入细胞内，而细胞内钾被转移到细胞外；肾小管上皮细胞液发生此种转移，尿钾排出减少。②胰岛素缺乏合并高血糖：胰岛素缺乏妨碍了钾进入细胞内和高血糖形成的血浆高渗透压使血钾增高。③某些药物使用：β 受体阻滞剂、洋地黄类药物可干扰 Na^+-K^+-ATP 酶活性而妨碍细胞摄钾。④组织分解，如溶血，挤压综合征等，细胞内钾大量释出而引起高钾血症。⑤缺氧：ATP 生成不足，Na^+-K^+ 泵转运障碍，细胞外钾不易进入细胞内。⑥高钾性周期性麻痹。

(4) 假性高钾血症：测得的血钾浓度高而实际上血浆钾浓度并未增高的情况。

五、病例题

1. 答：根据病史，患者丢失大量等渗性消化液，但又有发热，所以经皮肤呼吸道丢失水分增多，最终导致失水大于失钠；化验结果也显示血钠和血浆渗透压水平都高于正常，因此治疗前发生的是高渗性脱水。
治疗过程中，只给予 5% 葡萄糖液 2 500 ml/d 和抗生素，即只补充水分而未补充钠盐；且后来的化验结果显示其血钠血浆渗透压均低于正常水平。因此，该患者治疗后出现了低渗性脱水。

2. 答：患者发生的电解质紊乱为低钾血症：①术后禁食，对钾的摄入不足；②连续术后胃肠减压，使钾丢失；③每天给予的葡萄糖可使机体分泌胰岛素增加，从而使糖原合成增加，将钾离子从胞外转移到胞内，以上原因导致该患者发生低钾血症。

　　患者发生低钾血症的病理生理学基础：①患者全身乏力，精神不振，面无表情，食欲减退，嗜睡，腱反射迟钝。这是低血钾导致骨骼肌平滑肌的兴奋性降低。②ECG：Ⅱ、aVF、V_1、V_5 导联 ST 段下降，aVF 导联 T 波双向，V_3 有 U 波，这是低血钾心肌细胞膜对钾的电导性降低所出现的典型心电图变化。

（薛　冰　池良杰　郭晓笋）

第四章　酸碱平衡和酸碱平衡紊乱

【内容精析】

第一节　酸碱平衡

一、酸碱的概念

酸：在化学反应中，凡能释放出 H^+ 的化学物质；分为以下两种（表 4-1）：

表 4-1　　　　　　　　　正常机体酸的分类、组成和调节方式

酸的分类	概　念	组　成	调节方式
挥发酸	氧化的最终产物是 CO_2，CO_2 和水生成碳酸，碳酸可释出 H^+，也可形成气体 CO_2，从肺排出体外	仅 H_2CO_3	呼吸性调节及代谢调节
固定酸	这类酸性物质不能变成气体由肺呼出，而只能通过肾由尿排出	蛋白质的分解代谢产物，如硫酸、甘油酸及摄入的酸性物质	代谢性调节

　　碱：凡能接受 H^+ 的化学物质，主要来源于食物。

二、血液中的缓冲系统（表 4-2）

表 4-2　　　　　　　　　血液的各缓冲体系及其分布

缓　冲　对	主要存在部位
HCO_3^-/H_2CO_3	细胞内外，胞外以钠盐为主，胞内则是钾盐
$HPO_4^{2-}/H_2PO_4^-$	细胞内、外液
Pr^-/HPr	血浆及细胞内
Hb^-/HHb	红细胞内
$HbO_2^-/HHbO_2$	红细胞内

　　碳酸氢盐缓冲系统的缓冲能力最强，具有以下特点：

　　（1）可以缓冲所有的固定酸，不能缓冲挥发酸，占血液缓冲总量的 53%。

　　（2）缓冲能力强，是细胞外液含量最高的缓冲系统，可进行开放性调节。

　　（3）缓冲潜力大，能通过肺和肾的调节来缓冲。

▲**注意**:①碳酸氢盐缓冲系统不能缓冲挥发酸;②挥发酸的缓冲主要靠非碳酸氢盐缓冲系统,尤其是血红蛋白和氧合血红蛋白缓冲系统

三、机体内酸碱平衡的调节

主要依赖于体液、肺、组织细胞和肾等4个因素的协调(表4-3)。

表4-3　　　　　　　　　　　　　　　　　酸碱平衡的调节

调节 方式	体液缓冲系统	肺	组织细胞	肾
作用 机制	如 $H_2CO_3 \rightleftharpoons HCO_3^- + H^+$,当$H^+$过多时,反应向左移动,使其浓度变化不至于太大,同时缓冲碱浓度降低;H^+减少时则相反	可迅速发生,通过呼吸运动的改变,调节CO_2排出量,从而维持HCO_3^-浓度	通过细胞内外离子的交换,如 $H^+ - K^+$,$Na^+ - H^+$等交换	通过排酸(H^+)和保碱(HCO_3^-)以维持血浆正常pH值
作用 时间	反应迅速	效能大,数分钟内可达最高峰	能力强	作用缓慢,数小时起作用,3~5 d 内发挥最大效能
作用 特点	不持久,对碱缓冲能力弱	仅对 CO_2 有调节作用	常导致血钾的异常	持续时间长,调节固定酸,维持 HCO_3^- 浓度

第二节　衡量酸碱平衡紊乱常用指标

用来衡量酸碱平衡紊乱的常用指标见表4-4。

表4-4　　　　　　　　　　　　　　　　　酸碱平衡紊乱常用指标

指标	概念	正常值	意义
动脉血 pH 值	动脉血中 H^+ 浓度的负对数	7.35~7.45 平均 7.40	区别酸碱中毒
动脉血 CO_2 分压($PaCO_2$)	血浆中呈物理溶解状态的 CO_2 分子产生的张力	33~46 mmHg 平均 40 mmHg	反映呼吸性酸碱平衡紊乱的指标
标准碳酸氢盐(SB)	全血在标准状态下,即 $PaCO_2$ 为 40 mmHg,温度38℃,血红蛋白氧饱和度为100%测得的血浆中的 HCO_3^- 的量	22~27 mmHg 平均 24 mmHg	不受呼吸影响,判断代谢的指标
实际碳酸氢盐(AB)	在隔绝空气条件下,在实际 $PaCO_2$,体温和血氧饱和度条件下测得的血浆 HCO_3^- 浓度	AB=SB	受呼吸和代谢的影响,AB 和 SB 的差值反映了呼吸因素对酸碱平衡的影响
缓冲碱(BB)	血液中一切具有缓冲作用的负离子碱的总和	45~52 mmol/L 平均 48 mmol/L	反映代谢因素
碱剩余(BE)	标准条件下,用酸或碱滴定全血标本至 pH 值7.40时所需的酸或碱的量	-3~+3 mmol/L	反映代谢因素
阴离子间隙(AG)	血浆中未测定的阴离子与未测定的阳离子的差值	12±2 mmol/L	帮助区分代谢性酸中毒的类型和诊断混合性酸碱平衡紊乱;一定程度上可反映固定酸的多少

第三节　单纯性酸碱平衡紊乱

一、代谢性酸中毒

代谢性酸中毒(metabolic acidosis)是指各种因素使细胞外液 H^+ 增加和(或)HCO_3^- 降低引起的以血浆 HCO_3^- 减少为特征的酸碱平衡紊乱类型。

1. 原因和机制

$$HCO_3^- 原发性\downarrow \begin{cases} HCO_3^- 直接丢失 \begin{cases} 消化道丢失(腹泻、肠瘘) \\ 肾丢失 \begin{cases} II 型肾小管性酸中毒 \\ 大量使用碳酸酐酶抑制剂 \end{cases} \end{cases} \\ 固定酸产生增加 \begin{cases} 内源性产酸增加(乳酸中毒、酮症酸中毒) \\ 外源性摄入增加(水杨酸及含氯酸性药物摄入过多) \\ 肾排酸功能障碍 \end{cases} \end{cases}$$

另外,血液稀释如快速输入大量无 HCO_3^- 的液体,可造成稀释性代谢性酸中毒;高血钾造成的离子跨膜转运异常也可引起代谢性酸中毒。

2. 分类　根据 AG 值的变化可分为两类(表 4-5):

表 4-5　　　　　　　　　　　　　　　代谢性酸中毒的分类

分　类	特　点	常 见 病 因
AG 增高型代谢性酸中毒	AG 增高,血氯正常	酮症酸中毒、乳酸酸中毒、肾脏泌氢功能障碍和水杨酸中毒
AG 正常型代谢性酸中毒	AG 正常,血氯升高	消化道直接丢失 HCO_3^-;肾功能障碍,泌 H^+ 障碍;肾小管性酸中毒;使用碳酸酐酶抑制剂;含氯的酸性盐摄入过多

3. 机体的代偿调节

$$\begin{cases} 体液缓冲系统:由 HCO_3^-/H_2CO_3 起主要作用 \\ 肺的调节:呼吸加深加快,促使 CO_2 排出增多 \\ 肾的调节:分泌 H^+ 和 NH_4^+ 增加,重吸收 HCO_3^- 增加 \\ 组织细胞的调节:通过 H^+-K^+ 交换,将 H^+ 转移到细胞内 \end{cases}$$

4. 对机体的影响

$$\begin{cases} 电解质代谢:通过 H^+-K^+ 交换,造成高钾血症 \\ 心血管系统:室性心律失常,心肌收缩力降低,血管系统对儿茶酚胺的反应性降低 \\ 中枢神经系统:抑制 \\ 骨骼:延迟小儿生长,纤维性骨炎,佝偻病;成人骨软化症 \end{cases}$$

5. 防治原则　防治原发病,应用碱性药,首选碳酸氢钠

二、呼吸性酸中毒

呼吸性酸中毒(respiratory acidosis)是指 CO_2 排出障碍或吸入过多引起的以血浆 H_2CO_3 浓度升高为特征的酸碱平衡紊乱类型。

1. 原因和机制

$$CO_2 原发性\uparrow \begin{cases} CO_2 吸入过多 \\ CO_2 排出受阻:通气不足 \begin{cases} 限制性:呼吸中枢抑制、呼吸肌麻痹、胸廓及肺部疾患 \\ 阻塞性:呼吸道阻塞 \end{cases} \end{cases}$$

2. 分类　根据病程长短可分为两类:

$$\begin{cases} 急性呼吸性酸中毒,见于急性气道阻塞等 \\ 慢性呼吸性酸中毒,见于气道和肺部的慢性疾病如 COPD 等 \end{cases}$$

病理生理学应试向导

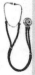

35

3. 机体的代偿调节

急性呼吸性酸中毒时,主要靠细胞内外离子交换和细胞内缓冲(主要由血红蛋白系统)
慢性呼吸性酸中毒时,除了急性时的调节外,主要依靠肾加强排酸保碱

4. 对机体的影响

CO_2 直接舒张血管:脑血管舒张,颅内压增高,持续性头痛
影响中枢神经系统功能:发生 CO_2 麻醉,肺性脑病的表现如精神错乱、震颤、谵妄甚至昏迷

5. 防治原则:主要去除病因,改善通气

三、代谢性碱中毒

代谢性碱中毒(metabolic alkalosis)是指细胞外液碱增多或 H^+ 丢失而引起的以血浆 HCO_3^- 增高为特征的酸碱平衡紊乱类型。

1. 原因和机制

HCO_3^- 原发性↑
- H^+ 丢失过多
  - 胃丢失:剧烈呕吐以及胃液引流等
  - 肾丢失:应用利尿剂、高醛固酮,使 HCO_3^- 重吸收↑
- HCO_3^- 摄入过多:服用过多的 HCO_3^- 或大量输入库存血
- H^+ 向细胞内移动:低钾血症

2. 分类 按给予生理盐水后代谢性碱中毒能否得到纠正分为两类:

盐水反应性碱中毒:有效循环血量不足或低氯造成
盐水抵抗性碱中毒:醛固酮增多或低血钾造成

3. 机体的代偿调节

体液的缓冲对缓冲
肺的代偿:呼吸中枢抑制,呼吸变浅变慢
肾的代偿:分泌 H^+ 和 NH_4^+ 减少,重吸收 HCO_3^- 减少

4. 对机体的影响

电解质代谢:低钾血症
中枢神经系统:兴奋症状
血红蛋白氧解离曲线:左移
神经肌肉:肌肉兴奋性增高

5. 防治原则 去除病因同时去除代碱的维持因素

四、呼吸性碱中毒

呼吸性碱中毒(respiratory alkalosis)是指肺通气过度引起的血浆 H_2CO_3 浓度原发性减少为特征的酸碱平衡紊乱。

1. 原因和机制

低氧血症和肺疾患
呼吸中枢受刺激(脑部疾病,癔病)
机体代谢旺盛:高热、甲亢
人工呼吸机使用不当
→过度通气→H_2CO_3 原发性↓

2. 分类

急性呼吸性碱中毒:一般指 $PaCO_2$ 在 24 h 内急剧下降而导致 pH 值升高
慢性呼吸性碱中毒

3. 机体的代偿调节

急性时,主要依靠细胞内外离子交换和细胞内缓冲作用
慢性时,主要依靠肾脏的调节

4. 对机体的影响

与代谢性碱中毒相似,但更容易出现眩晕、抽搐
$PaCO_2$↓脑血流减少,脑血管收缩,脑组织缺氧加重

5. 防治原则　去除病因和引起过度通气的原因。

不同类型酸碱平衡紊乱各指标的变化见表 4-6。

表 4-6　　　　　　　　　　　4 种单纯型酸碱平衡紊乱各指标的变化

酸碱紊乱类型	原　　发	继　　发
代谢性酸中毒	HCO_3^-↓,AB、SB、BB↓,BE 负值增大,pH 值↓	$PaCO_2$↓,AB＜SB(呼吸代偿)
呼吸性酸中毒	$PaCO_2$↑,pH 值↓	AB、SB、BB↑,AB＞SB,BE 正值增大(肾代偿)
代谢性碱中毒	pH 值↑,AB、SB、BB↑,AB＞SB,BE 正值增大,HCO_3^-↑	$PaCO_2$↑(呼吸抑制,通气量↓)
呼吸性碱中毒	$PaCO_2$↓,pH 值↑,AB＜SB	AB、SB、BB↓,BE 负值增大

第四节　混合性酸碱平衡

概念　指同一个病人有 2 种或 3 种单纯性酸碱平衡紊乱。

各型混合性酸碱平衡紊乱的血气变化见表 4-7。

表 4-7　　　　　　　　　　　各型混合性酸碱平衡紊乱的血气变化

类　　型		原发性变化		pH 值
		HCO_3^-	$PaCO_2$	
双重性	呼碱＋代碱	↑	↓	↑↑
	呼酸＋代酸	↓	↑	↓↓
	呼酸＋代碱	↑	↑	不定
	呼碱＋代酸	↓	↓	不定
	代酸＋代碱	不定	不定	不定
三重性	呼酸＋代酸＋代碱	不定	↑	不定
	呼碱＋代酸＋代碱	不定	↓	不定

注:呼酸,呼吸性酸中毒;呼碱,呼吸性碱中毒;代酸,代谢性酸中毒;代碱,代谢性碱中毒

第五节　酸碱平衡紊乱的判断

1. 根据 pH 值　判断酸中毒或碱中毒:pH 值的正常范围为 7.35～7.45。如果 pH 值＞7.45 则为碱中毒,且为失代偿性;如果 pH 值＜7.35 则为失代偿性酸中毒;即使 pH 值在正常范围内,也不一定没有酸碱平衡紊乱,因为在一定范围内机体可以通过自身的调节使 pH 值正常,这是代偿性酸碱平衡紊乱,需同时观察其他指标。

2. 根据 HCO_3^- 或 H_2CO_3($PaCO_2$)的原发性改变　判断是呼吸性还是代偿性酸碱平衡紊乱:

$PaCO_2$ 原发性**降低**为呼吸性碱中毒。

$PaCO_2$ 原发性**升高**为呼吸性酸中毒。

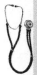

HCO_3^- 原发性**升高**为代谢性碱中毒。

HCO_3^- 原发性**降低**为代谢性酸中毒。

3. 根据代偿规律　判断单纯性还是混合性酸碱平衡紊乱：单纯性酸碱平衡紊乱时，代谢性因素（HCO_3^-）的原发性改变，由呼吸性因素（$PaCO_2$）来进行代偿；呼吸性因素（$PaCO_2$）的原发性改变，则由代谢性因素（HCO_3^-）来进行代偿。这种代偿性改变称为继发性改变。继发性改变和原发性改变的方向相同。在呼吸和代谢两个因素中，一个原发性改变则是单纯性酸碱平衡紊乱；如果两个因素都是原发性的则为混合性酸碱平衡紊乱。因此，在确定一个因素是原发后，还要判断另一个因素是原发的还是继发的。

【同步练习】

一、名词解释

1. 挥发酸（volatile acid）　　**2.** 酸碱平衡紊乱（acid-base disturbance）　　**3.** 标准碳酸氢盐（standard bicarbonate, SB）　　**4.** 实际碳酸氢盐（actual bicarbonate, AB）　　**5.** 缓冲碱（buffer base, BB）　　**6.** 碱剩余（base excess, BE）　　**7.** 阴离子间隙（anion gap, AG）　　**8.** 代谢性酸中毒（metabolic acidosis）　　**9.** AG 增高型代谢性酸中毒（metabolic acidosis with increased AG）　　**10.** 呼吸性酸中毒（respiratory acidosis）　　**11.** 代谢性碱中毒（metabolic alkalosis）　　**12.** 呼吸性碱中毒（respiratory alkalosis）　　**13.** 混合型酸碱平衡紊乱（mixed acid-base disturbance）

二、选择题

（一）单选题

1. 机体的正常代谢所处的环境是（　　）

    A．中性环境　　　　　　　　B．弱酸性环境　　　　　　　　C．弱碱性环境

    D．较强酸性环境　　　　　　E．较强碱性环境

2. 血液中缓冲固定酸最主要的缓冲对是（　　）

    A．Pr^-/HPr　　　　　　　　B．Hb^-/HHb　　　　　　　　C．HCO_3^-/H_2CO_3

    D．$HbO_2^-/HHbO_2$　　　　　E．$HPO_4^{2-}/H_2PO_4^-$

3. 血液中缓冲挥发酸的主要是（　　）

    A．磷酸盐　　　B．血浆蛋白　　　C．血浆 HCO_3^-　　　D．红细胞 HCO_3^-　　　E．HbO_2 及 Hb

4. 反映酸碱平衡呼吸因素的最佳指标是（　　）

    A．SB　　　B．AB　　　C．BE　　　D．$PaCO_2$　　　E．pH 值

5. 代偿性酸中毒或碱中毒时 HCO_3^-/H_2CO_3 的比值为

    A．30/1　　B．20/1　　C．25/1　　D．15/1　　E．10/1

6. 从肾小球滤过的碳酸氢钠被重吸收的主要部位是（　　）

    A．近曲小管　　B．髓袢　　C．致密斑　　D．远曲小管　　E．集合管

7. AG 正常型代谢性酸中毒可见于（　　）

    A．轻度肾衰竭　　　　　　B．严重腹泻　　　　　　C．肾小管酸中毒

    D．使用碳酸酐酶抑制剂　　E．以上都是

8. 下列哪项**不属于**代谢性酸中毒的原因（　　）

    A．休克　　　B．腹泻　　　C．呕吐　　　D．高钾血症　　　E．高热

9. 抽取动脉血后，不隔绝空气，下列哪项指标将受影响（　　）

    A．SB　　　B．AB　　　C．BB　　　D．BE　　　E．AG

10. 急性代谢性酸中毒时机体最主要的代偿方式是（　　）

    A．肾脏代偿　　B．呼吸代偿　　C．缓冲对的代偿　　D．组织细胞的代偿　　E．骨骼代偿

11. 某肾衰患者，血气分析：pH 值7.30，$PaCO_2$ 25 mmHg，HCO_3^- 18 mmol/L，最可能的酸碱紊乱类型是（　　）

    A．代谢性碱中毒　　　　　　B．代谢性酸中毒　　　　　　C．呼吸性酸中毒

    D．呼吸性碱中毒　　　　　　E．以上都不对

12. 休克患者的血气分析：pH 值7.32，$PaCO_2$ 30 mmHg，HCO_3^- 20 mmol/L，Na^+ 145 mmol/L，K^+ 4.0 mmol/L，Cl^- 103 mmol/L，最可能的酸碱紊乱类型是（　　）

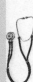

　A．AG 增高型代谢性酸中毒　　　　　　B．AG 正常型代谢性酸中毒

　C．代谢性酸中毒并代谢性碱中毒　　　　D．呼吸性碱中毒

　E．呼吸性酸中毒伴呼吸性碱中毒

13. 治疗代谢性酸中毒的首选药物是（　　）

　A．THAM　　　　B．乳酸钠　　　　C．碳酸氢钠　　　　D．柠檬酸钠　　　　E．磷酸氢二钠

14. 不属于呼吸性酸中毒的原因的是（　　）

　A．呼吸道阻塞　　B．胸廓病变　　　C．呼吸中枢抑制　　　D．肺泡弥散障碍　　E．通风不良

15. 慢性呼吸性酸中毒主要靠什么调节（　　）

　A．呼吸调节　　　　　　　　B．细胞外液缓冲　　　　　　C．肾脏调节

　D．离子的跨细胞运动　　　　E．骨骼代偿

16. 某肺心病患者,因受凉、肺部感染而入院,血气分析:pH 值 7.30,$PaCO_2$ 75 mmHg,HCO_3^- 30 mmol/L,其诊断为（　　）

　A．代谢性酸中毒　　　　　　B．急性呼吸性酸中毒　　　　C．代谢性碱中毒

　D．慢性呼吸性酸中毒　　　　E．混合性酸中毒

17. 酸中毒可引起心肌收缩力的改变是（　　）

　A．先增强后减弱　　B．减弱　　　　C．不变　　　　D．先减弱后增强　　　E．增强

18. 代谢性酸中毒过度通气可产生（　　）

　A．低渗性脱水　　　B．等渗性脱水　　　C．高渗性脱水　　　D．水肿　　　E．水中毒

19. 某溺水窒息者,经过抢救后其血气分析为:pH 值 7.13,$PaCO_2$ 70 mmHg,HCO_3^- 26 mmol/L,其诊断可能是（　　）

　A．急性呼吸性酸中毒　　　　　　B．代谢性酸中毒　　　　　　C．慢性呼吸性酸中毒

　D．代谢性酸中毒并代谢性碱中毒　E．代谢性碱中毒

20. 呼吸衰竭合并哪一型酸碱平衡紊乱时易发生肺性脑病（　　）

　A．代谢性酸中毒　　　　　　B．呼吸性酸中毒　　　　　　C．代谢性酸中毒

　D．呼吸性碱中毒　　　　　　E．混合性碱中毒

21. 严重失代偿性呼吸性酸中毒时,下列哪项措施不正确（　　）

　A．控制感染　　　　　　　　B．使用碱性药物　　　　　　C．使用呼吸中枢兴奋剂

　D．去除呼吸道梗阻　　　　　E．使用呼吸中枢抑制剂

22. 下列哪项不会产生代谢性碱中毒（　　）

　A．剧烈呕吐　　　　　　　　B．严重腹泻　　　　　　　　C．醛固酮过多

　D．低钾血症　　　　　　　　E．应用排钾利尿剂

23. 幽门梗阻患者反复呕吐,血气分析为:pH 值7.50,$PaCO_2$ 50 mmHg,HCO_3^- 37 mmol/L,其诊断可能是（　　　）

　A．代谢性碱中毒　　　　　　B．呼吸性酸中毒　　　　　　C．代谢性酸中毒

　D．呼吸性碱中毒　　　　　　E．混合性碱中毒

24. 由于剧烈呕吐而引起的代谢性碱中毒,其最适当的处理是（　　）

　A．给予噻嗪类利尿剂　　　　　　B．静注 0.9% 生理盐水

　C．给予 THAM　　　　　　　　　D．给予碳酸酐酶抑制剂

　E．给予抗醛固酮药物

25. 不属于呼吸性碱中毒病因的是（　　）

　A．脑外伤刺激呼吸中枢　　　　　B．吸入气中氧分压过低

　C．癔病　　　　　　　　　　　　D．长期处在密闭小室内

　E．发热

26. 判断酸碱平衡紊乱是否为代偿性的主要指标是（　　）

　A．pH 值　　　　　　　　B．实际碳酸氢盐　　　　　　C．标准碳酸氢盐

　D．动脉血二氧化碳分压　　E．碱剩余

27. 碱中毒引起手足搐搦的原因是（　　）

病理生理学应试向导

A．血清 Na^+ 低　　　　　　　B．血清 K^+ 降低　　　　　　　C．血清 Cl^- 降低

D．血清 Ca^{2+} 降低　　　　　　E．血清 Mg^{2+} 降低

28. 发生酮症酸中毒时,下列哪项是**不符合**的(　　　)

A．血清 K^+ 升高　　　　　　B．血清 Cl^- 升高　　　　　　C． $PaCO_2$ 下降

D．AG 升高　　　　　　E．BE 负值增大

29. 休克引起的代谢性酸中毒,机体可出现的是(　　　)

A．细胞外 K^+ 内移,肾内 K^+ - Na^+ 交换升高　　　　B．细胞外 K^+ 内移,肾内 H^+ - Na^+ 交换降低

C．细胞外 K^+ 内移,肾内 H^+ - Na^+ 交换升高　　　　D．细胞内 K^+ 释出,肾内 H^+ - Na^+ 交换升高

E．细胞内 K^+ 释出,肾内 H^+ - Na^+ 交换降低

30. 单纯型代谢性酸中毒时**不可能**出现哪种变化(　　　)

A．pH 降低　　　　　　B． $PaCO_2$ 降低　　　　　　C．SB 降低

D．BB 降低　　　　　　E．BE 为正值

31. 代谢性碱中毒情况下,**不会**出现的是(　　　)

A．血钾降低　　　　　　B． $PaCO_2$ 下降　　　　　　C．血钙降低

D．BE 正值增加　　　　　　E．血浆 HCO_3^- 增加

32. 血浆 HCO_3^- 原发性增高可见于(　　　)

A．代谢性酸中毒　　　　　　B．代谢性碱中毒　　　　　　C．呼吸性酸中毒

D．呼吸性碱中毒　　　　　　E．呼吸性酸中毒合并代谢性酸中毒

33. 下列哪一项混合性酸碱平衡**不会**出现(　　　)

A．呼吸性酸中毒伴呼吸性酸中毒　　　　B．代谢性酸中毒伴代谢性碱中毒

C．代谢性碱中毒伴呼吸性碱中毒　　　　D．代谢性酸中毒伴呼吸性酸中毒

E．代谢性酸中毒伴呼吸性碱中毒

34. 高热伴呕吐患者常发生(　　　)

A．呼吸性酸中毒伴代谢性酸中毒　　　　B．代谢性酸中毒伴呼吸性酸中毒

C．代谢性碱中毒伴呼吸性碱中毒　　　　D．代谢性酸中毒伴呼吸性碱中毒

E．代谢性酸中毒伴代谢性碱中毒

35. 尿毒症患者频繁呕吐可发生(　　　)

A．代谢性酸中毒伴代谢性碱中毒　　　　B．代谢性碱中毒伴呼吸性碱中毒

C．代谢性酸中毒伴呼吸性碱中毒　　　　D．呼吸性酸中毒伴代谢性碱中毒

E．代谢性酸中毒伴呼吸性酸中毒

36. 代谢性酸中毒时**不会**出现(　　　)

A．高钾血症　　　　　　B．呼吸深而快

C．骨骼脱钙　　　　　　D．肾小管上皮细胞碳酸酐酶活性下降

E．尿液一般呈酸性

37. 代谢性酸中毒对心血管系统的影响**不表现**为(　　　)

A．回心血量减少　　　　　　B．心肌收缩力减弱　　　　　　C．心律紊乱

D．毛细血管容量减少　　　　　　E．小静脉对儿茶酚胺反应性变化不大

38. 代谢性碱中毒常可引起低血钾,其主要原因是(　　　)

A． K^+ 摄入量减少　　　　　　B．细胞外液量增多使血钾稀释

C．细胞内 H^+ 与细胞外 K^+ 交换增加　　　　D．消化道排 K^+ 增加

E．肾滤过 K^+ 增多

39. 碱中毒患者尿液呈酸性往往提示有严重的(　　　)

A．高氯血症　　　　　　B．低氯血症　　　　　　C．低钾血症

D．低钠血症　　　　　　E．高钾血症

40. 急性代谢性碱中毒时可出现(　　　)

A．中枢神经系统功能抑制　　　　　　B．心肌收缩力增强

　　C．神经肌肉应激性增高　　　　　　　D．血管平滑肌紧张度降低

　　E．血红蛋白氧解离曲线右移

41. 氧离曲线左移可见于（　　）

　　A．代谢性酸中毒　　　　　　B．代谢性碱中毒　　　　　　C．呼吸性酸中毒

　　D．失代偿性呼吸性酸中毒　　E．呼吸性碱中毒合并代谢性酸中毒

42. 当化验显示 $PaCO_2$ 升高，血浆 HCO_3^- 降低时，可诊断为（　　）

　　A．代谢性酸中毒　　　　　　B．代谢性碱中毒　　　　　　C．呼吸性酸中毒

　　D．呼吸性碱中毒　　　　　　E．以上都不是

43. 患者血气分析测定结果为 $PaCO_2$ 降低，同时伴有 HCO_3^- 升高，可诊断为（　　）

　　A．呼吸性酸中毒　　　　　　B．代谢性酸中毒　　　　　　C．呼吸性碱中毒

　　D．代谢性碱中毒　　　　　　E．呼吸性碱中毒合并代谢性碱中毒

44. 病人动脉血 pH 值 7.32，SB 18 mmol/L，$PaCO_2$ 34 mmHg(4.53 kPa)时，其酸碱平衡紊乱的类型是（　　）

　　A．代谢性酸中毒　　　　　　B．代谢性碱中毒　　　　　　C．呼吸性酸中毒

　　D．呼吸性碱中毒　　　　　　E．呼吸性酸中毒合并代谢性酸中毒

45. 某患者血 pH 值 7.31，AB 14 mmol/L，$PaCO_2$ 30 mmHg(4.0 kPa)时，其酸碱平衡紊乱的类型是（　　）

　　A．代谢性酸中毒　　　　　　B．呼吸性酸中毒　　　　　　C．代谢性碱中毒

　　D．呼吸性碱中毒　　　　　　E．呼吸性碱中毒合并代谢性碱中毒

46. 某病人血 pH 值 7.31，SB 19 mmol/L，$PaCO_2$ 35 mmHg(4.67 kPa)，血 Na^+ 140 mmol/L，血 Cl^- 103 mmol/L，其酸碱平衡紊乱的类型是（　　）

　　A．代偿性代谢性酸中毒　　　　　　B．高血氯性代谢性酸中毒

　　C．AG 增高型代谢性酸中毒　　　　　D．呼吸性酸中毒合并代谢性酸中毒

　　E．呼吸性碱中毒合并代谢性碱中毒

（二）多选题

1. 代谢性酸中毒对心血管系统的影响有（　　）

　　A．微循环淤滞　　　　　　B．心肌收缩力减弱　　　　　　C．对儿茶酚胺的反应性升高

　　D．心律紊乱　　　　　　　E．Ca^{2+} 与肌钙蛋白受体结合增加

2. $PaCO_2$ 高于正常可见于（　　）

　　A．代谢性酸中毒　　　　　　B．代谢性碱中毒　　　　　　C．呼吸性酸中毒

　　D．呼吸性碱中毒　　　　　　E．通气过度

3. 严重呕吐会引起代谢性碱中毒的机制是（　　）

　　A．从胃液丢失大量液体　　　　　　B．从胃液丢失大量 K^+

　　C．从胃液丢失大量 Cl^-　　　　　　D．从胃液丢失大量 Na^+

　　E．从胃液丢失大量 H^+

4. 引起呼吸性酸中毒合并代谢性碱中毒的原因可以是（　　）

　　A．急性心跳呼吸骤停　　　　　　B．慢性阻塞性肺气肿合并肾衰

　　C．慢性阻塞性肺气肿合并休克　　D．慢性阻塞性肺气肿应用速尿治疗

　　E．慢性阻塞性肺气肿患者剧烈呕吐

5. SB 及 AB 均减少，见于下列哪种酸碱平衡紊乱（　　）

　　A．AG 正常性代谢性酸中毒　　B．代谢性碱中毒　　　　　　C．呼吸性酸中毒

　　D．呼吸性碱中毒　　　　　　　E．AG 增高性代谢性酸中毒

6. 低钾血症引起代谢性碱中毒的机制是（　　）

　　A．肾小管重吸收 Na^+ 减少

　　B．肾小管重吸收 Cl^- 增加

　　C．细胞外液 H^+ 通过 H^+-K^+ 交换进入细胞内

　　D．肾小管内 Na^+-H^+ 交换加强

　　E．肾小管内 K^+-H^+ 交换加强

7. 血红蛋白氧解离曲线左移见于(　　)

    A. 代谢性酸中毒　　　　　　　B. 代谢性碱中毒　　　　　　　C. 呼吸性酸中毒

    D. 呼吸性碱中毒　　　　　　　E. 通气过度

8. BE 正值增加见于(　　)

    A. 代谢性酸中毒　　　　　　　B. 呼吸性酸中毒　　　　　　　C. 代谢性酸中毒合并呼吸性碱中毒

    D. 呼吸性碱中毒　　　　　　　E. 代谢性碱中毒

9. BE 负值增加见于(　　)

    A. 代谢性酸中毒　　　　　　　B. 呼吸性酸中毒　　　　　　　C. 代谢性酸中毒合并呼吸性碱中毒

    D. 呼吸性碱中毒　　　　　　　E. 代谢性碱中毒

10. 酸中毒时肾脏的代偿方式是(　　)

    A. 肾小管上皮 H^+-K^+ 交换减少　　　　B. 肾小管上皮 H^+-Na^+ 交换减少

    C. 肾小管上皮细胞泌氨增加　　　　　　　D. 磷酸盐的酸化加强

    E. 碳酸氢钠的重吸收增强

11. 代谢性碱中毒的临床表现有(　　)

    A. 手足搐搦　　B. 呼吸浅慢　　C. 血压降低　　D. 酸性尿　　E. 腱反射减退

12. 代谢性碱中毒合并呼吸性碱中毒常见于(　　)

    A. 肾衰伴高热　　　　　　　B. 败血症伴呕吐　　　　　　　C. 高热患者长期禁食

    D. 创伤患者应用利尿剂不当　　E. 慢性阻塞性疾患合并心力衰竭

13. 代谢性酸中毒常见的表现为(　　)

    A. 呼吸深快　　　　　　　　B. 碳酸氢根减少　　　　　　　C. 低钾血症

    D. 尿液一般呈酸性　　　　　E. 腱反射减退

14. 引起呼吸性酸中毒合并代谢性酸中毒的原因可以是(　　)

    A. 慢性阻塞性肺气肿合并休克

    B. 慢性阻塞性肺气肿大量利尿

    C. 慢性阻塞性肺气肿引起心脏病

    D. 慢性阻塞性肺气肿大量使用 $NaHCO_3$ 治疗

    E. 糖尿病酮症酸中毒患者合并呼吸衰竭

三、填空题

1. 血液中 pH 值主要取决于血浆中_____与_____的比值。

2. 血液缓冲系统中最重要的是_____、_____。

3. 正常人动脉血液的 pH 值维持在_____。

4. 对呼吸性 H^+ 的缓冲主要依靠_____以外的缓冲系统。

5. 对代谢性 H^+ 的缓冲主要依靠_____缓冲系统。

6. 正常体液中的 H^+ 主要来自_____。

7. 反映酸碱平衡呼吸因素的最佳指标是_____。

8. 从动脉抽取血样后,如不与大气隔绝_____指标将受影响。

9. 反映血浆中实际 HCO_3^- 量的指标为_____。

10. 能反映血液中全部缓冲碱的指标是_____。

11. _____指标能直接反映血浆碱储备过多或不足。

12. AB>SB 表明可能有_____蓄积,可见于_____。

13. 急性代谢性酸中毒时,机体最主要的代偿方式是_____。

14. AG(阴离子间隙)增高型代谢性酸中毒,常见于_____。

15. AG 增高,反映体内发生_____。

16. 摄入大量 NH_4Cl 后,可导致 AG _____型代谢性酸中毒,此时血氯可_____。

17. 持续性大量呕吐,可引起_____中毒。

18. 酸中毒时,血钾变化的规律是_____。

19. 代谢性酸中毒时,机体发生缓冲和代偿调节作用最快的方式是_____。

20. 高血钾时,可引起代谢性_____中毒,尿呈_____性,故称为_____。

21. 酸中毒引起心肌收缩力_____。

22. 慢性失代偿性呼吸性酸中毒时,血 pH 值_____、SB_____、BB_____、BE 为_____、PaCO₂_____。

23. 酸中毒时,肾的代偿性变化是_____、_____、_____。

24. 碱中毒时,肾的代偿性变化是_____、_____、_____。

25. 呕吐常引起代谢性碱中毒,其发生机制与下列因素有关:_____、_____、_____和_____。

26. 在造成酸碱平衡紊乱的因素中,上消化道液体的丢失易引起_____,下消化道液体的丢失易引起_____。

27. 代谢性碱中毒时,脑内 γ-氨基丁酸含量_____。对中枢神经系统的_____作用减弱。

28. 代谢性碱中毒时,AB_____、BB_____、BE 为_____、PaCO₂_____。

29. 肺泡通气过度可引起_____,其特征是_____原发性降低。

30. 急性碱中毒时,神经肌肉应激性_____。

31. 失代偿性代谢性酸中毒时,血浆中 HCO₃⁻/H₂CO₃_____20:1。

32. 急性呼吸性碱中毒时,SB_____;慢性呼吸性碱中毒时,SB_____。

33. 急性呼吸性碱中毒时,机体的主要代偿方式是_____和_____;慢性呼吸性碱中毒时,机体的主要代偿方式是_____。

四、问答题

1. 代谢性酸中毒对机体有哪些影响?

   What are the effects of metabolic acidosis on the body?

2. 试述代谢性酸中毒心肌收缩力降低的机制。

   Please describe the underlying mechanisms that the cardiac contractility decreases in metabolic acidosis.

3. 急性呼吸性酸中毒时机体的主要代偿措施是什么?

   What are the compensatory responses of the body in acute respiratory acidosis?

4. 酸中毒和碱中毒对血钾的影响有何不同?为什么?

   Please describe the different roles of acidosis and alkalosis on serum potassium concentration. Why?

5. 剧烈呕吐易引起何种酸碱失衡?为什么?

   Which kind of acid-base imbalance can be induced by severe vomiting? Why?

6. 代谢性酸中毒与代谢性碱中毒对中枢神经系统的影响有何不同?其机理如何?

   Describe the different effects of metabolic acidosis and alkalosis on central nervous system. What is the mechanism?

7. 高钾血症易并发何种酸碱平衡紊乱,此时尿 pH 值有何变化?为什么?

   Which type of acid-base disturbance occur easily in hyperkalemia? How dose the urine pH 值 change? Why?

8. 何谓反常性酸性尿?低钾性碱中毒为什么会出现反常性酸性尿?

   What is paradoxical acidic urine? Why does hypokalemic alkalosis lead to paradoxical acidic urine?

9. 动脉血 CO₂ 分压增高可见于哪些酸碱失衡?为什么?

   In which type of acid-base imbalance is PaCO₂ increasing induced? Why?

五、病例分析

1. 一高中男生,因被掩埋在废墟中 6 d 被紧急送入市立医院。查体:患者呼吸深快,皮肤弹性降低,口唇发绀,无明显外伤。T:39℃,脉搏:124/min,BP:90/70 mmHg,心电图示心动过速。pH 值 7.26,血清 Na⁺ 162 mmol/L,血清 K⁺ 5.3 mmol/L,尿酮体:+++,BUN(尿素氮)28 mmol/L(正常:3.2~6.0 mmol/L)。

   问:(1)此男生发生了哪些病理过程?发生机制如何?(2)治疗时应遵循哪些原则?

2. 某患者,女,25 岁,无病史,由其丈夫送至急诊室。一周以来非常虚弱,否认曾有呕吐、腹泻,曾用利尿剂。查体:BP 12/9.3k Pa(90/70 mmHg),脉搏 120/min,双下肢无力。实验室结果:血钠 138 mmol/L,血钾 2.1 mmol/L,SB 41 mmol/L,pH 值 7.54,PaCO₂ 50 mmHg。心电图示窦性心律,心率 110 次/min,T 波低平。

   问:该病人存在哪些病理过程?请解释这些病理过程的发生机理。

病理生理学应试向导

3. 患者,男,55 岁,患慢性支气管炎 22 年,几年前双下肢出现浮肿。体格检查发现,患者心脏扩大,肝脏肿大。实验室检查:pH 值 7.32,PaO₂ 52 mmHg,PaCO₂ 58 mmHg,SB 18 mmol/L,BE −6.5 mmol/L。
   问:(1)该患者可能存在哪些病理过程?(2)请解释这些病理过程产生的机制?

4. 一男性患者,慢性支气管炎和肺气肿病史 20 年。最近因感冒并发肺部感染。血气分析:pH 值 7.30,PaCO₂ 65 mmHg,PaO₂ 55 mmHg,SB 21 mmol/L。
   问:请指出该病人出现的病理过程类型,提出诊断的依据是什么? 病理过程发生的原因和机制是什么?

5. 患者男性,40 岁,慢性肾小球肾炎病史 22 年。患者足及颜面浮肿。血气及电解质检查结果如下:K⁺ 5.8 mmol/L,Na⁺ 140 mmol/L,Cl⁻ 100 mmol/L(正常值:98～106 mmol/L),pH 值 7.29,PaCO2 27 mmHg,SB 12 mmol/L,BE −17 mmol/L,尿素氮 41 mmol/L(正常值:3.2～6.0 mmol/L)。
   问:(1)患者存在哪些病理过程?(2)请解释这些病理过程产生的机制。

【参考答案】

一、名词解释

1. **挥发酸** 糖、脂肪和蛋白质在其分解代谢过程中,氧化的最终产物是 CO₂,CO₂ 与水结合生成碳酸,也是机体在代谢过程中产生最多的酸性物质。碳酸可释出 H⁺,也可形成气体 CO₂ 从肺排出体外,故称之为挥发酸。

2. **酸碱平衡紊乱** 尽管机体对酸碱负荷具有强大的缓冲能力和有效的调节功能,但许多因素可以引起酸碱负荷过度或调节机制障碍而导致体液酸碱度稳定性破坏,这种稳定性破坏称为酸碱平衡紊乱。

3. **标准碳酸氢盐** 指动脉血液标本在温度 38℃,血红蛋白完全氧饱和(SaO₂ 达 100%)的条件下,用 P$_a$CO₂ 为 40 mmHg 的气体平衡后所测得的血浆碳酸氢根(HCO₃⁻)浓度。

4. **实际碳酸氢盐** 是指在隔绝空气的条件下,在实际 PaCO₂、体温和血红蛋白氧饱和度条件下测得的血浆 HCO₃⁻ 浓度。

5. **缓冲碱** 是血液中一切具有缓冲作用的负离子的总和。

6. **碱剩余** 在标准条件(温度 38℃,血氧饱和度 100%,PaCO₂ 40 mmHg)下,用酸或碱滴定全血标本至 pH 值为 7.40 时所需的酸或碱的量。用酸滴定称碱剩余(BE),用碱滴定称碱缺失(−BE)。

7. **阴离子间隙** 血浆中未测定阴离子(undetermined anion,UA)与未测定阳离子(undetermined cation,UC)之间的差值。

8. **代谢性酸中毒** 是指细胞外液 H⁺ 增加和(或)HCO₃⁻ 丢失而引起的以血浆 HCO₃⁻ 减少为特征的酸碱平衡紊乱。

9. **AG 增高型代谢性酸中毒** 本类型的特点是 AG 增高,而血氯正常。其机制是因固定酸产生过多或肾排固定酸障碍,导致血浆固定酸增加,使血浆 HCO₃⁻ 因中和 H⁺ 而降低,产生代酸,同时因与 HCO₃⁻ 对应的固定酸在体液中蓄积而导致 AG 增大,而 Cl⁻ 值正常,故又称正常血氯性代谢性酸中毒。

10. **呼吸性酸中毒** 是指 CO₂ 排出障碍或吸入过多引起的以血浆 H₂CO₃ 浓度升高为特征的酸碱平衡紊乱。

11. **代谢性碱中毒** 是指细胞外液碱增多或 H⁺ 丢失而引起的以血浆 HCO₃⁻ 增多为特征的酸碱平衡紊乱。

12. **呼吸性碱中毒** 是指肺通气过度引起的血浆 H₂CO₃ 浓度原发性减少为特征的酸碱平衡紊乱。

13. **混合型酸碱平衡紊乱** 同一病人体内有两种或两种以上单纯型酸碱平衡紊乱同时存在,称为混合型酸碱平衡紊乱。

二、选择题

(一)单选题

1. C	2. C	3. E	4. D	5. B	6. A	7. E	8. C	9. B	10. B	11. B
12. A	13. C	14. D	15. C	16. D	17. B	18. C	19. A	20. B	21. B	22. B
23. A	24. B	25. D	26. E	27. D	28. B	29. D	30. E	31. B	32. B	33. A
34. C	35. A	36. D	37. D	38. C	39. D	40. C	41. B	42. E	43. B	44. A
45. A	46. C

答题简析:
题 1. C 人体正常 pH 值 7.35～7.45,呈偏弱碱性
题 3. E 碳酸氢盐不缓冲挥发酸,挥发酸主要依靠非碳酸氢盐缓冲,特别是 Hb/HbO₂
题 4. D CO₂ 弥散能力强,PaCO₂ 可代表肺泡气中 PCO₂

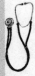

题8.C　呕吐为酸性胃液,应造成代谢性碱中毒

题10.B　呼吸代偿发生较迅速,肾脏代偿较慢

题11.B　pH值下降为酸中毒,HCO_3^-减低表明是代酸,$PaCO_2$下降是代谢性酸中毒时呼吸代偿的结果

题12.A　AG＝19,大于正常范围;且pH值下降为酸中毒

题14.D　CO_2弥散能力强,肺泡弥散障碍不会引起CO_2滞留

题18.C　因为过度通气有大量水分经呼吸道丢失,失水大于失钠

题21.E　呼酸主要由于CO_2滞留,病因上应该去除梗阻,使用呼吸中枢兴奋药或人工呼吸器

题22.B　严重腹泻丧失大量碱性肠液,导致代谢性酸中毒

题24.B　剧烈呕吐时由于伴随细胞外液减少,有效循环血量不足,也常有低钾和低氯的存在,而影响肾排出HCO_3^-能力,使碱中毒得以维持,给予口服或静脉注射0.9％或0.45％的盐水即可恢复血浆的HCO_3^-浓度。机制是:①由于扩充了细胞外液容量,消除了浓缩性碱中毒成分的作用;②生理盐水含氯高于血浆,通过补充血容量和补充Cl^-使过多的HCO_3^-从尿中排出;③由于远曲小管液中含Cl^-增加,促使皮质集合管分泌HCO_3^-增强

题25.D　长期密闭小室内容易导致呼吸性酸中毒

题29.D　休克导致缺氧,细胞无氧酵解增多,产生乳酸性酸中毒;代酸时,H^+进入细胞内增多,而K^+向细胞外转移;而肾脏在代酸时则H^+-Na^+交换增多

题34.C　高热时会发生过度通气导致呼碱,呕吐会丧失酸性胃液导致代谢性碱中毒

题35.A　尿毒症肾衰排固定酸减少导致代酸,呕吐会丧失酸性胃液导致代碱

题42.E　这种血气测定结果显示$PaCO_2$变化和HCO_3^-变化相反,绝不会是单纯性酸碱失衡。$PaCO_2$升高,提示有呼吸性酸中毒。通过肾脏代偿,应该有继发性HCO_3^-升高,但患者血气测定却是HCO_3^-下降,提示合并有代谢性酸中毒,可诊断为呼吸性酸中毒合并代谢性酸中毒

题43.E　在单纯性酸碱失衡中,$PaCO_2$降低,HCO_3^-也降低,而在以上测定中,$PaCO_2$降低而HCO_3^-反升高,表明绝不可能是单纯性酸碱失衡。患者的$PaCO_2$下降可判断存在呼吸性碱中毒,HCO_3^-升高说明还合并代谢性碱中毒,即存在呼吸性碱中毒合并代谢性碱中毒。

（二）多选题

1. ABD　　2. BC　　3. ABCE　　4. DE　　5. ADE　　6. CD　　7. BDE　　8. BE　　9. ACD
10. CDE　　11. AB　　12. BD　　13. ABDE　　14. ACE

答题简析:

题5. ADE　SB,AB均降低,说明有HCO_3^-过低

题12. BD　败血症时毒素刺激呼吸而导致呼吸性碱中毒,加上呕吐易发生代谢性碱中毒,创伤病人因疼痛而有通气过度,产生呼吸性碱中毒,应用利尿剂过多合并产生代谢性碱中毒

三、填空题

1. HCO_3^-　H_2CO_3　　2. HCO_3^-　H_2CO_3　　3. 7.35～7.45　　4. HCO_3^-　　5. HCO_3^-　　6. 碳酸释出的H^+　　7. $PaCO_2$　　8. AB　　9. AB　　10. BB　　11. BE　　12. CO_2　呼吸性酸中毒　　13. 呼吸代偿　　14. 糖尿病　　15. 正常血氯性代谢性酸中毒　　16. 正常　增高　　17. 代谢性　　18. 升高　　19. 细胞外液缓冲　　20. 酸　碱　反常性碱性尿　　21. 减弱　　22. 降低　升高　升高　正值　升高　　23. 泌H^+增加　泌NH_3增加　重吸收HCO_3^-增加　　24. 泌H^+减少　泌NH_3减少　重吸收HCO_3^-减少　　25. 胃液失H^+　低钾　低氯　细胞外液容量减少　　26. 代谢性碱中毒　代谢性酸中毒　　27. 减少　抑制　　28. 增高　增高　正值　增高　　29. 呼吸性碱中毒　血浆H_2CO_3　　30. 增加　　31. 小于　　32. 不变　降低　　33. 细胞内外离子交换　细胞内缓冲　肾脏的调节

四、问答题

1. 代谢性酸中毒对机体有哪些影响?

答:(1)心血管系统改变:①室性心律失常;②心肌收缩力降低;③血管系统对儿茶酚胺的反应性降低。

(2)中枢神经系统改变:可致中枢抑制,表现为意识障碍、乏力、知觉迟钝,甚至嗜睡或昏迷,最后可因呼吸中枢

病理生理学应试向导

和血管运动中枢麻痹而死亡。

(3) 可致高钾血症。

(4) 骨骼系统改变:可影响骨骼发育,延迟小儿生长,引起纤维性骨炎和肾性佝偻病。成人可致骨软化症。

2. 试述代谢性酸中毒心肌收缩力降低的机制。

答:H^+ 可影响心肌兴奋-收缩偶联而降低心肌收缩力。①H^+ 可竞争性抑制 Ca^{2+} 与肌钙蛋白结合,影响兴奋-收缩偶联。②H^+ 可减少细胞外 Ca^{2+} 内流。③H^+ 影响心肌细胞肌浆网释放 Ca^{2+}。

3. 急性呼吸性酸中毒时机体的主要代偿措施是什么?

答:急性呼吸性酸中毒时,由于肺难以发挥代偿作用,而肾又来不及代偿,此时细胞内、外离子交换和细胞内缓冲是主要的代偿措施。①CO_2 急剧潴留,在血浆中与 H_2O 结合生成 H_2CO_3,再解离出 H^+ 和 HCO_3^-,HCO_3^- 留在血浆中使 HCO_3^- 略有升高,而 H^+ 则进入细胞内,由细胞内缓冲系统缓冲,并与细胞内 K^+ 交换而使血 K^+ 升高;②CO_2 弥散入红细胞内生成 H_2CO_3,解离出的 H^+ 被血红蛋白缓冲系统缓冲,HCO_3^- 与血浆中 Cl^- 交换,使血浆 HCO_3^- 略有增加,而血 Cl^- 降低。

4. 酸中毒和碱中毒对血钾的影响有何不同?为什么?

答:酸中毒常引起高钾血症,碱中毒时常引起低钾血症,这是由于:①细胞内、外离子交换作用:酸中毒时,由于细胞外液 H^+ 升高使细胞外 H^+ 内移,而细胞内 K^+ 外移,使血 K^+ 升高;而碱中毒时则相反,血 K^+ 降低;②肾排 K^+ 作用:酸中毒时,肾小管上皮细胞 H^+ —Na^+ 交换增多,排 H^+ 增多,而 K^+ —Na^+ 交换减少,排 K^+ 减少,使血 K^+ 升高;碱中毒时则相反,肾小管上皮细胞 H^+ —Na^+ 交换减少,排 H^+ 减少,而 K^+ —Na^+ 交换增多,肾排 K^+ 增多而使血 K^+ 降低。

5. 剧烈呕吐易引起何种酸碱失衡?为什么?

答:易引起代谢性碱中毒。这是因为剧烈呕吐可引起:

(1) 丢 H^+:呕吐使 H^+ 大量丢失,肠液中 HCO_3^- 得不到足够的 H^+ 中和而吸收入血增多。

(2) 丢 K^+:呕吐使 K^+ 大量丢失,使血 K^+ 降低,此时细胞内 K^+ 外移、细胞外 H^+ 内移,使细胞外液 H^+ 降低,同时肾小管上皮细胞泌 K^+ 减少、泌 H^+ 增加、重吸收 HCO_3^- 增多,引起低钾性碱中毒。

(3) 丢 Cl^-:呕吐使胃液中 Cl^- 大量丢失,使血浆及原尿中 Cl^- 降低,造成肾小管上皮细胞重吸收 HCO_3^- 增加,引起缺氯性碱中毒。

(4) 细胞外液量减少:引起继发性醛固酮增多。醛固酮促进肾远曲小管上皮细胞泌 H^+、泌 K^+,促进 HCO_3^- 的重吸收。

6. 代谢性酸中毒与代谢性碱中毒对中枢神经系统的影响有何不同?其机理如何?

答:代谢性酸中毒时引起中枢神经系统功能抑制,出现意识障碍、昏迷等,代谢性碱中毒患者常有烦躁不安、精神错乱等中枢神经系统的兴奋症状,其发生机制主要与脑组织 γ-氨基丁酸含量的变化有关:酸中毒时脑组织谷氨酸脱羧酶活性增强,使 γ-氨基丁酸生成增多,γ-氨基丁酸对中枢神经系统有抑制作用;碱中毒时脑组织 γ-氨基丁酸转氨酶活性增高,而谷氨酸脱羧酶活性降低,故 γ-氨基丁酸分解增多而生成减少,因此出现中枢神经系统兴奋症状。

7. 高钾血症易并发何种酸碱平衡紊乱,此时尿 pH 值有何变化?为什么?

答:各种原因引起细胞外液 K^+ 增多时,K^+ 与细胞内 H^+ 交换,引起细胞外 H^+ 增加,导致代谢性酸中毒。这种酸中毒时体内 H^+ 总量并未增加,H^+ 从细胞内逸出,造成细胞内 H^+ 下降,故细胞内呈碱中毒,在远曲小管由于小管上皮泌 H^+ 减少,尿液呈碱性。

8. 何谓反常性酸性尿?低钾性碱中毒为什么会出现反常性酸性尿?

答:低钾血症时因细胞外液 K^+ 浓度降低,引起细胞内 K^+ 向细胞外转移,同时细胞外的 H^+ 向细胞内移动,可发生代谢性碱中毒,此时,肾小管上皮细胞内缺钾,因而泌钾减少,泌氢增多,HCO_3^- 重吸收增多,造成低钾性碱中毒。一般代谢性碱中毒尿液呈碱性,但在低钾性碱中毒时,由于肾泌 H^+ 增多,尿液反而呈酸性,称为反常性酸性尿。

9. 动脉血 CO_2 分压增高可见于哪些酸碱失衡?为什么?

答:(1) 呼吸性酸中毒。呼吸性酸中毒是由于外呼吸功能障碍,导致 CO_2 潴留,$PaCO_2$ 升高,血浆 H_2CO_3 浓度升高而产生的酸中毒,所以,$PaCO_2$ 升高。

(2) 代谢性碱中毒。由于血浆 HCO_3^- 浓度加大,H^+ 浓度降低,外周化学感受器受抑制,使呼吸变慢变浅,CO_2

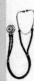

排出减少,因而也可以代偿性地引起 $PaCO_2$ 升高。

(3) 伴有呼吸性酸中毒的混合性酸碱平衡紊乱。因为有呼吸性酸中毒,所以也有 $PaCO_2$ 的升高。

五、病例分析

1. 答:存在病理过程:①高渗性脱水及脱水热;②失代偿性代谢性酸中毒;③循环性缺氧;④急性肾功能衰竭。

产生机制:

(1) 高渗性脱水:患者 6 d 未进水,但皮肤、呼吸在持续丢失水分,且基本上是丢失纯水;后来发生代谢性酸中毒时,呼吸深大,进一步增加纯水的丢失,结果引起高渗性脱水。由于高渗性脱水,引起脱水热。

(2) 失代偿性代谢性酸中毒:患者 6 d 未进食,血糖降低,机体动员脂肪,造成酮体生成增加;由于患者严重脱水,有效循环血量减少,肾血流量减少,肾脏泌氢排酸减少,导致酸性代谢产物潴留,引起代谢性酸中毒。

(3) 循环性缺氧:有效循环血量减少,心输出量显著减少,引起组织血流量减少,组织供氧不足,导致缺氧。

(4) 急性肾功能衰竭:有效循环血量减少,心输出量显著减少,肾血流量减少,肾小球滤过率显著降低,引起代谢产物潴留、氮质血症,发生肾功能衰竭。由于引起肾功能衰竭的原因是肾小球滤过率降低,所以患者可能尚处于功能性肾功能衰竭阶段。

处理原则:①纠正水、电解质代谢紊乱:应补水、补盐,先水后盐,补水大于补盐。②纠正酸中毒:给予少量碱性液体,如小苏打。在纠正水、电、酸碱紊乱后,循环性缺氧及急性肾功能衰竭可得到改善。

2. 答:病理过程包括低钾血症、失代偿性代谢性碱中毒。

病理过程的发病机制:

(1) 低钾血症:病人应用利尿药引起肾小管重吸收钠水减少,远端肾小管液流量加大,促进肾小管排钾;利尿引起血容量减少,进而引起继发性醛固酮分泌增多,进一步促进肾小管保钠排钾;代谢性碱中毒也引起肾脏排钾增加,而致低钾血症。

(2) 失代偿性代谢性碱中毒:利尿引起远端肾小管液流量加大,促进肾小管泌氢;利尿引起的继发性醛固酮增多,促进肾小管的保钠排氢;低钾血症也引起肾脏泌氢增加,造成代谢性碱中毒。

3. 答:存在的病理过程:①Ⅱ型呼吸衰竭;②失代偿性呼酸;③低张性缺氧;④代酸;⑤右心衰竭;⑥水肿。

病理过程产生机制:

(1) Ⅱ型呼吸衰竭:患者慢性支气管炎病史 22 年,长期通气障碍导致 PaO_2 降低,$PaCO_2$ 升高,目前患者 PaO_2 52 mmHg(低于 60 mmHg),$PaCO_2$ 58 mmHg(高于 50 mmHg),形成Ⅱ型呼吸衰竭。

(2) 失代偿性呼酸:通气障碍,二氧化碳潴留,血中碳酸增加,引起 pH 值下降(7.32),故形成失代偿性呼酸。

(3) 低张性缺氧:通气障碍,肺泡气氧分压降低,引起 PaO_2 降至 52 mmHg,形成低张性缺氧。

(4) 代酸:由于呼吸衰竭病人存在缺氧,体内酸性代谢产物生成增多,消耗机体的碱贮备;缺氧等致交感-肾上腺髓质系统激活,引起血流重新分配,肾血流量减少,排酸保碱作用减弱,引起 SB 降低(低于 22 mmol/L),BE 负值增大(−6.5 mmol/L),形成代酸。

(5) 右心衰竭:由于通气障碍,肺泡气氧分压降低,致肺小动脉痉挛、硬化,引起肺动脉高压,使右心负荷加重;另外,患者长期缺氧,心肌能量供应降低,因而造成右心衰竭。

(6) 水肿:右心衰竭,致体循环静脉压升高,毛细血管有效滤过压加大,尤以身体低垂部位显著;右心衰,也致钠水潴留等,因而形成下肢浮肿。

4. 答:病理过程的类型:Ⅱ型呼吸衰竭,失代偿性呼酸,代酸,低张性缺氧。

诊断依据:①Ⅱ型呼吸衰竭:据患者病史、$PaCO_2$ 65 mmHg、PaO_2 55 mmHg。②失代偿性呼酸:pH 7.30,$PaCO_2$ 65 mmHg。③代酸:呼酸患者,SB 却低于 22 mmol/L,加之患者存在低张性缺氧。④低张性缺氧:PaO_2 55 mmHg。

原因机制:①患慢性支气管炎致肺通气功能障碍,加之并发肺部感染,也使肺换气功能发生障碍,引起二氧化碳潴留及氧摄入不足,故导致Ⅱ型呼吸衰竭、呼酸及低张性缺氧。②患者缺氧,引起有氧氧化障碍,使体内酸性代谢产物增加,故发生代谢性酸中毒。

5. 答:病理过程:①AG 增高型失代偿性代谢性酸中毒;②高钾血症;③水肿;④慢性肾功能衰竭。

发生机制:

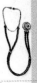

（1）AG 增高型失代偿性代谢性酸中毒：严重肾功能衰竭致固定酸排泄障碍，滞留体内引起。

（2）高钾血症：由于肾功能衰竭致肾排钾障碍；酸中毒通过细胞内外氢钾交换，细胞内钾向细胞外转移，致高钾血症。

（3）水肿：肾功能衰竭使肾小球滤过率降低，肾小管重吸收钠水增加致钠水潴留；慢性肾炎致低蛋白血症使血浆胶体渗透压降低等，造成组织水肿。

（李瑞峰 薛 冰）

第五章 糖代谢紊乱

【内容精析】

血糖浓度的变化局限在一定的生理范围内(3.89～6.11 mmol/L)。机体调节糖代谢的内分泌激素中,胰岛素是体内唯一的降血糖激素,胰高血糖素、肾上腺素、糖皮质激素和生长激素等均能使血糖水平升高。当机体发生糖代谢紊乱时,可出现高血糖症(血糖浓度过高)或低血糖症(血糖浓度过低)。测定空腹血糖和尿糖是反映体内糖代谢状态的常用指标。

第一节 高血糖症

高血糖症(hyperglycemia)指空腹时血糖水平高于6.9 mmol/L(125 mg/dl)。当血糖高于其肾阈值9.0 mmol/L(160 mg/dl)时,则出现尿糖。

生理性高血糖及尿糖可见于情绪激动或一次性摄入大量糖,空腹血糖均属正常,并无更多的临床意义。临床上常见的高血糖症是糖尿病(diabetes mellitus),系胰岛素绝对或相对不足或利用低下,引起的以糖、脂、蛋白质代谢紊乱为主要特征的慢性代谢性疾病,可引发多系统损害,导致眼、肾、神经、心脏、血管等组织、器官的慢性进行性病变、功能减退及衰竭;病情严重或应激时可发生急性严重代谢紊乱,如糖尿病酮症酸中毒、高血糖高渗状态等。

一、病因与发病机制

(一)胰岛素分泌障碍

1. 免疫因素　胰岛β细胞的进行性损害是胰岛素分泌不足的关键环节,其中90%是由细胞免疫介导的。

(1)细胞免疫异常　细胞免疫异常在胰岛自身免疫性损伤过程中更显重要,可能的作用包括:①介导细胞毒性T淋巴细胞针对胰岛β细胞特殊抗原产生的破坏作用;②激活的T淋巴细胞使辅助性T淋巴细胞分泌针对相应抗原的各种抗体;③激活的T淋巴细胞、巨噬细胞释放多种细胞因子,在β细胞自身免疫损伤中起重要作用。上述各种细胞因子的协同作用,进一步恶化胰岛β细胞自身免疫性损伤,并放大破坏性的炎症反应。

(2)自身抗体形成　胰岛细胞自身抗体的产生与β细胞的损伤有关。其中起主要作用的抗体包括抗胰岛细胞抗体(islet cell antibody, ICA)、胰岛素自身抗体(autoantibody to insulin, IAA)、抗谷氨酸脱羧酶抗体(antibody to glutamic acid decarboxylase, GADA)、抗酪氨酸磷酸酶抗体(antibody to tyrosine phosphatases, IA-2)等,这些抗体可作为胰岛β细胞自身免疫损伤的标志物。其可能机制为多种因素导致抗原错误提呈至辅助性T细胞(T helper cells, THcell),产生针对β细胞的特异性抗体,大量的胰岛β细胞出现自身免疫性损伤破坏。

(3)胰岛β细胞凋亡　各种细胞因子或其他介质的直接或间接作用引起β细胞凋亡的作用途径有:①INF-α和IFN-γ通过诱导胰岛β细胞一氧化氮合酶mRNA表达来增加NO产生,引起胰岛β细胞DNA链断裂;②磷脂酶A2的激活可能与诱导胰岛β细胞凋亡有关;③通过Fas-FasL途径引起胰岛β细胞凋亡。

2. 遗传因素

(1)组织相容性抗原基因　位于6号染色体上的组织相容性抗原(histocompatibility antigen, HLA)基因对胰岛素分泌障碍具有促进作用。目前认为,最高危性的基因型是DR3/4 DQB1 * 0302/DQB1 * 0201。Ⅰ型糖尿病的患者中大约65%的患者有DR3/4的表达,而DQ基因作为DR基因的等位基因表达频率亦

病理生理学应试向导

49

有增加。

（2）细胞毒性 T 淋巴细胞相关性抗原 4 基因（cytotoxic　T lymphocyte-associated antigen - 4，CT - LA - 4）该基因位于人类染色体 2q33，它编码 T 细胞表面的一个受体，参与控制 T 细胞增生和调节 T 细胞凋亡。该受体位于特异性 T 淋巴细胞表面，参与了多种 T 细胞介导的自身免疫紊乱。

（3）叉头蛋白 3 基因　叉头蛋白 3 基因表达异常，CD4＋CD25＋Treg 细胞减少，不足以维持自身免疫耐受，经由 T 细胞介导可引起胰岛细胞选择性破坏。临床上可见因叉头蛋白 3 基因突变所导致的 X 染色体连锁的多发性内分泌腺疾病，带有该突变基因的新生儿在出生几天内就可发生 1 型糖尿病。外源性刺激使叉头蛋白 3 基因高表达后，胰岛内调节性 T 细胞数目增多，糖尿病的发生延迟。

（4）胸腺胰岛素基因表达　位于 8 号染色体上的胰岛素启动区内的糖尿病易感基因，影响胸腺中胰岛素基因表达，从而影响胸腺对胰岛素反应性 T 细胞的选择。

3. 环境因素

（1）病毒感染　已发现柯萨奇 B4 病毒、巨细胞病毒、腮腺炎病毒、肝炎病毒、风疹病毒等与胰岛 β 细胞损伤有关。其机制可能是：①病毒直接破坏 β 细胞，并在病毒损伤 β 细胞后激发自身免疫反应，使 β 细胞进一步损伤；②病毒作用于免疫系统，诱发自身免疫反应。其机制可能与病毒抗原和宿主抗原决定簇的结构存在相同或相似序列有关；③分子模拟作用使胰岛细胞失去免疫耐受，或刺激调节性 T 细胞及效应性 T 细胞，引发胰岛 β 细胞的自身免疫反应。遗传因素可能广泛参与发病，使胰岛 β 细胞或免疫系统易受病毒侵袭，或使免疫系统对病毒感染产生有害的应答反应。

（2）化学损伤　对胰岛 β 细胞有毒性作用的化学物质或药物，如四氧嘧啶、喷他脒，可分别通过对胰岛细胞的直接毒性作用，选择性使胰岛 β 细胞快速破坏；或通过化学物质中的- SH 基因直接导致胰岛 β 细胞溶解，并可诱导胰岛 β 细胞产生自身免疫反应，导致胰岛 β 细胞进一步损伤。

（3）饮食因素　针对携带 HLA DQ/DR 易感基因的敏感个体。例如牛奶蛋白与胰岛 β 细胞表面的某些抗原相似，可以通过"分子模拟机制"，即当抗原决定簇相似而又不完全相同时，诱发交叉免疫反应，出现胰岛 β 细胞的自身免疫性损害。

在遗传因素的控制和环境因素的影响下，机体胰岛 β 细胞发生的自身免疫性炎症反应和进行性损害，是导致血液中胰岛素含量绝对降低的中心发病环节。

（二）胰岛素抵抗

胰岛素抵抗（insulin resistance）是指胰岛素作用的靶组织和靶器官（主要是肝脏、肌肉和脂肪组织）对胰岛素生物作用的敏感性降低，可引起高血糖症，而血液中胰岛素含量可正常或高于正常。胰岛素抵抗的发病与遗传缺陷高度相关，根据这种缺陷相对于胰岛素受体的位置，可分为受体前、受体和受体后 3 个水平。

1. 受体前缺陷　主要指胰岛 β 细胞分泌的胰岛素生物活性下降，失去对受体的正常生物作用。

（1）胰岛素基因突变　胰岛素基因的特定性表达具有十分复杂的网络式调控体系。其中任何环节出现障碍，如胰岛素基因点突变，可引起一级结构的改变，C 肽裂解点的氨基酸不正常，可使胰岛素原转变成胰岛素不完全。

（2）胰岛素抗体形成　内源性胰岛素抗体可能系胰岛 β 细胞破坏所产生，对胰岛素生物活性有抑制作用。外源性胰岛素抗体仅出现于接受过胰岛素治疗的患者，与胰岛素制剂的纯度有关。

2. 受体缺陷　是指细胞膜上的胰岛素受体功能下降，或者数量减少，胰岛素不能与其受体正常结合，使胰岛素不能发挥降低血糖的作用。

（1）胰岛素受体异常　受体异常多由胰岛素受体基因（insulin receptor gene，IRG）突变所致，可导致受体的结构或功能异常，出现受体数量减少或活性下降。可见于特殊类型的胰岛素抵抗综合征的患者。

（2）胰岛素受体抗体形成　1975 年 Flier 等在研究合并黑色棘皮症的胰岛素抵抗综合征患者时，发现存在胰岛素受体抗体（insulin receptor antibodies，IRA）。此抗体可与机体细胞膜上的胰岛素受体结合，可竞争性抑制胰岛素与其受体的结合。

3. 受体后缺陷　胰岛素信号转导途径的异常在胰岛素抵抗发生中占有主要的地位。例如，2 型糖尿病的致病因素是由于受体后缺陷引起，而与胰岛素受体基因突变无关。

胰岛素信号转导途径已知至少有两条，其中主要通过磷酸肌醇 3 -激酶（phosphoinosito13 - kinase，P13K）转导途径介导其代谢调节作用。目前发现，胰岛素信号转导异常主要发生在其中的 IRS 家族、P13K、蛋白激酶 B（protein kinase B，PKB）、糖原合酶激酶-3（glycogen synthase kinase - 3，GSK - 3）以及葡萄糖转运体 4(glucose transporter 4，GLUT4)水平。

（1）胰岛素受体底物(insulin receptor substrate，IRS)基因变异 IRS 蛋白的不正常降解、磷酸化异常以及在细胞内的分布异常是导致胰岛素信号转导减弱和胰岛素抵抗形成的主要机制之一。

（2）PI3K 异常 PI3K 的表达和(或)活性降低，会使胰岛素信号无法通过 PI3K 通路传递，导致葡萄糖摄取和糖原合成受阻，从而出现胰岛素抵抗。IRS 基因变异、游离脂肪酸(free fatty add，FFA)、TNF-α 等均可导致 PI3K 表达和激酶活性降低。

（3）PKB 异常 PKB 表达和(或)活性的改变与胰岛素抵抗的形成和发展有密切联系。

（4）GSK-3 异常 在胰岛素抵抗患者的肌肉中 GSK-3 的表达及活性均显著升高。CSK-3 的表达及活性升高与胰岛素抵抗的发生、发展有密切关系。

（5）GLUT4 异常 GLUT4 的表达减少、易位受阻及含 LU14 的囊泡不能与细胞膜融合等因素，均与胰岛素抵抗的发生有密切关系。①GLUT4 表达减少；②GLUT4 转位障碍；③GLUT4 活性降低。

综上所述，胰岛素抵抗的发生机制是错综复杂的，涉及多因素的相互作用、相互影响。胰岛素信号转导障碍则是产生胰岛素抵抗和高血糖症的主要发生机制。

（三）胰高血糖素分泌失调

高胰高血糖素血症所致的肝葡萄糖生成(糖原分解和糖异生)过多是高血糖发病机制的重要环节。

1. 胰高血糖素分泌的抑制机制受损
2. 胰岛 α 细胞对葡萄糖的敏感性下降
3. 胰高血糖素对 β 细胞的作用异常
4. 胰岛 α 细胞的胰岛素抵抗

（四）其他因素

1. 肝源性高血糖 肝硬化、急慢性肝炎、脂肪肝等肝脏疾病，可引起糖耐量减退，血糖升高。其主要机制是：①继发性胰岛功能不全；②胰高血糖素灭活减弱，糖代谢的酶系统破坏、功能结构改变，糖吸收、利用障碍；③胰岛素抵抗；④肝病治疗中使用过多的高糖饮食、大量皮质激素和利尿剂等。

2. 肾源性高血糖 尿毒症、肾小球硬化等肾功能严重障碍时，由于对胰岛素有不同程度的抗拒，肝糖原分解增强，同时肾糖阈的改变，也可引起高血糖。

3. 应激性高血糖 主要与体内儿茶酚胺、皮质激素及胰高血糖素分泌增高有关，可见于外科手术、严重感染、大面积创伤、烧伤、大出血、休克等。

4. 内分泌性高血糖 胰岛素的拮抗性激素，如胰高血糖素、肾上腺素、糖皮质激素、生长激素等，这些激素水平升高，可明显提高机体的能量代谢水平，可见于肢端肥大症、嗜铬细胞瘤、甲亢、库欣综合征等疾病。

5. 妊娠性高血糖 妊娠时胎盘可产生多种拮抗胰岛素的激素，还能分泌胰岛素酶，加速胰岛素的分解。

6. 药物性高血糖 见于应用重组人生长激素、抗精神病药物、免疫抑制剂他克莫司等药物治疗的患者。

7. 其他因素引起的高血糖 见于肥胖、高脂血症、有机磷中毒、某些肌病及遗传病等。

二、高血糖对机体的影响

（一）代谢紊乱

1. 渗透性脱水和糖尿 ①高血糖引起细胞外液渗透压增高，水从细胞内转移至细胞外，可导致细胞内液减少，引起细胞脱水。脑细胞脱水可引起高渗性非酮症糖尿病昏迷。②血糖浓度高于肾糖阈，肾小球滤过的葡萄糖多于肾小管重吸收的葡萄糖，葡萄糖在肾小管液中的浓度升高，小管液中的渗透压明显增高，阻止了肾小管对水的重吸收，丢失大量的细胞外液，从而出现渗透性利尿和脱水，临床表现为糖尿、多尿、口渴。

2. 酮症酸中毒 高血糖时，由于机体不能充分利用血糖，可引起脂肪分解加速，血中游离脂肪酸增加，大量酮体堆积在体内形成酮症，发展为酮症酸中毒和高钾血症。

（二）多系统损害

高血糖时，血红蛋白可与葡萄糖化合生成糖化血红蛋白，这是不可逆反应。对长期持续的高血糖患者，由于血红蛋白发生糖基化，且组织蛋白也发生非酶糖化，生成糖化终产物。糖化终产物刺激糖、脂及蛋白质、

病理生理学应试向导

自由基生成增多,引起:①膜脂质过氧化增强;②细胞结构蛋白和酶的巯基氧化形成二硫键;③染色体畸变、核酸碱基改变或 DNA 断裂。最终导致血管内皮细胞损伤,细胞间基质增殖等,引起长期高血糖患者的眼、心、肾、神经等发生并发症。长期的高血糖会使蛋白质发生非酶促糖基化反应,糖化蛋白质与未糖化分子相互结合交联,使分子不断加大,进一步形成大分子的糖化产物。此反应多发生在半寿期较长的蛋白质,如胶原蛋白、晶体蛋白、髓鞘蛋白和弹性硬蛋白等,引起血管基底膜增厚、晶体混浊变性和神经病变等病理变化,导致相应的组织结构变化,是多系统损害的病理基础。

1. 高血糖对心血管系统的影响　高血糖对心血管系统的影响是多方面的:①急性高血糖可引起心肌细胞凋亡,进而损伤心功能;②高血糖可引起内皮细胞黏附性增加、新血管生成紊乱、血管渗透性增加、炎症反应、血栓形成等;③高血糖可以增加血液黏滞度、钠尿肽水平;④高血糖引起血管基底膜增厚。微血管的典型改变是循环障碍和微血管基底膜增厚,病变主要表现在视网膜、肾、神经和心肌组织,其中尤以高血糖肾病和视网膜病最为重要;而大血管病变可导致动脉粥样硬化的发生,主要侵犯主动脉、冠状动脉、脑动脉、肾动脉和肢体外周动脉等,引起冠心病、缺血性或出血性脑血管病、肾动脉硬化、肢体动脉硬化等。

2. 高血糖对神经系统的影响　高血糖所引起的神经病变包括外周神经病变和自主神经病变,其发生机制可能与高血糖所致的代谢或渗透压张力的改变有关。高血糖导致脑缺血损伤的可能机制是:①缺血缺氧时,无氧代谢活动增强,高血糖使缺血本身已有的高乳酸浓度进一步升高,而乳酸水平的升高与神经元、星型胶质细胞及内皮细胞损伤密切相关;②高血糖可使细胞外谷氨酸盐在大脑皮层聚集,谷氨酸盐浓度的升高也可继发神经元的损害;③高血糖还可损伤脑血管内皮、减少脑血流、破坏血脑屏障、使严重低灌注半影区快速复极化及神经组织中超氧化物水平升高。

3. 高血糖对免疫系统的影响　高血糖对免疫系统的影响主要表现为使吞噬细胞的功能降低。其发生机制是:①高血糖减弱中性粒细胞和单核细胞的黏附、趋化、吞噬和杀菌等作用;②高血糖可升高血中超氧化物浓度及硝基酪氨酸(nitrotyrosine,NT)水平。血中升高的硝基酪氨酸则可以诱导心肌细胞、内皮细胞、纤维原细胞的凋亡。血糖增高极易发生念珠菌和其他一些罕见的感染;长期尿糖阳性的女性易发生阴道炎。

4. 高血糖对血液系统的影响　高血糖可引起血液凝固性增高,导致血栓形成。其发生机制是:①高血糖在增加血纤维蛋白溶解酶原激活物抑制剂-1(plasminogen activator inhibitor 1,PAI-1)活性的同时,还可以降低血纤维蛋白及组织纤维蛋白溶解酶原激活物的活性。②血糖增高,糖代谢紊乱。糖是碳水化合物,具有高黏度,不易水解的特性,又带有少量电荷基团,容易吸附于红细胞的表面,使其表面部分电荷遮蔽,从而导致表面电荷减少,红细胞与血浆之间的电位降低,使全血黏度和血浆黏度增高。当血浆黏度增高时,血流量减少,不利于组织灌流,造成组织缺血,易形成血栓性疾病,这是临床上高血糖病合并冠心病及其他慢性血管病变的重要病理基础之一。③高血糖时,糖化血红蛋白与氧的亲和力升高,导致组织缺氧,血流减慢,血黏度增高,促使血栓的形成。④高血糖的状态下,血液高渗,血黏度升高,使血液在流动过程中耗能增加;同时糖酵解过程中的关键限速酶活性明显降低,糖酵解异常,红细胞供能减少。能耗增加而供能又减少,则使血流速度更加缓慢,故易导致微循环功能障碍,血栓形成或引起栓塞。

5. 高血糖对眼晶状体的影响　高血糖时,晶状体肿胀,出现空泡,某些透明蛋白变性、聚合、沉淀,导致白内障。其发生机制是:①过高的葡萄糖进入晶状体后,形成的山梨醇和果糖不能再逸出晶状体,致使晶状体内晶体渗透压升高,水进入晶状体的纤维中,引起纤维积水、液化而断裂;②代谢紊乱,致使晶状体中的 ATP 和还原型谷胱甘肽等化合物含量降低、晶状体蛋白的糖基化等。

6. 高血糖对其他器官、系统的影响　高血糖时,由于组织蛋白糖基化作用(glycosylation)增加和血管病变,皮肤出现萎缩性棕色斑、皮疹样黄瘤。

长期血糖增高所引起的代谢紊乱、血管病变,可导致骨和关节的病变,如关节活动障碍、骨质疏松等。

三、高血糖症防治的病理生理基础

1. 饮食治疗

2. 运动疗法

3. 药物治疗

(1)降糖药物　口服药物包括增加胰岛素敏感性或刺激胰岛素分泌的药物。

(2)胰岛素治疗　在使用降糖药物尤其是胰岛素时,应密切监测血糖水平,防止因剂量过大而导致低血糖反应。严重时可因中枢神经系统的代谢被抑制引起昏迷和休克,即胰岛素休克。

（3）其他治疗　可进行胰腺移植、胰岛细胞移植、干细胞治疗等，以替代损伤的胰岛 β 细胞分泌胰岛素。

第二节　低血糖症

低血糖症（hypoglycemia）指空腹时血糖水平低于 2.8 mmol/L（50 mg/dl）。低血糖症可由多种病因引起，是以血糖浓度过低、交感神经兴奋和脑细胞缺氧为主要表现的临床综合征，即：①血糖低于极限；②出现以神经、精神症状为主的症候群；③给予葡萄糖后，症状立即缓解。

一、病因及发病机制

低血糖症的中心发病环节为血糖的来源小于去路，包括机体的葡萄糖摄入减少、肝糖原分解和糖异生减少和（或）机体组织消耗利用葡萄糖增多两个方面。

（一）血糖来源减少

1. 营养不良　①各种原因引起的机体脂肪大量消耗后，肝糖原储备减少；②严重肌肉萎缩的患者，由于肌肉蛋白含量减低，糖异生减少；③神经性厌食症患者病情发展出现严重肝功能损害时，可出现自发性低血糖。

2. 肝功能衰竭　常见于重症肝炎、肝硬化、肝癌晚期。可能是由于：①肝细胞广泛损害致肝糖原合成储备严重不足，糖原分解减少、糖异生障碍；②肝细胞对胰岛素的分解灭活减少，使血浆胰岛素水平增高；③肝癌或肝硬化时对葡萄糖消耗增多，癌组织产生胰岛素样物质；④肝内雌激素灭活减弱，血中含量增高，拮抗生长激素及胰高血糖素的作用。

3. 肾功能不全　慢性肾功能衰竭时糖代谢紊乱机制是多方面的，主要包括：①血丙氨酸水平降低，致糖原异生底物不足；②肝葡萄糖输出增加；③胰岛素分泌、异常；④肾脏对胰岛素清除率下降；⑤肾性糖尿者由尿路失糖过多。

4. 升高血糖激素缺乏

（1）胰高血糖素缺乏　胰高血糖素对低血糖的反应性下降，负反馈调节机制受损，引起低血糖症。其机制是：①肝细胞膜受体激活依赖 cAMP 的蛋白激酶活性下降。胰高血糖素与受体结合障碍，使糖原合成酶活性增高而抑制磷酸化酶，肝糖原分解减少，血糖降低；②增加 2,6-二磷酸果糖的合成，糖酵解被激活，糖异生减少；③抑制磷酸烯醇式丙酮酸羧激酶的合成，激活肝 L 型丙酮酸激酶，抑制肝摄取血中的氨基酸，从而抑制糖异生；④通过抑制脂肪组织内激素敏感性脂肪酶，减少脂肪动员。如特发性反应性低血糖，可能与胰高血糖素受体的降解和受体敏感性下降及分泌障碍有关。

（2）糖皮质激素缺乏　肾上腺皮质功能减退，糖皮质激素分泌减少，引起：①抑制肌蛋白分解，氨基酸产生减少，肝脏糖异生原料减少，糖异生途径的关键酶磷酸烯醇式丙酮酸羧激酶的合成减少；②促进肝外组织摄取和利用葡萄糖；③抑制脂肪组织动员，血中游离脂酸减少，也可间接促进周围组织摄取葡萄糖，引起低血糖症。

（3）肾上腺素缺乏　肾上腺素主要在应激状态下发挥其血糖调节作用，可以加速糖原分解，升高血糖水平。肾上腺素减少可以引起应激性低糖血症。

（二）血糖去路增加

1. 血液中胰岛素增高

（1）胰岛素自身抗体和抗胰岛素受体自身抗体形成　①抗胰岛素抗体可与胰岛素结合，形成无生物活性的复合物，使胰岛素的降解减少，当胰岛素与抗体突然解离释放出大量游离胰岛素时即可造成低血糖症；②抗胰岛素受体抗体具有很强的胰岛素活性，其活性比胰岛素强 10 倍，抗胰岛素受体抗体与胰岛素受体结合产生类胰岛素作用也可引起低血糖。

（2）植物神经功能紊乱　如特发性功能性低血糖症，主要见于情绪不稳定和神经质的中年女性，精神刺激、焦虑常可诱发。其发病可能是由于自主神经功能紊乱时，迷走神经紧张性增高使胃排空加速及胰岛素分泌过多引起。

（3）与饮食相关的反应性低血糖　可能与进食后神经体液对胰岛素分泌或糖代谢调节欠稳定有关。见于：①胃切除术后；②肝硬化患者；③早期 2 型糖尿病患者胰岛素快速分泌相障碍，胰岛素从胰腺 β 细胞释放延迟，表现为葡萄糖耐量试验（oral glucose tolerance test, OGTT）的早期为高血糖，继之发生迟发性低血糖。

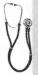

2. 胰岛素-葡萄糖偶联机制缺陷 β细胞磺脲类药物受体或谷氨酸脱氢酶缺乏引起β细胞内的胰岛素-葡萄糖偶联机制缺陷,诱发胰岛素持续分泌,导致低血糖发生。

3. 葡萄糖消耗过多 常见于哺乳期妇女、剧烈运动或长时间重体力劳动后,尤其是自主神经不稳定或糖原储备不足者。临床还见于重度腹泻、高热和重症甲状腺功能亢进者。

二、低血糖症对机体的影响

低血糖症对机体的影响以神经系统为主,尤其是交感神经和脑部。

1. 对交感神经的影响 低血糖刺激交感神经,儿茶酚胺分泌增多,可刺激胰高血糖素的分泌导致血糖水平增高,又可作用于β肾上腺素受体而影响心血管系统。表现为烦躁不安、面色苍白、大汗淋漓、心动过速和血压升高等交感神经兴奋的症状,伴冠心病者常因低血糖发作而诱发心绞痛甚至心肌梗死。

2. 对中枢神经系统的影响 中枢神经系统对低血糖最为敏感。最初仅表现为心智、精神活动轻度受损,继之出现大脑皮质受抑制症状,随后皮质下中枢和脑干相继受累,最终将累及延髓而致呼吸循环功能障碍。其机制为:①神经细胞本身无能量贮备,其所需能量几乎完全依赖于血糖提供;②脑细胞对葡萄糖的利用无需外周胰岛素参与。中枢神经每小时约消耗 6 g 葡萄糖,低血糖症时脑细胞能量来源减少,很快出现神经症状,称为神经低血糖(neuroglycopenia)。

3. 低血糖发作的警觉症状不敏感 反复发作的低血糖可减少低血糖发作的警觉症状,促发无察觉性低血糖产生。低血糖昏迷时,分泌物或异物误吸入气管可引发窒息或肺部感染,甚至诱发急性呼吸窘迫综合征。

三、低血糖症防治的病理生理基础

1. 病因学防治

(1) 积极寻找致病原因。

(2) 摄入足够碳水化合物。

(3) 避免过度疲劳及剧烈运动。

2. 低血糖发作时的处理原则 迅速补充葡萄糖,恢复正常血糖水平,维护重要脏器功能是决定预后的关键。

【同步练习】

一、名词解释

1. 高血糖症(hyperglycemia) **2.** 糖尿病(diabetes mellitus) **3.** 胰岛素抵抗(insulin resistance) **4.** 低血糖症(hypoglycemia)

二、选择题

（一）单选题

1. 高血糖症是指( )

    A. 血糖高于 6.0 mmol/L   B. 空腹血糖高于 6.9 mmol/L

    C. 餐后血糖高于 11.1 mmol/L   D. 血糖高于肾阈值 9.0 mmol/L

    E. 血糖低于肾阈值 9.0 mmol/L

2. 下列哪种情况**不会**引起高血糖症( )

    A. 肝硬化   B. 肾功能严重障碍   C. 大面积烧伤

    D. 短暂情绪激动   E. 糖尿病

3. 胰岛β细胞破坏可导致( )

    A. 血液中儿茶酚胺绝对降低,引起高血糖症

    B. 血液中胰岛素绝对降低,引起高血糖症

    C. 血液中雌激素绝对降低,引起高血糖症

    D. 血液中生长激素绝对降低,引起高血糖症

    E. 血液中胰高血糖素绝对降低,引起高血糖症

4. 胰岛素分泌障碍的关键环节是( )

    A. 胰岛素基因突变   B. 胰岛素受体底物基因变异

    C. 胰岛β细胞结构和功能破坏   D. 胰岛素抗体形成

E．胰岛素信号转导障碍

5．关于胰岛自身免疫性损伤的描述，下列哪项不正确（　　）

A．介导细胞毒性 T 淋巴细胞针对胰岛 β 细胞特殊抗原产生的破坏 β 细胞作用

B．胰岛 β 细胞进行性的破坏，其中 15％是由细胞免疫介导的

C．激活的 T 淋巴细胞、巨噬细胞释放多种细胞因子，在 β 细胞自身免疫损伤中起重要作用。

D．各种细胞因子的协同作用，进一步恶化胰岛 β 细胞自身免疫性损伤、并放大破坏性的炎症反应

E．胰岛细胞自身抗体的产生与 β 细胞的损伤有关

6．胰岛细胞自身抗体不包括下列哪项（　　）

A．抗胰岛细胞抗体（ICA）　　　　　　　B．胰岛素自身抗体（IAA）

C．谷氨酸脱羧酶自身抗体（GADA）　　　D．酪氨酸磷酸酶自身抗体（IA2）

E．γ-氨基丁酸转氨酶自身抗体（GABA）

7．与胰岛 β 细胞破坏的有关环境因素最为重要的是（　　）

A．病毒感染　　　B．化学因素　　　C．饮食因素　　　D．物理因素　　　E．以上都不是

8．胰岛素抵抗是指（　　）

A．胰岛 β 细胞结构破坏　　　　　　　　B．胰岛素作用的靶器官对胰岛素作用的敏感性降低

C．分子模拟作用使胰岛细胞失去免疫耐受D．胰岛自身免疫性损伤

E．胰岛素灭活减少

9．高血糖对免疫系统的影响主要表现为（　　）

A．吞噬细胞功能增强　　　　　B．吞噬细胞功能降低　　　　　C．体液免疫活性增强

D．体液免疫活性降低　　　　　E．激活补体系统

10．关于高血糖对血液系统的影响，下列说法不正确的是（　　）

A．易导致微循环功能障碍，血栓形成

B．血纤维蛋白溶解酶原激活物抑制剂-1 活性增高

C．血液凝固性降低

D．血纤维蛋白及组织纤维蛋白溶解酶原激活物的活性降低

E．红细胞与血浆之间的电位降低，使全血黏度和血浆黏度增高

11．低血糖症的主要临床特点是（　　）

A．肾素-血管紧张素系统兴奋和心肌细胞缺糖

B．肾素-血管紧张素系统抑制和脑细胞缺糖

C．交感神经兴奋和脑细胞缺糖

D．交感神经抑制和心肌细胞缺糖

E．迷走神经兴奋和脑细胞缺糖

12．葡萄糖利用过多最常见于（　　）

A．剧烈运动或长时间重体力劳动后　　　　B．重度腹泻

C．高热　　　　　　　　　　　　　　　　D．重症甲状腺功能亢进者

E．自主神经不稳定者和糖原储备不足者

（二）多选题

1．胰岛素抵抗的发病机制有（　　）

A．胰岛素受体水平缺陷　　　　　B．细胞免疫异常　　　　　C．胰岛素受体前缺陷

D．胰岛素受体后缺陷　　　　　　E．组织相容性抗原基因突变

2．胰高血糖素分泌失调的机制包括（　　）

A．胰高血糖素分泌的抑制受损　　　　　B．胰高血糖素对进食刺激的反应降低

C．胰高血糖素对 β 细胞的作用降低　　　D．胰岛 α 细胞对葡萄糖的敏感性下降

E．胰岛 α 细胞的胰岛素抵抗

3．肝功能受损引起高血糖的机制是（　　）

A．继发性胰岛功能不全

B．胰高血糖素灭活减弱

C．胰岛素抵抗

D．肝病治疗中使用大量皮质激素

E．糖代谢的酶系统破坏、功能结构改变,糖吸收、利用障碍

三、填空题

1. 高血糖症指空腹时血糖水平高于_____mmol/L。当血糖高于其肾阈值 9.0 mmol/L(160 mg/dl)时,则出现_____。

2. 任何引起胰岛 β 细胞_____和_____破坏的因素,均可导致胰岛素分泌障碍,使血液中胰岛素含量降低,出现高血糖症。目前,已发现_____因素、_____因素及_____因素均与胰岛 β 细胞的损害有关。

3. _____是胰岛素分泌不足的关键环节,其中 90% 是由_____介导的。

4. 胰岛细胞自身抗体的产生与 β 细胞的损伤有关。其中起主要作用的抗体包括_____、胰岛素自身抗体、_____、抗酪氨酸磷酸酶抗体等,这些抗体可作为胰岛 β 细胞自身免疫损伤的标志物。

5. 胰岛 β 细胞破坏的有关环境因素主要有_____、化学因素、_____因素等,以_____感染最为重要。

6. 胰岛素抵抗是指胰岛素作用的靶组织和靶器官(主要是肝脏、肌肉和脂肪组织)对胰岛素生物作用的敏感性_____,可引起高血糖症,而血液中胰岛素含量可_____或高于_____。

7. 低血糖症指空腹时血糖水平低于_____mmol/L。低血糖可由多种病因引起,是以血糖浓度过低、_____和_____为主要表现的临床综合征。

8. 低血糖症的中心发病环节为血糖的来源_____去路,包括机体的葡萄糖摄入_____、肝糖原分解和糖异生_____和(或)机体组织消耗利用葡萄糖_____两个方面。

四、问答题

1. 简述胰岛素分泌障碍的发病机制。

   Please describe the pathogenesis of insulin secretion disorder.

2. 简述病毒感染引起胰岛 β 细胞破坏的发病机制。

   Please describe the pathogenesis of islet beta cell destruction induced by virus infection.

3. 简述胰岛素抵抗的发病机制。

   Please describe the pathogenesis of insulin resistance.

4. 为什么胰高血糖素失调可引起高血糖症?

   Why does glucagon disorder lead to hyperglycemia?

5. 严重肝脏疾患为什么会引起高血糖症?

   Why does serious liver diseases lead to hyperglycemia?

6. 高糖血症为什么会引起渗透性脱水?

   Why does hyperglycemia lead to hyperglycemia?

7. 高糖血症为什么会引起酮症酸中毒?

   Why does hyperglycemia lead to ketoacidosis?

8. 高糖血症对心血管系统有哪些影响?

   What are the effects of hyperglycemia on cardiovascular system?

9. 简述高血糖症导致脑缺血损伤的发病机制。

   Please describe the pathogenesis of cerebral ischemic injury induced by hyperglycemia.

10. 高糖血症对血液系统有哪些影响?

    What are the effects of hyperglycemia on hematologic system?

11. 高血糖对眼晶状体有哪些影响? 为什么?

    What are the effects of hyperglycemia on crystalline lens? Why?

12. 简述低血糖症的发病机制。

    Please describe the pathogenesis of hypoglycemia.

13. 低血糖症对机体有哪些影响?

    What are the effects of hypoglycemia on body?

【参考答案】

一、名词解释

1. **高血糖症** 指空腹时血糖水平高于 6.9 mmol/L(125 mg/dl)。

2. **糖尿病** 系由胰岛素绝对或相对不足,或利用低下引起的以糖、脂、蛋白质代谢紊乱为主要特征的慢性代谢性疾病,可引发多系统损害,导致眼、肾、神经、心脏、血管等组织、器官的慢性进行性病变、功能减退及衰竭;病情严重或应激时可发生急性严重代谢紊乱,如糖尿病酮症酸中毒、高血糖高渗状态等。

3. **胰岛素抵抗** 指胰岛素作用的靶组织和靶器官(主要是肝脏、肌肉和脂肪组织)对胰岛素生物作用的敏感性降低,可引起高血糖症,而血液中胰岛素含量可正常或高于正常。

4. **低血糖症** 指空腹时血糖水平低于 2.8 mmol/L(50 mg/dl)。

二、选择题

（一）单选题

1. B　2. D　3. B　4. C　5. B　6. E　7. A　8. B　9. B　10. C　11. C　12. E

（二）多选题

1. ACD　2. ABCDE　3. ABCDE

三、填空题

1. 6.9　尿糖　　2. 结构　功能　自身免疫　遗传　环境　　3. 胰岛β细胞的进行性损害　细胞免疫
4. 抗胰岛细胞抗体　抗谷氨酸脱羧酶抗体　　5. 病毒　饮食　病毒　　6. 降低　正常　正常　　7. 2.8　交感神经兴奋　脑细胞缺氧　　8. 小于　减少　减少　增多

四、问答题

1. 简述胰岛素分泌障碍的发病机制。

答:胰岛β细胞群的数量多少和胰岛素的分泌功能是调控稳定血糖水平的基本条件。任何引起胰岛β细胞结构和功能破坏的因素,均可导致胰岛素分泌障碍,使血液中胰岛素含量降低,出现高血糖症。目前,已发现自身免疫因素、遗传因素及环境因素均与胰岛β细胞的损害有关。

(1) 免疫因素:胰岛β细胞的进行性损害是胰岛素分泌不足的关键环节,其中90%是由细胞免疫介导的。①细胞免疫异常:细胞免疫异常在胰岛自身免疫性损伤过程中更显重要。②自身抗体形成。③胰岛β细胞凋亡。

(2) 遗传因素:在胰岛素分泌障碍发生中,遗传易感性可能起重要作用,某些相关的基因突变可促发或加重胰岛β细胞自身免疫性损伤过程。与以下基因的突变有关:①组织相容性抗原基因;②细胞毒性T淋巴细胞相关性抗原4基因;③叉头蛋白3基因;④胸腺胰岛素基因表达。

(3) 环境因素:胰岛β细胞破坏的有关环境因素主要有病毒、化学因素、饮食因素等,以病毒感染最为重要。

在遗传因素的控制和环境因素的影响下,机体胰岛β细胞发生的自身免疫性炎症反应和进行性损害,是导致血液中胰岛素含量绝对降低的中心发病环节。

2. 简述病毒感染引起胰岛β细胞破坏的发病机制。

答:已发现柯萨奇B4病毒、巨细胞病毒、腮腺炎病毒、肝炎病毒、风疹病毒等与胰岛β细胞损伤有关。其机制可能是:①病毒直接破坏β细胞,并在病毒损伤β细胞后激发自身免疫反应,使β细胞进一步损伤;②病毒作用于免疫系统,诱发自身免疫反应。其机制可能与病毒抗原和宿主抗原决定簇的结构存在相同或相似序列有关;③分子模拟作用使胰岛细胞失去免疫耐受,或刺激调节性T细胞及效应性T细胞,引发胰岛β细胞的自身免疫反应。遗传因素可能广泛参与发病,使胰岛β细胞或免疫系统易受病毒侵袭,或使免疫系统对病毒感染产生有害的应答反应。

3. 简述胰岛素抵抗的发病机制。

答:胰岛素抵抗是指胰岛素作用的靶组织和靶器官(主要是肝脏、肌肉和脂肪组织)对胰岛素生物作用的敏感性降低,可引起高血糖症,而血液中胰岛素含量可正常或高于正常。胰岛素抵抗的发病与遗传缺陷高度相关,根据这种缺陷相对于胰岛素受体的位置,可分为受体前、受体和受体后3个水平。

(1) 受体前缺陷:主要指胰岛β细胞分泌的胰岛素生物活性下降,失去对受体的正常生物作用。包括胰岛素基因突变和胰岛素抗体形成。

(2) 受体缺陷:是指细胞膜上的胰岛素受体功能下降,或者数量减少,胰岛素不能与其受体正常结合,使胰岛素不能发挥降低血糖的作用。包括胰岛素受体异常和胰岛素受体抗体形成。

（3）受体后缺陷：胰岛素信号转导途径的异常在胰岛素抵抗发生中占有主要的地位。例如，2型糖尿病的致病因素是由于受体后缺陷引起，而与胰岛素受体基因突变无关。包括：①胰岛素受体底物基因变异；②PI3K异常；③PKB异常；④GSK-3异常；⑤GLUT4异常。

综上所述，胰岛素抵抗的发生机制是错综复杂的，涉及多因素的相互作用、相互影响。胰岛素信号转导障碍则是产生胰岛素抵抗和高血糖症的主要发生机制。

4. 为什么胰高血糖素失调可引起高血糖症？

答：高胰高血糖素血症所致的肝葡萄糖生成（糖原分解和糖异生）过多是高血糖发病机制的重要环节。主要与以下环节有关：①胰高血糖素分泌的抑制机制受损；②胰岛α细胞对葡萄糖的敏感性下降；③胰高血糖素对β细胞的作用异常；④胰岛α细胞的胰岛素抵抗。

5. 严重肝脏疾患为什么会引起高血糖症？

答：肝硬化、急慢性肝炎、脂肪肝等肝脏疾病，可引起糖耐量减退，血糖升高。其主要机制是：①继发性胰岛功能不全；②胰高血糖素灭活减弱，糖代谢的酶系统破坏、功能结构改变，糖吸收、利用障碍；③胰岛素抵抗；④肝病治疗中使用过多的高糖饮食、大量皮质激素和利尿剂的应用等。

6. 高糖血症为什么会引起渗透性脱水？

答：①高血糖引起细胞外液渗透压增高，水从细胞内转移至细胞外，可导致细胞内液减少，引起细胞脱水。脑细胞脱水可引起高渗性非酮症糖尿病昏迷。②血糖浓度高于肾糖阈，肾小球滤过的葡萄糖多于肾小管重吸收的葡萄糖，葡萄糖在肾小管液中的浓度升高，小管液中的渗透压明显增高，阻止了肾小管对水的重吸收，丢失大量的细胞外液，从而出现渗透性利尿和脱水，临床表现为糖尿、多尿、口渴。

7. 高糖血症为什么会引起酮症酸中毒？

答：高血糖症时，由于机体不能很好地利用血糖，各组织细胞处于糖和能量的饥饿状态，可引起脂肪分解加速，血中游离脂肪酸增加，酮体生成增加超过了酮体的利用，大量酮体堆积在体内形成酮症，发展为酮症酸中毒和高钾血症。

8. 高糖血症对心血管系统有哪些影响？

答：高血糖对心血管系统的影响是多方面的：①急性高血糖可引起心肌细胞凋亡，进而损伤心功能；②高血糖可引起内皮细胞黏附性增加、新血管生成紊乱、血管通透性增加、炎症反应、血栓形成等；③高血糖可以增加血液黏滞度、钠尿肽水平；④高血糖引起血管基底膜增厚。微血管的典型改变是循环障碍和微血管基底膜增厚，病变主要表现在视网膜、肾、神经和心肌组织，其中尤以高血糖肾病和视网膜病最为重要；而大血管病变可导致动脉粥样硬化的发生，主要侵犯主动脉、冠状动脉、脑动脉、肾动脉和肢体外周动脉等，引起冠心病、缺血性或出血性脑血管病、肾动脉硬化、肢体动脉硬化等。

9. 简述高血糖症导致脑缺血损伤的发病机制。

答：高血糖导致脑缺血损伤的可能机制是：①缺血缺氧时，无氧代谢活动增强，高血糖使缺血本身已有的高乳酸浓度进一步升高，而乳酸水平的升高与神经元、星型胶质细胞及内皮细胞损伤密切相关；②高血糖可使细胞外谷氨酸盐在大脑皮层聚集，谷氨酸盐浓度的升高也可继发神经元的损害；③高血糖还可损伤脑血管内皮、减少脑血流、破坏血脑屏障、使严重低灌注半影区快速复极化及神经组织中超氧化物水平升高。

10. 高糖血症对血液系统有哪些影响？

答：高血糖可引起血液凝固性增高，导致血栓形成。其发生机制是：①高血糖在增加血纤维蛋白溶解酶原激活物抑制剂-1活性的同时，还可以降低血纤维蛋白及组织纤维蛋白溶解酶原激活物的活性。②血糖增高，糖代谢紊乱。糖具有高黏度特性，又带有少量电荷基团，容易吸附于红细胞的表面，从而导致表面电荷减少，红细胞与血浆之间的电位降低，使全血黏度和血浆黏度增高。当血浆黏度增高时，血流量减少，不利于组织灌流，造成组织缺血，易形成血栓性疾病。③高血糖时，糖化血红蛋白与氧的亲和力升高，导致组织缺氧，血流减慢，血黏度增高，促使血栓的形成。④高血糖的状态下，血液高渗，血黏度升高，使血液在流动过程中耗能增加；同时糖酵解过程中的关键限速酶活性明显降低，糖酵解异常，红细胞供能减少。能耗增加而供能又减少，则使血流速度更加缓慢，故易导致微循环功能障碍，血栓形成或引起栓塞。

11. 高血糖对眼晶状体有哪些影响？为什么？

答：高血糖时，晶状体肿胀，出现空泡，某些透明蛋白变性、聚合、沉淀，导致白内障。其发生机制是：①过高的葡萄

糖进入晶状体后,形成的山梨醇和果糖不能再逸出晶状体,致使晶状体内晶体渗透压升高,水进入晶状体的纤维中,引起纤维积水、液化而断裂;②代谢紊乱,致使晶状体中的 ATP 和还原型谷胱甘肽等化合物含量降低、晶状体蛋白的糖基化等。

12. 简述低血糖症的发病机制。

答:低血糖症的中心发病环节为血糖的来源小于去路,包括机体的葡萄糖摄入减少、肝糖原分解和糖异生减少和(或)机体组织消耗利用葡萄糖增多两个方面。

(1) 血糖来源减少:①营养不良;②肝功能衰竭;③肾功能不全;④升高血糖激素缺乏。

(2) 血糖去路增加:①血液中胰岛素增高;②胰岛素-葡萄糖偶联机制缺陷;③葡萄糖消耗过多。

13. 低血糖症对机体有哪些影响?

答:低血糖症对机体的影响以神经系统为主,尤其是交感神经和脑部。①对交感神经的影响:低血糖刺激交感神经,儿茶酚胺分泌增多,可刺激胰高血糖素的分泌导致血糖水平增高,又可作用于β肾上腺素受体而影响心血管系统。表现为烦躁不安、面色苍白、大汗淋漓、心动过速和血压升高等交感神经兴奋的症状,伴冠心病者常因低血糖发作而诱发心绞痛甚至心肌梗死。②对中枢神经系统的影响:中枢神经系统对低血糖最为敏感。最初仅表现为心智、精神活动轻度受损,继之出现大脑皮质受抑制症状,随后皮质下中枢和脑干相继受累,最终将累及延髓而致呼吸循环功能障碍。③低血糖发作的警觉症状不敏感:反复发作的低血糖可减少低血糖发作的警觉症状,促发无察觉性低血糖产生。低血糖昏迷时,分泌物或异物误吸入气管可引发窒息或肺部感染,甚至诱发急性呼吸窘迫综合征。

(郭晓笋 冯梅 陈敏洁)

第六章　脂代谢紊乱

第一节　概述

一、脂蛋白的组成、分类和功能

成熟脂蛋白由胆固醇和甘油三酯(三酰甘油)的疏水性核与含磷脂、游离胆固醇、载脂蛋白的亲水性外壳组成。各类脂蛋白含有的蛋白质、胆固醇、甘油三酯、磷脂等成分比例和含量不同使得脂蛋白的密度、颗粒大小、分子量、带电荷强度各不相同。用超速离心法可将脂蛋白分为 4 类:乳糜微粒(CM)、极低密度脂蛋白(VLDL)、低密度脂蛋白(LDL)和高密度脂蛋白(HDL)。

二、脂蛋白的正常代谢

1. 脂蛋白代谢相关的蛋白　脂蛋白中运载脂质的蛋白为载脂蛋白。目前已报道有 20 多种,其中临床意义较为重要且认识比较清楚的有 apoA、apoB、apoC、apoD、apoE 和 apo(a)等。载脂蛋白的作用主要体现在:①与血脂结合成水溶性物质;②与脂蛋白受体结合;③调节多种脂蛋白代谢酶的活性。血浆中还存在将甘油三酯和胆固醇酯在脂蛋白间转移的蛋白质。包括:胆固醇酯转运蛋白、磷脂转运蛋白、微粒体甘油三酯转运蛋白。

2. 脂蛋白代谢相关的受体和酶　脂蛋白受体包括 LDL 受体、LDL 受体相关蛋白、apoE 受体、VLDL 受体、清道夫受体等。

调节脂代谢的酶包括:卵磷脂胆固醇酰基转移酶、脂蛋白脂酶、肝脂酶、3-羟-3-甲基戊二酰辅酶 A 还原酶和酰基辅酶 A、胆固醇酰基转移酶等。

3. 脂蛋白代谢相关的途径　脂蛋白代谢途径可分为外源性代谢途径、内源性代谢途径和胆固醇逆转运。外源性代谢途径是指饮食摄入的胆固醇和甘油三酯在小肠中合成 CM 及其代谢过程;内源性代谢途径是指由肝合成的 VLDL 转变成 IDL 和 LDL,以及 LDL 被肝或其他器官代谢的过程;胆固醇逆转运(RCT)是指外周组织细胞中脂质以 HDL 为载体转运到肝脏进行分解代谢的过程。

三、脂代谢紊乱的分型

高脂血症指成人空腹血总胆固醇≥6.22 mmol/L 和(或)甘油三酯≥2.26 mmol/L。高脂血症也表现为高脂蛋白血症。

1. 高脂蛋白血症

(1)病因分型　包括:①原发性高脂蛋白血症:由先天性基因缺陷所致。②继发性高脂蛋白血症:由全身性疾病所致,包括糖尿病、甲状腺功能减退症、肾病综合征、肾功能衰竭等。

(2)表型分型　按各种血浆脂蛋白升高的程度不同进行分型,目前多将高脂蛋白血症分为Ⅰ、Ⅱa、Ⅱb、Ⅲ、Ⅳ、Ⅴ共 6 型。

表 6-1　　　　　　　　　　　　表型分型中各型高脂蛋白血症特点

表型	脂质变化	脂蛋白变化	易患疾病	相当于简易分型
Ⅰ	TC↑或正常,TG↑↑↑	CM↑	胰腺炎	高甘油三酯血症
Ⅱa	TC↑↑	LDL↑	冠心病	高胆固醇血症
Ⅱb	TC↑↑,TG↑↑	VLDL↑,LDL↑	冠心病	混合型高脂血症

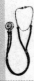

表型	脂质变化	脂蛋白变化	易患疾病	相当于简易分型
Ⅲ	TC↑↑，TG↑↑	β-VLDL↑	冠心病	混合型高脂血症
Ⅳ	TG↑↑	VLDL↑	冠心病	高甘油三酯血症
Ⅴ	TC↑，TG↑↑↑	CM↑，VLDL↑	胰腺炎	混合型高脂血症

（3）简易分型　临床上常分为高胆固醇血症（相当于Ⅱa型）、高甘油三酯血症（相当于Ⅰ、Ⅳ型）、混合型高脂血症（相当于Ⅱb、Ⅲ、Ⅴ型）。

2. 低脂蛋白血症

第二节　高脂蛋白血症

一、病因及影响因素

1. 遗传性因素　某些脂蛋白受体、脂蛋白代谢酶、载脂蛋白等的遗传缺陷，均可致高脂蛋白血症。如 LDLR 基因异常，可致血浆胆固醇进入细胞障碍，血浆胆固醇水平明显增加；脂蛋白脂酶（LPL）基因异常，可致血浆甘油三酯清除障碍，引起高甘油三酯血症；apoB100 基因异常，可致 LDL 降解清除障碍；apoE 基因异常，可影响 CM 与 VLDL 的分解代谢。

2. 营养性因素　营养是影响血脂水平的最重要的环境因素。饮食中胆固醇和饱和脂肪酸含量高可致高胆固醇血症，摄糖比例过高可致高甘油三酯血症。

3. 疾病性因素　糖尿病常伴有Ⅳ型高脂蛋白血症；肾疾病主要表现为血浆 VLDL 和 LDL 升高，呈Ⅱb 型或Ⅳ型高脂蛋白血症；甲状腺功能减退症主要表现为高胆固醇血症、高甘油三酯血症、高 VLDL、高 LDL、低 LDL 受体活性、低 LPL 活性等。

4. 其他因素　酗酒、缺乏运动、老化、精神紧张、吸烟、体重等，均可引起血脂异常。

二、发生机制

高脂蛋白血症大部分是脂蛋白代谢相关基因突变，或与环境因素相互作用引起。

（一）外源性脂质或其他相关物质摄取增加

1. 饮食脂质含量高　高脂饮食可从三方面导致血脂增高：①促使肝脏胆固醇含量增加，LDL 受体合成减少；②使小肠经外源性途径合成 CM 增加；③促使肝脏经内源性途径合成 VLDL 增加。

2. 饮食饱和脂肪酸含量高　其机制在于：①降低细胞表面 LDL 受体活性；②增加 apoB 脂蛋白的产生。

3. 肠道脂质摄取增加

（二）内源性脂质合成增加

肝脏为内源性脂质合成的主要部位。肝脏脂蛋白合成增加的机制主要包括：①摄取高糖、高饱和脂肪膳食后，肝脏胆固醇合成限速酶 3-羟-3-甲基戊二酰辅酶 A 还原酶（HMGCoAR）表达增加，胆固醇合成增加；②血液中胰岛素及甲状腺素增多时诱导 HMGCoAR 表达增加，胆固醇合成增加；③血液中胰高血糖素及皮质醇减少时，抑制 HMGCoAR 活性的作用减弱，胆固醇合成增加；④肥胖或胰岛素抵抗等因素导致脂肪动员，肝脏将释入血中的大量 FFA 合成 VLDL 增加。

（三）脂质转运或分解代谢异常

1. CM 和 VLDL 转运与分解代谢异常

（1）LPL 表达与活性异常。LPL 基因突变，致 LPL 活性降低或 LPL 表达减少，引起 CM 代谢障碍；同时 CM 和 VLDL 代谢障碍造成磷脂和载脂蛋白向 HDL 转移减少，HDL 生成减少，含量降低。胰岛素抵抗或胰岛素缺陷型糖尿病以及甲状腺功能减低时，LPL 活性降低，CM 与 VLDL 降解减少，血浆甘油三酯水平升高。

（2）LPL 活性辅助因子 apoCⅡ表达与活性异常。基因突变造成 apoCⅡ表达减少或功能异常，LPL 不能被充分激活，使 CM 和 VLDL 中甘油三酯分解受阻，致 CM 和 VLDL 升高。肾病综合征时，卵磷脂胆固醇酰基转移酶（LCAT）活性降低，直接导致 apoCⅡ减少。

（3）apoE 基因多态性。apoE 有 3 个常见等位基因 E2、E3、E4，apoE 可结合 apoE 受体和 LDL 受体，

其中 apoE2 与两个受体的结合力很差，apoE2 增加，使含 apoE 的脂蛋白 CM 和 VLDL 分解代谢障碍。

2. LDL 转运与分解代谢异常

①LDL 受体基因突变；②apoB 基因突变；③LDL 受体表达减少或活性降低；④VLDL 血 LDL 转化增加。

3. HDL 介导胆固醇逆转运异常

三、对机体的影响

1. 动脉粥样硬化　脂代谢紊乱导致的高脂蛋白血症是动脉粥样硬化发生的最基本因素。动脉粥样硬化发生的基本过程是：首先各种危险因素导致血管内皮细胞结构和（或）功能障碍、血管壁通透性增加，血液中脂质向内膜下转运增加，血中单核细胞向内膜下浸润分化为巨噬细胞。内膜下脂质发生氧化修饰，导致：①浸润的巨噬细胞吞噬氧化修饰的 LDL 衍变成泡沫细胞，促脂质在血管壁蓄积；同时，氧化修饰后 HDL 作用也类似于氧化修饰的 LDL 成为致动脉粥样硬化因素。②氧化修饰的脂质成为抗原，通过模式识别受体-Toll 样受体激活机体免疫炎症反应，引起动脉粥样硬化病变中单核细胞、T 淋巴细胞、肥大细胞浸润增加，TNF-α、ILs、CRP 等炎性因子大量分泌，促使动脉粥样硬化发生发展以及动脉粥样硬化斑块破裂。③氧化修饰脂质诱导血管壁中膜平滑肌向内膜下迁移增殖并分泌大量细胞外基质形成斑块纤维帽。④氧化修饰脂质诱导动脉粥样硬化病变中的内皮细胞凋亡使内膜通透性增加，脂质沉积由细胞内转向细胞外，细胞外基质合成减少，纤维帽变薄而容易发生破裂。

按斑块内脂质含量和其他特点，成熟斑块分为易损斑块与稳定斑块。

（1）易损斑块特点　①具有偏心性，相对体积大，脂质核软；②纤维帽薄且不均匀，细胞外基质含量和平滑肌细胞数少；③斑块内有大量炎性细胞浸润；④斑块内有大量新生血管。

（2）稳定斑块特点是　①脂质核体积小；②细胞外基质量和平滑肌细胞数多，炎性细胞少；③纤维帽厚而均匀。

动脉粥样硬化斑块从以下方面导致急性冠脉综合征和脑卒中等发生：①斑块表面出现溃疡或破裂；②斑块过大；③斑块部位血管痉挛。

2. 非酒精性脂肪性肝病　非酒精性脂肪性肝病（NAFLD）包括非酒精性脂肪肝、非酒精性脂肪性肝炎、非酒精性脂肪性肝炎相关肝硬化。NAFLD 发生机制的解释主要是"二次打击"学说。各种致病因素导致肝脏脂代谢紊乱，肝细胞甘油三酯堆积引起"第一次打击"；由于甘油三酯沉积导致肝细胞脂肪变性使肝细胞对内、外源性损害因子的敏感性增强，导致肝脏反应性氧化代谢产物增多，引起脂肪变性的肝细胞发生炎症、坏死甚至纤维化的"二次打击"。

3. 肥胖　高脂蛋白血症时，脂质摄取或合成持续增加，同时脂肪组织中的脂质分解减少，导致脂肪组织中脂质大量沉积，诱发肥胖发生。

4. 对大脑的影响　高脂蛋白血症可能通过两种机制影响脑组织脂质代谢：①血脑屏障受损，通透性增加，血脂进入脑组织增多并异常沉积；②脂质合成的必需成分（如不饱和脂肪酸）进入脑组织增多，使脑组织中脂质合成增加。

5. 对肾脏的影响　高脂蛋白血症对肾脏的损伤表现在两个方面：肾动脉粥样硬化和肾小球损伤。高脂蛋白血症导致肾动脉粥样硬化，肾血流量减少，致肾性高血压，重者导致肾脏缺血、萎缩、间质纤维增生甚至肾梗死。高脂蛋白血症对肾小球的损伤机制：①脂质以脂滴的形式存在于肾小球细胞或系膜基质，通过氧化修饰，造成肾小球上皮细胞和基底膜损伤，产生蛋白尿；②脂质导致系膜细胞弥漫性增生，最终导致小管间质纤维化和肾小球硬化。高脂蛋白血症还可沉积于真皮内形成黄色瘤，沉积于角膜周缘形成角膜弓。

四、防治的病理生理基础

1. 消除病因　防治原发病；控制脂质、糖、蛋白摄入，避免肥胖，参加体力活动，戒烟戒酒。

2. 纠正血脂异常　药物降脂，基因治疗

3. 防止靶器官损伤

第三节　低脂蛋白血症

原发性低脂蛋白血症主要是基因突变等遗传因素引起，很少见。继发性低脂蛋白血症常见于营养不良和消化不良、贫血、恶性肿瘤、感染与慢性炎症、甲亢、慢性严重肝胆和肠道疾病。

低脂蛋白血症主要发生机制包括：①脂质摄入不足；②脂质代谢增强；③脂质合成减少；④脂蛋白相关基

因缺陷。

低脂蛋白血症对机体的影响：①血液系统：红细胞渗透脆性增加，红细胞自溶，可伴有贫血和凝血机制异常，易引起脑出血。②消化系统：脂肪吸收不良。③神经系统：出生早期出现精神运动发育迟缓，进而中枢和周围神经系统发生慢性退行性脱髓鞘。

低脂蛋白血症的主要防治措施是消除病因学因素和补充脂溶性维生素，保护靶器官。

【同步练习】

一、名词解释

1. 血脂（blood lipid）　　**2.** 脂蛋白（lipoprotein）　　**3.** 高脂血症（hyperlipidemia）　　**4.** 胆固醇逆转运（reverse cholesterol transport，RCT）

二、选择题

（一）单选题

1. 下列脂蛋白中颗粒最小的是（　　）

A．CM　　　　　　B．VLDL　　　　　　C．LDL　　　　　　D．HDL　　　　　　E．IDL

2. 下列属于脂蛋白的是（　　）

A．TG　　　　　　B．FFA　　　　　　C．FC　　　　　　D．TC　　　　　　E．CM

3. 胆固醇逆转运是指（　　）

A．组织中的胆固醇由 HDL 运到肝脏　　　　B．组织中的胆固醇由 LDL 运到肝脏

C．肝脏合成的 VLDL 运到组织　　　　　　D．肝脏合成的 HDL 运到组织

E．小肠中形成的 CM 经淋巴进行体循环

4. 下列**不属于**脂蛋白受体的是（　　）

A．LDL 受体　　　　B．apoE 受体　　　　C．胆固醇受体　　　　D．清道夫受体　　　　E．VLDL 受体

5. 除遗传因素外，造成高脂蛋白血症的最重要因素是（　　）

A．营养性因素　　　B．血糖控制不良的糖尿病　　　　C．肾病综合征

D．酗酒　　　　　　E．甲状腺功能低下

6. 高脂蛋白血症对机体最重要的影响是引起（　　）

A．脂肪肝　　　　　B．神经退行性疾病　　C．重度肥胖　　　　D．冠心病　　　　E．肾小球硬化

7. 属于动脉粥样硬化易损斑块特点的是（　　）

A．斑块内形成小的脂肪核　　　　　　B．斑块中平滑肌细胞多

C．斑块内细胞外基质量多　　　　　　D．斑块的纤维帽厚

E．斑块内炎症细胞浸润多

8. 下列与高脂蛋白血症**无明显关系**的疾病是（　　）

A．动脉粥样硬化　　B．肾小球硬化　　　C．脂肪瘤　　　　　D．黄色瘤　　　　E．角膜弓

（二）多选题

1. 临床上成人高脂血症是指（　　）

A．空腹血总胆固醇≥6.22 mmol/L　　　　B．空腹血总胆固醇≥2.26 mmol/L

C．空腹血甘油三酯≥2.26 mmol/L　　　　D．空腹血甘油三酯≥6.22 mmol/L

E．空腹血总胆固醇与血甘油三酯均≥2.26 mmol/L

2. 下列物质中属于脂蛋白所含的成分是（　　）

A．蛋白质　　　　　B．胆固醇　　　　　C．甘油三酯　　　　D．磷脂　　　　E．脂肪酶

3. 简易分型将高脂蛋白血症分为（　　）

A．高胆固醇血症　　B．高甘油三酯血症　C．混合型高脂血症　D．高蛋白血症　　E．高磷脂血症

4. 引起继发性低脂蛋白血症的常见疾病有（　　）

A．长期营养不良　　　　　　B．严重贫血　　　　　　C．恶性肿瘤

D．感染与慢性炎症　　　　　E．甲状腺功能亢进

5. 饮食脂质含量高导致血脂增高的机制是（　　）

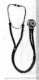

A．促肝脏胆固醇含量增加　　　　　　B．LDL 受体合成增加

C．促使小肠合成 CM 增加　　　　　　D．促使肝脏合成 VLDL 增加

E．促使肝脏合成蛋白质增加

三、填空题

1. 脂质是_____和_____作用生成的酯及其衍生物的总称，是一大类中性的脂溶性化合物。

2. 血脂是血浆中脂质成分的总称，包括_____、_____、_____、_____和_____等。

3. 应用超速离心法可将血浆中的脂蛋白分为四类：_____、_____、_____和_____。

4. 调节脂代谢的酶包括：_____、_____、_____和_____。

5. 脂蛋白代谢途径可分为_____、_____和_____。

6. 目前多将高脂蛋白血症分为_____、_____、_____、_____、_____和_____共 6 型。

7. 目前已报道的载脂蛋白有 20 多种，其中临床意义较为重要且认识比较清楚的有_____、_____、_____、_____、_____和_____等。

8. 血浆中还存在将甘油三酯和胆固醇酯在脂蛋白间转移的蛋白质。包括：_____、_____和_____。

9. 引起继发性高脂蛋白血症的全身性疾病包括_____、_____、_____和_____等。

10. 导致急性冠脉综合征和脑卒中发生的斑块特点：_____、_____和_____。

四、简答题

1. 简述脂蛋白代谢的相关途径。

Describe the pathways related to the lipoprotein metabolism.

2. 稳定斑块与易损斑块各有哪些特点？

What are the characters of stable plaque and vulnerable plaque?

3. 简述高脂蛋白血症引起动脉粥样硬化发生发展的基本机制。

Please explain the pathogenesis of atherosclerosis induced by hyperlipoproteinemia.

4. 简述高脂蛋白血症引起肾小球的损伤机制。

Please describe the mechanism of on glomerular injury induced by hyperlipoproteinemia.

5. 简述高脂蛋白血症对脑组织脂质代谢的影响。

Describe the effects of hyperlipidemia on lipid metabolism of brain tissue.

【参考答案】

一、名词解释

1. 血脂　是血浆中脂质成分的总称。包括甘油三酯、磷脂、胆固醇、胆固醇酯和游离脂肪酸等。

2. 脂蛋白　脂蛋白由脂质与载脂蛋白结合而成，是脂质成分在血液中存在、转运及代谢的形式。

3. 高脂血症　高脂血症指成人空腹血总胆固醇≥6.22 mmol/L 和（或）甘油三酯≥2.26 mmol/L。

4. 胆固醇逆转运　是指外周组织细胞中脂质以 HDL 为载体转运到肝脏进行分解代谢的过程。

二、选择题

（一）单选题

1. D　2. E　3. A　4. C　5. A　6. D　7. E　8. C

（二）多选题

1. AC　2. ABCD　3. ABC　4. ABCDE　5. ACD

三、填空题

1. 脂肪酸　醇　2. 甘油三酯　磷脂　胆固醇　胆固醇酯　游离脂肪酸　3. 乳糜微粒　极低密度脂蛋白　低密度脂蛋白　高密度脂蛋白　4. 卵磷脂胆固醇酰基转移酶　脂蛋白脂酶　肝脂酶　3-羟-3-甲基戊二酰辅酶 A 还原酶　酰基辅酶 A 胆固醇酰基转移酶　5. 外源性代谢途径　内源性代谢途径　胆固醇逆转运　6. Ⅰ　Ⅱa　Ⅱb　Ⅲ　Ⅳ　Ⅴ　7. apoA　apoB　apoC　apoD　apoE　apo(a)　8. 胆固醇酯转运蛋白　磷脂转运蛋白　微粒体甘油三酯转运蛋白　9. 糖尿病　甲状腺功能减退症　肾病综合征　肾功能衰竭　10. 斑块表面出现溃疡或破裂　斑块过大　斑块部位血管痉挛

四、简答题

1. 简述脂蛋白代谢的相关途径。

答：脂蛋白代谢途径可分为外源性代谢途径、内源性代谢途径和胆固醇逆转运。外源性代谢途径是指饮食摄入的胆固醇和甘油三酯在小肠中合成 CM 及其代谢过程；内源性代谢途径是指由肝合成的 VLDL 转变成 IDL 和 LDL，以及 LDL 被肝或其他器官代谢的过程；胆固醇逆转运（RCT）是指外周组织细胞中脂质以 HDL 为载体转运到肝脏进行分解代谢的过程。

2. 稳定斑块与易损斑块各有哪些特点？

答：稳定斑块特点是：①脂质核体小；②细胞外基质量和平滑肌细胞数多，炎性细胞少；③纤维帽厚而均匀。

易损斑块的特点是：①具有偏心性，相对体积大，脂质核软；②纤维帽薄且不均匀细胞外基质量和平滑肌细胞数少；③斑块内有大量炎性细胞浸润；④斑块内有大量新生血管。

3. 简述高脂蛋白血症引起动脉粥样硬化发生发展的基本机制。

答：首先各种危险因素导致血管内皮细胞结构和（或）功能障碍，血管壁通透性增加的基础上，血液中脂质向内膜下转运增加，血中单核细胞向内膜下浸润分化为巨噬细胞。内膜下脂质发生氧化修饰，导致：①浸润的巨噬细胞吞噬氧化修饰的 LDL 衍变成泡沫细胞，促脂质在血管壁蓄积；同时，氧化修饰后 HDL 也类似于氧化修饰的 LDL 成为致动脉粥样硬化因素。②氧化修饰的脂质成为抗原，通过模式识别受体 - Toll 样受体激活机体免疫炎症反应，引起动脉粥样硬化病变中单核细胞、T 淋巴细胞、肥大细胞浸润增加，TNF - α、ILs、CRP 等炎性因子大量分泌，促使动脉粥样硬化发生发展以及动脉粥样硬化斑块破裂。③氧化修饰脂质诱导血管壁中膜平滑肌向内膜下迁移增殖并分泌大量细胞外基质形成斑块纤维帽。④氧化修饰脂质诱导动脉粥样硬化病变中的细胞凋亡使内膜通透性增加，脂质沉积由细胞内转向细胞外，细胞外基质合成减少，纤维帽变薄而容易发生破裂。

4. 简述高脂蛋白血症对肾小球的损伤机制。

答：①存在于肾小球细胞或系膜基质中的脂质，通过氧化修饰，造成肾小球上皮细胞和基底膜损伤，引起蛋白尿；②脂质导致系膜细胞弥漫性增生，最终导致小管间质纤维化和肾小球硬化。

5. 简述高脂蛋白血症对脑组织脂质代谢的影响。

答：血脑屏障受损，通透性增加，血脂进入脑组织增多；脂质合成的必需成分（如不饱和脂肪酸）进入脑组织增多，使脑组织中脂质合成增加。

（李瑞峰　池良杰）

第七章 缺　氧

▲重点难点提示:掌握缺氧的类型、血氧变化、对机体的影响

【内容精析】

　　缺氧(hypoxia)是指因供氧减少或利用氧障碍引起细胞发生代谢、功能和形态结构异常变化的病理过程。缺氧是造成细胞损伤的最常见原因

▲注意:缺氧不是独立的疾病,是一种基本病理过程

第一节　常用血氧指标

　　常用的血氧指标有:血氧分压(Partial pressure of oxygen,PO_2)、血氧容量(Oxygen binding capacity,CO_{2max})、血氧含量(Oxygen content,CO_2)、血红蛋白氧饱和度(Oxygen saturation,SO_2)和 P_{50}。见表 7-1。

表 7-1　　　　　　　　　　　　　常用血氧指标、参考值及意义

常用指标	概　念	正常值	影响因素及意义
血氧分压	溶解在血液中的氧所产生的张力	PaO_2(100 mmHg) PvO_2(40 mmHg)	PaO_2 主要取决于吸入气体的氧分压和外呼吸功能;PvO_2 取决于组织摄氧和利用氧的能力
血氧容量	在 38℃,氧分压 150 mmHg,二氧化碳分压 40 mmHg 的条件下,100 ml 血液中血红蛋白所能结合的最大氧量,包括血浆中溶解的氧和与 Hb 结合的氧	20 ml/dl	取决于血红蛋白的质与量,其高低反映血液携带氧的能力
血氧含量	100 ml 血液的实际带氧量,包括结合于血红蛋白中的氧量和血浆中溶解的氧	CaO_2(19 ml/dl) CvO_2(14 ml/dl)	取决于氧分压和血氧容量,动-静脉血氧含量差反映组织的摄氧量
血红蛋白氧饱和度	血红蛋白与氧结合的百分数	SaO_2(95%~97%) SvO_2(75%)	主要取决于血氧分压;P_{50} 为反映血红蛋白与氧亲和力的指标,受 2,3-二磷酸甘油、酸中毒等的影响
P_{50}	Hb 氧饱和度为 50% 时的氧分压,反映血红蛋白与氧亲和力的指标	26~27 mmHg	当红细胞 2,3-二磷酸甘油酸增多、酸中毒、CO_2 增多及血温增高时,血红蛋白与氧的亲和力下降,氧解离曲线右移,P_{50} 增加

第二节　缺氧的类型、原因和发病机制

空气中的氧经过外呼吸摄入肺泡、弥散至血液,与血红蛋白结合,由血液循环输送至全身,最后经内呼吸为组织所利用。其中任何一环节发生障碍都能引起缺氧。根据缺氧发生的原因和血氧变化特点,将缺氧分为4种类型。

低张性缺氧(hypotonic hypoxia)、血液性缺氧(hemic hypoxia)、循环性缺氧(circulatory hypoxia)和组织性缺氧(histogenous hypoxia)。

一、各型缺氧的原因及特征表现(表7-2)

表7-2　　　　　　　　　　　各型缺氧的概念、病因及特征表现

类型	定义	原因及机制	特征表现
低张性缺氧	以动脉血氧分压降低为基本特征的缺氧	1. 吸入气 PaO_2 过低:如在高原上 2. 外呼吸功能障碍:如慢支等 3. 静脉血掺杂增多:如先天性心脏病等	当毛细血管血液中脱氧血红蛋白的平均浓度超过 5 g/dl 时,皮肤黏膜呈青紫色,即有发绀
血液性缺氧	由于血红蛋白量或质改变,导致血液携氧能力下降所导致的缺氧	1. 贫血:血红蛋白含量减少 2. CO 中毒、高铁血红蛋白血症:血红蛋白功能异常,与氧亲和力下降	CO 中毒患者皮肤黏膜呈樱桃红;高铁血红蛋白血症患者呈咖啡色,但无发绀
循环型缺氧	由于组织血流量下降引起的组织供氧量不足所引起的缺氧	1. 组织缺血:如休克、心力衰竭等; 2. 组织淤血:如静脉栓塞、静脉淤血等	缺血性缺氧皮肤苍白;淤血性缺氧可出现发绀
组织性缺氧	组织细胞不能有效地利用氧而导致的缺氧	1. 组织中毒:氰化物中毒等 2. 维生素缺乏:核黄素、烟酸等 3. 线粒体损伤:放射线、细菌毒素等	一般无发绀,皮肤黏膜常呈鲜红色或玫瑰色

二、血氧变化的特点(表7-3)

表7-3　　　　　　　　　　不同类型缺氧血氧变化特点

缺氧类型	动脉血氧分压	血氧容量	血氧含量	动脉血氧饱和度	动-静脉血氧含量差
低张性缺氧	↓	正常或↑	↓	↓	↓或正常
血液性缺氧	正常	↓或正常	↓	正常	↓
循环性缺氧	正常	正常	正常	正常	↑
组织性缺氧	正常	正常	正常	正常	↓

第三节　缺氧对机体的影响

缺氧时机体的功能代谢改变包括缺氧性代偿反应和缺氧性损伤两方面。一般轻度缺氧以机体的代偿反应为主,重度缺氧则出现损伤性变化,以功能和代谢障碍为主。急性缺氧时机体往往来不及充分代偿,以损伤表现为主,而慢性缺氧时机体的代偿反应和缺氧的损伤作用并存。

各型缺氧所引起的功能和代谢改变不尽相同,但有相似之处。下面以低张性缺氧为例,介绍缺氧对机体的影响(表7-4)。

病理生理学应试向导

表7-4	缺氧引起的机体功能代谢变化	
	代偿性反应	损伤性变化
呼吸系统	低张性缺氧：PaO₂↓,反射引起呼吸加深加快,增加肺的通气量 血液性缺氧、循环性缺氧和组织性缺氧的患者,如果不合并PaO₂↓,呼吸系统的代偿不明显	高原肺水肿 中枢性呼吸衰竭
循环系统	心输出量增加(心率加快、心肌收缩力增加、回心血量增多);肺血管收缩;血流组织毛细血管密度增加重新分布(保证重要脏器脑和心的血供)	肺动脉高压 回心血量减少 心律失常 心肌舒缩功能降低
血液系统	红细胞和血红蛋白增多 红细胞向组织释放氧的能力增强 氧合血红蛋白曲线右移	血液黏度增高,血流阻力增大,心脏后负荷增高,导致心力衰竭
中枢神经系统	脑血流增加	颅内压增高,脑水肿
组织细胞	细胞利用氧的能力增强 低代谢状态 肌红蛋白增多 糖酵解增强	细胞膜的损伤:钠离子内流、钾离子外流、钙离子内流;线粒体损伤;溶酶体损伤

第四节　氧疗与氧中毒

一、氧疗

吸氧是治疗缺氧的基本方法,对各种类型的缺氧均有一定疗效,但因缺氧的类型不同,氧疗的效果有较大差异。

低张性缺氧疗效最好,吸氧能提高肺泡气 PO_2,促进氧在肺中的弥散和交换,提高 PaO_2 和血氧饱和度,增加动脉血氧含量。

高原肺水肿吸入纯氧有特殊疗效。

一氧化碳中毒患者吸氧,氧可与一氧化碳竞争与血红蛋白的结合,从而加速一氧化碳与血红蛋白解离。

二、氧中毒

氧中毒的发生与气体中的氧分压的高低、氧浓度的大小、吸氧时间的长短呈正相关系,尤其是氧分压。

吸入气的氧分压(PiO_2)与氧浓度(FiO_2)关系的公式: $PiO_2＝(PB-6.27)×FiO_2$。PB为吸入气体压力,6.27为水蒸气,单位为 kPa, FiO_2 为 21%。

氧中毒与活性氧的毒性作用有关。根据临床表现不同,氧中毒分为:

(1)肺型氧中毒　胸骨后疼痛、呼吸困难、肺活量↓、 PaO_2 ↓。

(2)脑型氧中毒　视觉、听觉障碍、恶心、抽搐、晕厥。

【同步练习】

一、名词解释

1. 血氧分压(partial pressure of oxygen)　　2. 血氧容量(oxygen binding capacity in blood, CO_{2max})　　3. 血氧含量(oxygen content in blood, CO_2)　　4. 血红蛋白氧饱和度(oxygen saturation of hemoglobin, SO_2)　　5. 低张性缺氧(hypotonic hypoxia)　6. 呼吸性缺氧(respiratory hypoxia)　　7. 发绀(cyanosis)　　8. 血液性缺氧(hemic hypoxia)　　9. 高铁血红蛋白(methemoglobin, $HbFe^{3+}OH$)　　10. 循环性缺氧(circulatory hypoxia)　11. 组织性缺氧(histogenous hypoxia)　　12. 组织中毒性缺氧(histotoxic hypoxia)　　13. 缺氧性肺血管收缩(hypoxic pulmonary vasoconstriction, HPV)

二、选择题

(一)单选题

1. 低氧血症是指(　　　)

A．血液氧分压低于正常　　　　　　B．血液氧含量低于正常

C．动脉血氧含量低于正常　　　　　D．动脉血氧分压低于正常

E．血液氧容量低于正常

2. 因呼吸功能不全而发生的缺氧,其动脉血中最具特征性的变化是(　　　)

A．动脉血氧含量降低　　　　　　　B．动脉血氧容量降低

C．动脉血氧分压降低　　　　　　　D．动脉血氧饱和度降低

E．血红蛋白氧离曲线右移

3. 有关血氧指标的叙述,下列哪一项是**不全面**的(　　　)

A．血氧饱和度的高低与血液中血红蛋白的量无关

B．血氧容量决定于血液中 Hb 的浓度及 Hb 和 O_2 的结合力

C．血氧含量是指 100 ml 血液中实际含有 O_2 的毫升数

D．动脉血氧分压完全取决于吸入气中氧分压的高低

E．正常成人动、静脉血氧含量差约为 5 ml/dl

4. 下列关于 P_{50} 的描述,哪一项是**错误**的(　　　)

A．P_{50} 是指血红蛋白氧饱和度为 50％ 时的氧分压

B．P_{50} 是反映 Hb 与 O_2 的亲和力的指标

C．P_{50} 的正常值为 3.47～3.60 kPa(26～27 mmHg)

D．P_{50} 增加表明氧离曲线右移

E．红细胞内 2,3‐DPG 浓度升高时,P_{50} 降低

5. 静脉血流入到动脉引起的缺氧属于(　　　)

A．低张性缺氧　　　　　　B．组织性缺氧　　　　　　C．缺血性缺氧

D．循环性缺氧　　　　　　E．血液性缺氧

6. 下列有关发绀的描述,**错误**的是(　　　)

A．发绀不一定是缺氧　　　　B．缺氧不一定有发绀

C．循环性缺氧可以有发绀　　D．严重贫血引起的发绀一般较明显

E．动脉血中脱氧血红蛋白超过 50 g/L 时可以引起发绀

7. 下列哪项**不属于**血液性缺氧(　　　)

A．严重贫血　　　　　　　B．煤气中毒　　　　　　　C．高铁血红蛋白血症

D．亚硝酸盐中毒　　　　　E．支气管痉挛

8. 血液性缺氧时血氧指标中最具特征性变化的是(　　　)

A．动‐静脉血氧含量差下降　　B．血氧容量下降　　　　C．动脉血氧分压下降

D．动脉血氧含量下降　　　　　E．动脉血氧饱和度下降

9. 血氧容量正常,PaO_2 降低,SaO_2 也降低的情况可见于(　　　)

A．心力衰竭　　　　B．严重贫血　　　　C．呼吸衰竭　　　　D．氰化物中毒　　　　E．DIC

10. 大叶性肺炎患者引起的低张性缺氧时,血氧变化是(　　　)

A．动‐静脉血氧含量差下降　　　B．血氧容量下降　　　　　C．动脉血氧分压下降

D．动脉血氧含量下降　　　　　　E．动脉血氧饱和度下降

11. 下列哪种情况**不会**发生低张性缺氧(　　　)

A．胸腔大量积液　　　　　　B．吸入大量氮气　　　　　　C．服用过量安眠药

D．吸入大量 CO　　　　　　 E．支气管炎

12. 关于一氧化碳中毒的叙述,下列哪项**不正确**(　　　)

A．CO 和 Hb 结合生成的碳氧血红蛋白无携氧能力

B．CO 抑制 RBC 内糖酵解,使 2,3‐DPG 减少,氧离曲线左移

C．吸入气中 CO 浓度为 0.1％ 时,可致中枢神经系统和心脏难以恢复的损伤

D．呼吸加深变快,肺通气量增加

E．皮肤、黏膜呈樱桃红色

13. 下列哪项异常出现在组织性缺氧中(　　)

    A．动-静脉血氧含量差　　　　　　B．血氧容量　　　　　　C．动脉血氧分压

    D．动脉血氧含量　　　　　　E．动脉血氧饱和度

14. 下列哪种情况出现的缺氧,其动脉血氧含量可显著下降(　　)

    A．支气管肺炎　　　　B．广泛动脉硬化　　　C．心源性休克　　　D．DIC　　　E．氰化钾中毒

15. 动脉血氧分压、氧容量及氧含量正常,静脉血氧分压升高可见于(　　)

    A．呼吸衰竭　　　　B．慢性贫血　　　　C．失血性休克　　　D．充血性心力衰竭　E．氰化钾中毒

16. 血氧容量 20 ml/dl,动脉血氧含量 19 ml/dl,动脉血氧分压 100 mmHg,动-静脉血氧含量差 6 ml/dl,最有可能的疾病是(　　)

    A．先天性心脏病　　B．一侧肺不张　　C．充血性心力衰竭　D．CO 中毒　　　E．氰化钾中毒

17. 低张性缺氧引起呼吸系统代偿性反应的动脉血氧分压阈值是(　　)

    A．<90 mmHg　　　B．<80 mmHg　　C．<70 mmHg　　　D．<60 mmHg　　E．<50 mmHg

18. 血氧容量 20 ml/dl,动脉血氧含量 15 ml/dl,动脉血氧分压 55 mmHg,动-静脉血氧含量差 4 ml/dl,最有可能的缺氧类型是(　　)

    A．组织性缺氧　　　B．循环性缺氧　　　C．低张性缺氧　　　D．血液性缺氧　　　E．缺血性缺氧

19. 血氧容量 12 ml/dl,动脉血氧含量 12 ml/dl,动脉血氧分压 100 mmHg,动-静脉血氧含量差 4 ml/dl,最有可能的疾病是(　　)

    A．大叶性肺炎　　　B．阻塞性肺气肿　　C．失血性休克　　　D．慢性贫血　　　E．维生素 B_2 缺乏

20. 呼吸加深加快,对下列哪型缺氧的代偿作用最大(　　)

    A．低动力性休克　　　　　　　B．血红蛋白减少　　　　　　C．吸入气氧分压降低

    D．线粒体功能障碍　　　　　　E．氰化钾中毒

21. 低张性缺氧时的血管反应主要表现为(　　)

    A．冠脉脑血管扩张、肺血管收缩　　　　　　B．冠脉扩张、脑血管肺血管收缩

    C．冠脉脑血管、肺血管扩张　　　　　　　　D．冠脉肺血管扩张、脑血管收缩

    E．冠脉脑血管收缩、肺血管扩张

22. 急性低张性缺氧时,机体最主要的代偿方式是(　　)

    A．心率加快　　　　　　　　　B．红细胞数目增多　　　　　　C．肺通气量增加

    D．心肌收缩力加强　　　　　　E．脑血流量增加

23. 严重缺氧导致细胞损伤时,细胞内外离子浓度的变化是(　　)

    A．细胞内 K^+ ↑　　　　　　　B．细胞内 Na^+ ↑　　　　　　C．细胞内 H^+ ↓

    D．细胞内 Ca^{2+} ↓　　　　　　E．细胞内 K^+ ↓

24. 缺氧时血液系统的代偿反应有(　　)

    A．血红蛋白与氧的亲和力增加

    B．骨髓造血功能增强,氧离曲线右移

    C．单核-巨噬细胞系统对红细胞破坏受抑制

    D．血氧含量增加

    E．红细胞内 2,3-二磷酸甘油酸减少

25. 引起肠源性发绀的原因有(　　)

    A．亚硝酸盐中毒　　　　　　　B．氰化物中毒　　　　　　C．一氧化碳中毒

    D．肠道淤血水肿　　　　　　　E．肠系膜血管痉挛

26. 以下哪一种原因引起的缺氧往往无发绀(　　)

    A．心力衰竭　　　　　　　　　B．窒息　　　　　　　　　C．呼吸功能不全

    D．静脉血掺杂　　　　　　　　E．组织用氧障碍

27. 吸氧疗法改善下列哪种病变引起的缺氧效果最佳(　　)

    A．肺间质纤维化　　　　　　　B．严重缺铁性贫血　　　　C．氰化物中毒

    D．亚硝酸盐中毒　　　　　　　E．先天性心脏病所导致的右向左分流

28. 氧中毒是否发生主要取决于（　　）

 A．氧浓度   B．氧分压   C．氧流量

 D．给氧时间   E．给氧方式

（二）多选题

1. 反映组织耗氧量的指标有（　　）

 A．静脉血氧含量   B．动脉血氧分压   C．动脉血氧饱和度

 D．动-静脉血氧含量差   E．组织血液灌流量

2. 低张性缺氧常见于（　　）

 A．充血性心力衰竭   B．大叶性肺炎   C．胸腔大量积液

 D．亚硝酸盐中毒   E．室间隔缺损伴肺动脉高压

3. 循环性缺氧时的血氧改变是（　　）

 A．动-静脉血氧含量差↓   B．动-静脉血氧含量差↑   C．动脉血氧分压正常

 D．血氧容量↓   E．血氧含量↓

4. 伴有发绀的缺氧可见于（　　）

 A．氰化物中毒   B．左心衰竭   C．严重贫血

 D．CO 中毒   E．休克伴发 ARDS（成人呼吸窘迫综合征）

5. 慢性贫血患者进入高原地区其血氧指标可能发现的变化有（　　）

 A．动脉血氧含量↓   B．动脉血氧分压↓   C．动脉血氧饱和度↓

 D．动-静脉血氧含量差↓   E．血氧容量↓

6. PaO_2 95 mmHg，血氧容量 21 ml％，血氧含量 20％，动脉血氧饱和度 95％，动-静脉血氧含量差 7.5 ml％，可能的缺氧类型是（　　）

 A．呼吸性缺氧   B．缺血性缺氧   C．组织性缺氧   D．淤血性缺氧   E．呼吸性缺氧

7. 红细胞数增高且血红蛋白含量也增高，能提高的是（　　）

 A．血液黏度   B．血氧容量   C．血氧含量   D．动脉血氧分压   E．动脉血氧饱和度

三、填空题

1. 因_____减少或_____障碍引起细胞发生代谢、功能和形态结构异常变化的病理过程称为缺氧。

2. 引起血液性缺氧的常见原因有_____、_____和_____。

3. 正常人动脉血氧分压主要取决于_____和_____。

4. 血氧饱和度与氧分压的关系可用_____表示。

5. 缺氧可分为_____、_____、_____和_____ 4 种类型。

6. 引起 P_{50} 增加的因素包括_____、_____、_____及_____。

7. 决定血氧饱和度最主要的因素是_____。

8. 静脉血流入动脉导致_____性缺氧。

9. 低张性缺氧动脉血和静脉血氧合血红蛋白_____，脱氧血红蛋白_____。

10. 健康者进入高原地区或通风不良的矿井时可发生缺氧的主要原因是_____。

11. 因进食引起血红蛋白氧化造成的_____血症，又称肠源性发绀。

12. 一氧化碳中毒可造成_____缺氧。

13. 缺氧可使骨髓造血功能_____，氧解离曲线_____，从而增加氧的运输和氧的释放。

14. 反映循环性缺氧的指标是_____增大。

15. 因毒性物质抑制生物氧化引起的缺氧又称为_____。

16. 高原性肺水肿可能的病因是_____。

17. 低张性缺氧引起的循环系统的代偿反应主要是_____、_____、_____和_____。

18. 急性缺氧时主要的代偿方式是_____和_____增加。

19. 慢性缺氧可使 RBC 明显增加的主要机制为_____和_____增加。

20. 血液系统对缺氧的代偿反应是通过_____和_____实现的。

21. 对_____患者，吸氧是最有效的治疗方法。

22. 缺氧性细胞损伤性变化主要为_____、_____和_____的变化。

23. 轻度缺氧以激发机体的_____为主,而重度缺氧可造成_____,甚至_____。

24. 组织中毒性缺氧的主要问题是_____,解除_____是治疗的关键。

25. 缺氧导致中枢神经系统功能障碍与_____和_____有关。

四、问答题

(一)简答题

1. 四种类型缺氧的血氧变化特点是什么?

   What are the characteristics of blood oxygen in the four types of hypoxia?

2. 低张性缺氧的病因与发病机制是什么?

   What are the etiology and mechanism of hypotonic hypoxia?

3. 血液性缺氧的病因与发病机制是什么?

   What are the etiology and mechanism of hemic hypoxia?

4. 循环性缺氧的病因与发病机制是什么?

   What are the etiology and mechanism of circulatory hypoxia?

5. 组织性缺氧的病因与发病机制是什么?

   What are the etiology and mechanism of histogenous hypoxia?

6. 缺氧时,红细胞中 2,3 - DPG 增加的机制是什么?

   What is the mechanism of 2,3 - DPG increasing in RBCs during hypoxia?

7. 急性低张性缺氧时机体的主要代偿方式是什么?

   What are the main compensatory changes of acute hypotonic hypoxia?

8. 急性高原性肺水肿的发病机制是什么?

   What is the mechanism of acute high altitude pulmonary edema (HAPE)?

9. 试比较各种类型缺氧时吸氧疗法的效果。

   Please describe the effects of oxygen treatment on different types of hypoxia.

(二)论述题

某患者的血氧检查结果是:CO_{2max}(血氧容量)20 ml/dl,CaO_2(动脉血氧含量)15 ml/dl,PaO_2(动脉血氧分压)6.7 kPa(50 mmHg),动-静脉氧差 4 ml/dl,该患者属于哪一类型缺氧?

【参考答案】

一、名词解释

1. **血氧分压**　为溶解于血液中的氧所产生的张力。正常人动脉血氧分压约为 13.3 kPa(100 mmHg),主要取决于吸入气体的氧分压和外呼吸功能;静脉血氧分压正常约为 5.33 kPa(40 mmHg),主要取决于组织摄氧和利用氧的能力。

2. **血氧容量**　为 100 ml 血液中 Hb 被氧充分饱和时的最大带氧量,应等于 1.34(ml/g)×Hb(g/dl),它取决于血液中 Hb 的质(与 O_2 结合的能力)和量。血氧容量的大小反映血液携带氧的能力。血氧容量正常值约为 20 ml/dl。

3. **血氧含量**　为 100 ml 血液的实际带氧量,主要是 Hb 实际结合的氧和极小量溶解于血浆的氧(通常仅 0.3 ml/dl)。血氧含量主要取决于血氧分压和血氧容量。动脉血氧含量(CaO_2)通常约为 19 ml/dl,静脉血氧含量(CvO_2)约为 14 ml/dl。

4. **血红蛋白氧饱和度**　是指血红蛋白与氧结合的百分数,简称血氧饱和度。SO_2 =(血氧含量－溶解氧量)/血氧容量×100%,SO_2 主要取决于血氧分压。

5. **低张性缺氧**　以动脉血氧分压降低为基本特征的缺氧为低张性缺氧,又称为乏氧性缺氧,CaO_2 减少,组织供氧不足。

6. **呼吸性缺氧**　由肺通气或肺换气功能障碍导致的低张性缺氧,又称为呼吸性缺氧。

7. **发绀**　当毛细血管中脱氧血红蛋白的平均浓度超过 5 g/dl 时,皮肤和黏膜呈青紫色,称为发绀。

8. **血液性缺氧**　由于血红蛋白数量减少或性质改变,以致血液携带氧的能力降低而引起的缺氧称为血液性缺氧。大多是动脉血氧含量降低而氧分压正常,为等张性低氧血症。

9. **高铁血红蛋白** 血红蛋白中的二价铁在氧化剂的作用下,可氧化成三价铁形成高铁血红蛋白,也称变性血红蛋白,或羟化血红蛋白,丧失携带氧的能力,还可导致氧离曲线左移,使组织缺氧。

10. **循环性缺氧** 由于组织血流量减少使组织供氧量减少所引起的缺氧称循环性缺氧,又称为低动力性缺氧。循环性缺氧可分为缺血性缺氧和淤血性缺氧。前者是由于动脉压降低或动脉阻塞使毛细血管床血液灌注量减少;后者则由于静脉压升高使血液回流受阻,导致毛细血管床淤血所致。

11. **组织性缺氧** 在组织供氧正常的情况下,因细胞不能有效的利用氧而导致的缺氧称为组织性缺氧或氧利用障碍性缺氧。

12. **组织中毒性缺氧** 因毒性物质抑制细胞生物氧化引起的缺氧,又称为组织中毒性缺氧。

13. **缺氧性肺血管收缩** 当某部分肺泡气氧分压降低时,可引起该部位肺小动脉收缩,使血流转向通气充分的肺泡,这是肺循环独有的生理现象,称为缺氧性肺血管收缩。

二、选择题
(一)单选题
1. C   2. C   3. D   4. E   5. A   6. D   7. E   8. B   9. C   10. C   11. D   12. D
13. A   14. A   15. E   16. C   17. D   18. C   19. D   20. C   21. A   22. C   23. D
24. B   25. A   26. E   27. A   28. B

(二)多选题
1. AD   2. BCE   3. BC   4. BE   5. ABCDE   6. BD   7. ABC

三、填空题
1. 供氧 利用氧   2. 贫血 一氧化碳中毒 高铁血红蛋白血症   3. 吸入气体的氧分压 外呼吸功能
4. 氧合血红蛋白解离曲线   5. 低张性缺氧 血液性缺氧 循环性缺氧 组织性缺氧   6. 2,3 - DPG 增多
酸中毒 CO_2 增多 血温增高   7. 血氧分压   8. 低张   9. 降低 增多   10. 吸入气的 PaO_2 过低
11. 高铁血红蛋白   12. 血液性   13. 增强 右移   14. 动-静脉血氧含量差   15. 组织中毒性缺氧
16. 肺动脉高压   17. 心输出量增加 肺血管收缩 血流重新分布 组织毛细血管密度增加   18. 肺通气量
心输出量   19. 肾生成 释放促红细胞生成素   20. 红细胞数量增多 氧解离曲线右移   21. 低张性缺氧
22. 细胞膜 线粒体 溶酶体   23. 代偿反应 细胞的功能和代谢障碍 结构破坏   24. 细胞利用氧障碍
呼吸链酶的抑制   25. 脑水肿 脑细胞受损

四、问答题
(一)简答题
1. 四种类型缺氧的血氧变化特点是什么?

答:根据缺氧的原因和血氧变化特点,一般将缺氧分为低张性缺氧、血液性缺氧、循环性缺氧和组织性缺氧 4 种类型,血氧变化特点分别为:

(1) 低张性缺氧:动脉血氧分压、氧含量、氧饱和度降低,氧容量正常,动-静脉氧含量差减小(慢性缺氧可正常)。

(2) 血液性缺氧:氧容量、氧含量降低(血红蛋白与氧结合力增高者不降低),动脉血氧分压、氧饱和度正常,动-静脉氧含量差减小。

(3) 循环性缺氧:动脉血氧分压、氧容量、氧含量及氧饱和度均可正常,动-静脉氧含量差增大。

(4) 组织性缺氧:动脉血氧分压、氧容量、氧含量、氧饱和度正常,静脉血氧分压、氧含量、氧饱和度升高,动-静脉氧含量差减小。

2. 低张性缺氧的病因与发病机制是什么?

答:低张性缺氧的病因与发病机制为:

(1) 吸入气氧分压过低:多发生于海拔 3 000～4 000 m 以上高原或高空,也可发生于通风不良的矿井、坑道,以及吸入被惰性气体或麻醉药过度稀释的空气时。因吸入气 PaO_2 过低使进入肺泡进行气体交换的氧不足。PaO_2 降低使血液向组织弥散氧的速度降低,以致组织供氧不足,造成细胞缺氧,也称为大气性缺氧。

(2) 外呼吸功能障碍:由肺的通气功能障碍或换气功能障碍所致。肺的通气功能障碍可引起肺泡气 PaO_2 降低;换气功能障碍使经肺泡扩散到血液中的氧减少,PaO_2 和氧含量不足,又称为呼吸性缺氧。

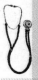

病理生理学应试向导

(3) 静脉血流入动脉血:多见于先天性心脏病,如室间隔缺损伴有肺动脉狭窄或肺动脉高压时,由于右心的压力高于左心,出现右向左分流,静脉血掺入左心的动脉血中,导致 PaO_2 降低。

3. 血液性缺氧的病因与发病机制是什么?

答:血液性缺氧的病因、发病机制为:

(1) 贫血:各种原因引起的严重贫血,使血红蛋白量减少,血液携氧因而减少。因贫血是血液性缺氧最常见的原因,所以有人将血液性缺氧称为贫血性缺氧。

(2) 一氧化碳中毒:Hb 与 CO 结合形成碳氧血红蛋白(HbCO)从而失去运氧功能。CO 与 Hb 结合的速率虽仅为 O_2 与 Hb 结合速率的 1/10,但 HbCO 的解离速度却为 HbO_2 解离速度的 1/2 100,因此 CO 与 Hb 的亲和力比 O_2 大 210 倍。当吸入气中有 0.1% 的 CO 时,血液中的血红蛋白可能有 50% 为 HbCO。另一方面,CO 还能抑制红细胞内糖酵解,使其 2,3 - DPG 生成减少,氧离曲线左移,HbO_2 中的氧不易释出,从而加重组织缺氧。

(3) 高铁血红蛋白血症:血红蛋白中的二价铁在氧化剂的作用下可氧化成三价铁,形成高铁血红蛋白($HbFe^{3+}OH$),也称变性血红蛋白或羟化血红蛋白。高铁血红蛋白中的三价铁因与羟基牢固结合而丧失携带氧的能力,加上血红蛋白分子的 4 个二价铁中有一部分氧化为三价铁后还能使剩余的 Fe^{2+} 与氧的亲和力增高,导致氧离曲线左移,使组织缺氧。生理情况下,血液中不断形成极少量高铁血红蛋白,又不断被血液中的还原剂如 NADH、抗坏血酸、还原型谷胱甘肽等还原为二价铁的血红蛋白,使正常血液中高铁血红蛋白含量只占血红蛋白总量的 1%~2%。当食用大量含硝酸盐的腌菜后,经肠道细菌将硝酸盐还原为亚硝酸盐,后者吸收导致高铁血红蛋白血症,称为肠源性发绀。过氯酸盐等其他氧化剂中毒时,也可引起高铁血红蛋白血症。

4. 循环性缺氧的病因与发病机制是什么?

答:组织缺血或组织淤血可引起循环性缺氧。可为全身性的循环性缺氧,也可为局部性的循环性缺氧。

(1) 组织缺血:组织细胞的供氧量取决于单位时间的供血量和动脉血氧含量,由于动脉压降低或动脉阻塞造成的组织灌流量不足称为缺血性缺氧。例如,休克和心力衰竭患者因心输出量减少可造成全身组织供血不足;动脉血栓形成、动脉炎或动脉粥样硬化造成的动脉狭窄或阻塞,可引起所支配的局部器官和组织缺血性缺氧。

(2) 组织淤血:静脉压升高可使血液回流受阻,毛细血管淤血造成组织缺氧,称淤血性缺氧。右心衰竭可造成右心房压升高,大静脉特别是下腔静脉回流受阻,全身广泛的毛细血管床淤血;而静脉栓塞或静脉炎可引起某支静脉回流障碍,造成局部组织淤血性缺氧。

5. 组织性缺氧的病因与发病机制是什么?

答:组织性缺氧的病因及发病机制为:

(1) 抑制细胞氧化磷酸化:如氰化物、硫化物、磷等可抑制细胞氧化磷酸化,引起组织中毒性缺氧。最典型的是氰化物中毒。各种氰化物如 HCN、KCN、NaCN、NH_4CN 等可由消化道、呼吸道或皮肤进入体内,迅速与氧化型细胞色素氧化酶的三价铁结合为氰化高铁细胞色素氧化酶,使之不能还原成还原型细胞色素氧化酶,以致呼吸链中断,组织不能利用氧。硫化氢、砷化物等中毒也主要由于抑制细胞色素氧化酶等而影响了细胞的氧化过程。

(2) 线粒体损伤:细菌毒素、严重缺氧、钙超载、大剂量放射线照射和高压氧等均可抑制线粒体呼吸功能或造成线粒体结构损伤,引起细胞生物氧化障碍。

(3) 维生素缺乏:维生素 B_1、维生素 B_2、维生素 PP 等均为许多氧化还原酶的辅酶,这些维生素的严重缺乏可能导致氧的利用障碍。

6. 缺氧时,红细胞中 2,3 - DPG 增加的机制是什么?

答:2,3 - DPG 是红细胞内糖酵解过程的中间产物,缺氧时脱氧血红蛋白增多,脱氧血红蛋白可结合 2,3 - DPG,引起红细胞内游离的 2,3 - DPG 减少,2,3 - DPG 对磷酸果糖激酶和二磷酸甘油酸变位酶的抑制作用减弱,从而促进糖酵解,使 2,3 - DPG 生成增多。2,3 - DPG 增多使氧离曲线右移,其意义为:①氧离曲线右移,即血红蛋白与氧的亲和力降低,易于将结合的氧释出供组织利用;②如果氧分压低于 8.0 kPa,因处于氧离曲线陡直部分,血红蛋白与氧的亲和力降低,可使血液在肺部结合的氧明显减少,使之失去代偿作用。

7. 急性低张性缺氧时机体的主要代偿方式是什么?

答:急性缺氧时机体主要以呼吸和循环系统的代偿反应为主:

(1) 呼吸系统:低张性缺氧刺激颈动脉体和主动脉体化学感受器,反射性引起呼吸加深加快,肺通气量增加,使动脉血氧分压升高。

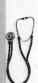

(2) 循环系统:通过心率加快,心收缩力增强,静脉回流增加使心输出量增加,血流重新分布使心、脑重要器官血管扩张,血供得以保证。

8. 急性高原性肺水肿的发病机制是什么?

答:高原肺水肿是指在进入 4 000 米高原后 1~4 d 内,出现头痛、胸闷、咳嗽、发绀、呼吸困难、血性泡沫痰,甚至神志不清。肺部听诊有湿啰音。

发病机制可能为:

(1) 肺动脉高压:急性缺氧使外周血管收缩,回心血量和肺血流增加;缺氧性肺血管收缩使肺循环阻力增加,均可导致肺动脉高压,毛细血管内压增高,引起肺水肿。

(2) 超灌流:缺氧性肺血管收缩强度不一,造成肺血流分布不均,局部区域小动脉严重痉挛,血流量减少,在血管收缩较轻或不收缩的部位肺血流增加,表现为超灌流,使毛细血管内压增高,出现非炎性漏出,引起间质性肺水肿和肺泡水肿。

(3) 肺微血管通透性增加:一些严重或晚期高原肺水肿个体可出现继发性炎症反应,局部致炎性细胞因子增多,使肺泡-毛细血管膜通透性增加,血浆蛋白和红细胞渗出到肺泡腔内,加重肺水肿。

9. 试比较各种类型缺氧时吸氧疗法的效果。

答:吸氧能提高 SaO_2 和(或)PaO_2,而增加 CaO_2,故对各种类型的缺氧均有一定程度的效果,但差别甚大。

(1) 对因肺通气障碍和(或)换气障碍(比如肺间质纤维化等)引起的低张性缺氧,吸氧提高了 PAO_2(肺泡氧分压),从而使动脉血中溶解的氧量及与 Hb 结合的氧量均增加,故临床效果最佳。

(2) 血液性缺氧(如贫血、亚硝酸盐中毒)和循环性缺氧时,PaO_2 正常,SaO_2 已达 95%,通过吸氧增加 Hb 结合的氧量很少,只能增加血浆中氧的溶解量来提高对组织的供氧。

(3) 组织中毒性缺氧(如氰化物中毒)供氧水平正常,吸氧虽能提高血浆和组织间 PO_2 梯度,对促进 O_2 向组织弥散有利,但疗效很有限。

(4) 先天性心脏病右-左分流者,PAO_2(肺泡氧分压)正常,其低氧血症的原因是真性静脉血的掺杂,因此,吸氧的疗效较差。

(二) 论述题

某患者的血氧检查结果是:CO_{2max}(血氧容量)20 ml/dl, CaO_2(动脉血氧含量)15 ml/dl, PaO_2(动脉血氧分压)6.7 kPa(50 mmHg),动-静脉氧差 4 ml/dl,该患者属于哪一类型缺氧?

答:正常成人 CO_{2max} 为 20 ml/dl,即 Hb 约 15 g/dl,每克 Hb 结合 1.34~1.36 ml 氧;CaO_2 约为 19 ml/dl;SaO_2 为 95%~97%;PaO_2 为 13.3 kPa(100 mmHg);动-静脉血氧含量差约 5 ml/dl。故该患者 CO_{2max} 正常,而 PaO_2、CaO_2、SaO_2(动脉血氧饱和度按血氧饱和度为血氧含量和血氧容量的百分比值计算,即 15/20=75%)、动-静脉血氧含量差均下降,该病例符合低张性缺氧的血氧变化特点,可诊断为低张性缺氧。

(王婧婧　郭晓笋)

第八章 发 热

【大纲要求】
   掌握:发热和过热的定义、原因,正常体温范围,发热机制。
   熟悉:发热的治疗原则,内生性致热原和外生性致热原的区别。
   了解:发热时机体的代谢变化。

▲重点难点提示:发热与过热的概念;体温调节机制。致热原和激活物的概念,发热激活物的组成;致热信号传
入中枢的3种途径;发热时体温调节中枢调定点上移的机制;发热时为什么有热限的存在

【内容精析】

第一节 概述

发热(fever)是指由于致热原的作用使体温调定点上移而引起调节性体温升高。

体温调节高级中枢位于视前区下丘脑前部(preoptic anterior hypothalamus,POAH),延髓、脊髓为次级调节中枢。大脑皮层参与体温的行为性调节。体温的调节核心是"调定点(set point,SP)"学说:体温调节中枢内有一个调定点,体温调节机构围绕调定点来调控体温。当体温偏离调控点时,可由反馈系统(温度感受器)将偏差信息输送到控制系统,分析后,通过对效应器(产热和散热)的调控把中心温度维持在与调定点相适应的水平上。所以,发热是指由于致热原的作用使体温调定点上移而引起调节性体温升高。

发热不是体温调节障碍,其体温调节功能正常,是由于调定点上移,将体温调节到较高水平上,属于调节性体温升高。而非调节性体温升高时,调定点未发生移动,是由于体温调节障碍(体温调节中枢损伤)或散热障碍(皮肤鱼鳞病和中暑)及产热器官功能异常(甲亢)等,体温调节中枢不能将体温控制在与调定点相适应的水平上,属被动性体温升高,又称为过热(hyperthermia)。

体温升高分类:

$$体温升高\begin{cases}生理性体温升高(月经前期、剧烈运动、应激等)\\病理性体温升高\begin{cases}发热(调节性体温升高,与调定点相适应)\\过热(被动性体温升高,超过调定点水平)\end{cases}\end{cases}$$

第二节 病因和发病机制

一、发热激活物

发热通常是由发热激活物作用于机体,激活产内生致热原细胞使之产生和释放内生致热原(endogenous pyrogen,EP),再经一些后继环节引起体温升高。发热激活物又称为 EP 诱导物,包括外生致热原(exogenous pyrogen)和某些体内产物。

(一)外生致热原

指来自体外的致热物质。

1. 细菌

(1)革兰阳性细菌   最常见的发热原因。主要有葡萄糖球菌、链球菌、肺炎球菌等。包括葡萄球菌释放的外毒素、A 族链球菌产生的致热外毒素以及白喉杆菌释放的白喉毒素等。细胞壁中的肽聚糖具有致热性。

(2)革兰阴性细菌   包括大肠杆菌、伤寒杆菌、淋球菌、脑膜炎球菌等。致热物为全菌体和胞壁肽聚糖、内毒素(endotoxin,ET),特别是脂多糖(LPS)。ET 是最常见的外致热原,耐热性高(干热 160℃,2 h 灭活),是血液制品和输液过程中的主要污染物。

（3）分支杆菌 如结核杆菌等,致热物为全菌体及胞壁所含肽聚糖。

2. 病毒 流感病毒、SARS病毒等的全病毒体及所含的血细胞凝集素致热。

3. 真菌 如白色念珠菌,致热因素是全菌体及菌体内所含的荚膜多糖和蛋白质。

4. 螺旋体 如钩端、回归热螺旋体。钩端螺旋体钩体内溶血素和细胞毒因子致热。螺旋体代谢裂解产物致回归热,梅毒螺旋体的外毒素致热。

5. 疟原虫 疟原虫感染后,裂殖子和代谢产物（疟色素）致热。

（二）体内产物

1. 抗原-抗体复合物 抗原抗体复合物对产 EP 细胞有激活作用。

2. 类固醇 体内某些类固醇代谢产物如本胆烷醇有致热作用。

3. 体内组织的大量破坏 手术、X 线辐射等导致的组织破坏。

二、内生致热原

（一）内生致热原的种类

1. 白细胞介素-1（interleukin-1,IL-1） 发热激活物作用下,单核细胞、巨噬细胞、内皮细胞、星状细胞等细胞产生。分为 IL-1α、IL-1β 两型。IL-1 受体广泛分布于脑内,密度最高的是靠近体温调节中枢的下丘脑外侧。水杨酸可以阻断 IL-1 引起的发热,IL-1 不耐热,70℃ 30 min 灭活。

2. 肿瘤坏死因子（tumor necrosis factor,TNF） 巨噬细胞、淋巴细胞产生释放,分为 TNFα 和 TNFβ 两型,70℃ 30 min 灭活。布洛芬阻断 TNF 引起的发热。

3. 干扰素（interferon,IFN） 单核细胞、淋巴细胞产生,分为 IFNα,IFNβ 和 IFNγ。60℃ 40 min 灭活。

4. 白细胞介素-6（interleukin-6,IL-6） 单核细胞、成纤维细胞和内皮细胞释放,TNFα 和 IL-1β 能诱导 IL-6 产生,而 IL-6 可下调 TNFα 和 IL-1β 的表达。布洛芬或吲哚美辛阻断 TNF 引起的发热。

5. 巨噬细胞炎症蛋白-1（macrophage inflammatory protein-1,MIP-1） 内毒素诱导巨噬细胞诱生的肝素-结合蛋白质,分为 MIP-1α 和 MIP-1β。白细胞介素-2（interleukin-2,IL-2）诱导发热反应可能通过其他 EP 间接引起。

（二）内生致热原的产生和释放

能产生和释放 EP 的细胞称为产 EP 细胞,包括单核细胞、巨噬细胞、内皮细胞、淋巴细胞、星状细胞及肿瘤细胞,EP 细胞与发热激活物如脂多糖(LPS)结合后被激活,EP 合成。EP 细胞活化方式有:

1. Toll 样受体（Toll-like receptors,TLR）介导的细胞活化 LPS 首先与 LPS 结合蛋白(lipopolysaccharide binding protein,LBP)结合,形成 LPS-sCD14 复合物,再作用于上皮和内皮细胞上的受体,使细胞活化。在单核/巨噬细胞,LPS 与 LBP 形成复合物,再与细胞表面 CD14(mCD14)结合,形成三重复合物,启动细胞内激活机制。大剂量 LPS 可不通过 CD14 直接激活单核巨噬细胞产生 EP。

2. T 细胞受体（T cell receptor,TCR）介导的 T 淋巴细胞活化途径 主要是革兰氏阳性细菌的外毒素以超抗原(SAg)形式活化细胞。此方式也可激活 B 淋巴细胞及单核/巨噬细胞。T 淋巴细胞活化过程主要有磷脂酶 C(Phospholipase C,PLC)和鸟苷酸结合蛋白 P21Ras 途径。PLC 途径:PTKs 活化使细胞内 PLC 磷酸化后,分解细胞膜上的磷脂酰肌醇二磷酸(PIP_2)生成三磷酸肌醇(IP_3)和甘油二酯(DAG),IP_3 可促使胞外 Ca^{2+} 内流及肌浆网 Ca^{2+} 释放进而活化核因子 NF-AT;DAG 可激活蛋白激酶 C(PKC)进而促使多种核转录因子如 NF-κB 等活化。Ras 途径:活化的 PTKs 使 Ras 转化为活性形式后,可经 raf-1 激活 MAPK,使 Fos 和 Jun 家族转录因子活化。

三、发热时的体温调节机制

（一）体温调节中枢

体温调节中枢位于 POAH,含有温度敏感神经元,整合外周和深部温度信息,损伤后可导致体温调节障碍。另外,如中杏仁核(medial amygdaloid nucleus,MAN)、腹中隔(ventral septal area,VSA)和弓状核对发热时的体温起负调节影响。

（二）致热信号传入中枢的途径

1. EP 通过血-脑屏障转运入脑 是一种直接的信号传递方式,血-脑屏障的毛细血管床部位分别有 IL-1、IL-6、TNF 的可饱和转运机制,可将相应的 EP 特异性转运入脑。

2. EP 通过终板血管器（OVLT）作用于体温调节中枢 终板血管器(organum vasculosum laminae terminalis,OVLT)位于视上隐窝上方,紧靠 POAH,其有孔毛细血管对大分子物质有较高的通透性,EP 由此入脑。

(三) 发热中枢调节介质

EP可能首先作用于体温调节中枢,引起发热中枢介质释放,调定点改变。中枢介质分为正调节介质和负调节介质。

1. 正调节介质

(1) 前列腺素E(prostaglandin E, PGE) EP诱导的发热期间,下丘脑合成和释放PGE,动物脑脊液中PGE升高,PGE合成抑制剂阿司匹林、布洛芬等能降低体温。

(2) 环磷酸腺苷(cAMP) 为重要的发热介质。外源cAMP注入动物静脉或脑室内迅速引起发热。其致热作用可被磷酸二酯酶抑制剂(减少cAMP分解)和茶碱所增强,或被磷酸二酯酶激活剂尼克酰减弱。

(3) Na^+/Ca^{2+}比值 动物脑室内灌注Na^+使体温升高,而灌注Ca^{2+}使体温下降。Na^+/Ca^{2+}比值改变在发热机制中起重要作用。EP→下丘脑Na^+/Ca^{2+}↑→cAMP↑→调定点上移。

(4) 促肾上腺皮质激素释放激素(corticotrophin releasing hormone, CRH) 主要分布于室旁核和杏仁核。中枢注入CRH可引起动物脑温和结肠温度明显升高。有观点认为CRH可能是一种双向调节介质。

(5) 一氧化氮(nitric oxide, NO) 在大脑皮层、小脑、海马、下丘脑等部位均含有一氧化氮合酶(nitric oxide synthase, NOS)。发热机制包括三方面:作用于POAH、OVLT部位,介导发热时体温升高;刺激棕色脂肪组织的代谢活动导致产热;抑制发热时负调节介质的合成与释放。

2. 负调节介质 各种感染性疾病引起的发热很少超过41℃。发热时体温上升的幅度被限制在特定范围内的现象称为热限(febrile ceiling)。机体的自我保护和自我调节机制具有重要生物学意义。

(1) 精氨酸加压素(arginine vasopressin, AVP) 又称抗利尿激素(antidiuretic hormone, ADH),下丘脑神经元合成的神经垂体肽类激素。多种实验动物证实,脑内注射AVP后,可降低LPS、EP、PGE诱导的发热反应。应用拮抗剂或阻断剂,能阻断AVP的解热作用,加强致热原的发热效应。在不同环境温度中,AVP的解热作用对体温调节效应器产生不同影响:在25℃时,AVP的解热效应主要表现在加强散热;在4℃中,主要表现在减少产热。

(2) 黑素细胞刺激素(α-Melanocyte-stimulating hormone, α-MSH) 腺垂体分泌的多肽激素,在EP诱导发热期间,将α-MSH注射于脑室中膈区可使发热减弱。解热作用与增强散热有关。内源性的α-MSH可以限制发热的高度和持续时间。

(3) 膜联蛋白A1(annexin A1) 又称脂皮质蛋白-1,糖皮质激素发挥解热作用依赖于脑内膜联蛋白A1的释放,向大鼠中枢内注射膜联蛋白A1可明显抑制IL-1β、IL-6、IL-8、CRH诱导的发热反应。

(4) 白细胞介素-10(interleukin-10, IL-10) 主要是由T淋巴细胞、单核细胞、角质细胞等产生。IL-10能抑制活化的T淋巴细胞产生细胞因子,抑制LPS诱导的各种动物的发热反应。

(四) 发热时体温调节的方式及发热的时相

调定点的正常设定值在37℃左右。发热时,发热激活物作用于产EP细胞,引起EP的产生和释放,EP再经血液循环到达颅内,在POAH或OVLT附近,引起中枢发热介质的释放,使调定点上移。负调节中枢也被激活,产生负调节介质,限制调定点的上移和体温的上升。随着激活物被控制或消失,调定点恢复到正常水平,体温下降至正常(图8-1)。

1. 体温上升期 在发热的开始阶段,正调节占优势,原本正常的体温变成了"冷刺激",中枢对"冷"信息起反应,发出指令经交感神经到达散热中枢,引起皮肤血管收缩和血流减少,导致皮肤温度降低和散热减少。同时指令到达产热器官,引起寒战和物质代谢加强,产热随之增加,调定点上移。皮肤温度降低,散热减少,引起寒战和物质代谢加强,产热增高。

热代谢特点:减少散热,增加产热,使产热大于散热,体温升高。

临床表现:皮温下降,发冷或恶寒,起"鸡皮疙瘩"。

2. 高温持续期(高峰期) 体温升高到调定点水平不再上升,在与新调定点适应的高水平上波动,也称高峰期或稽留期(fastigium)。

热代谢特点:产热与散热在高水平上保持相对平衡。

临床表现:有酷热感,不再寒冷,皮肤温度上升,"鸡皮疙瘩"消失,皮肤、口唇干燥。

3. 体温下降期(退热期) 调定点回到正常水平,皮肤血管扩张。

热代谢特点:散热增强,产热减少,使散热大于产热。

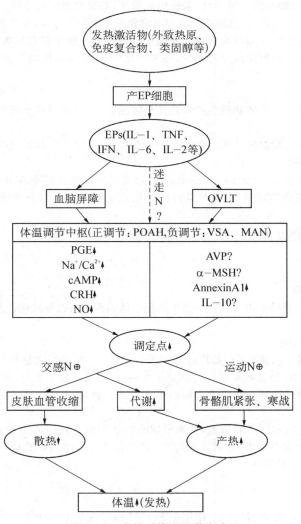

图 8-1 发热时体温调节方式

临床表现:大量出汗,汗腺分泌增加,严重者脱水。

第三节 代谢与功能的改变

一、物质代谢的改变

1. 糖代谢 能量消耗增加,对糖的需求增加,糖的分解代谢加强,糖原贮备减少。肌肉主要依靠糖和脂肪有氧氧化供给能量。

2. 脂肪代谢 发热时因能量消耗的需求,脂肪分解也明显加强,机体动员脂肪贮备。

3. 蛋白质代谢 发热时由于高体温和 EP 的作用,病人体内蛋白质分解加强,产生负氮平衡。

4. 水、盐及维生素代谢 体温上升期,尿量明显减少,Na^+ 和 Cl^- 的排泄减少。退热期因尿量的恢复和大量出汗,Na^+ 和 Cl^- 排出增加。高温持续期的严重者可引起脱水。长期发热病人,由于糖、脂肪和蛋白质分解代谢加强,各种维生素的消耗也增多,应及时补充。

二、生理功能的改变

1. 中枢神经系统功能改变 发热使神经系统兴奋性增高,特别是高热(40℃~41℃)时,病人可能出现烦躁、谵妄,幻觉。在小儿,高热比较容易引起抽搐(热惊厥)。

2. 循环系统功能改变 发热时心率加快,体温每上升 1℃ ,心率约增加 18 次/min。心率加快主要由于热血对窦房结的刺激所致。直接增加外周交感神经的兴奋也可引起心率加快。在一定限度内

病理生理学应试向导

(150 次/min)心率增加可增加心输出量,但如果超过此限度,心输出量反而下降。在寒战期间,心率加快和外周血管的收缩,可使血压轻度升高;高温持续期和退热期因外周血管舒张,血压可轻度下降。

3. 呼吸功能改变 发热时血温升高可刺激呼吸中枢并提高呼吸中枢对 CO_2 的敏感性。

4. 消化功能改变 发热时消化液分泌减少,各种消化酶活性降低,因而产生食欲减退、口腔黏膜干燥、腹胀、便秘等临床征象。

三、防御功能改变

1. 抗感染能力的改变 有些致病微生物对热比较敏感,一定高温可将其灭活。发热时,某些免疫细胞功能加强。

2. 对肿瘤细胞的影响 发热时产 EP 细胞所产生的大量 EP 除了引起发热以外,大多具有一定程度的抑制或杀灭肿瘤细胞的作用。

3. 急性期反应 急性期反应(acute phase response)是机体在细菌感染和组织损伤所出现的一系列急性时相反应。EP 在诱导发热的同时,也引起急性期反应。主要包括蛋白合成增多、血浆微量元素浓度和白细胞计数的改变。

第四节 防治的病理生理基础

一、治疗原发病

针对原发病治疗。

二、一般性发热的处理

体温低于 40℃,不伴有其他严重疾病者不急于解热。体温曲线可以反映病情及转归。对于一般发热,给予补充营养、维生素和水。

三、必须及时解热的病例

1. 高热(＞40℃)病例 高热病例,尤其达到 41℃ 以上者,中枢神经细胞和心脏可能受到较大的影响。高热引起昏迷、谵妄等中枢神经系统症状。尤其是小儿高热,容易诱发惊厥,应早预防。

2. 心脏病患者 心率过快和心肌收缩力加强还会增加心脏负担,对心脏病患者及潜在的心肌损害者及早解热。

3. 妊娠期妇女 ①已有临床研究报道,妊娠早期的妇女如患发热或人工过热(洗桑拿浴)有致畸胎的危险;②妊娠中、晚期,循环血量增多,心脏负担加重,发热会进一步增加心脏负担,可能诱发心力衰竭。因此,妊娠妇女如有发热,应及时解热。

四、解热措施

1. 药物解热

(1)化学药物:水杨酸盐类,解热机制:作用于 POAH 附近恢复中枢神经元功能;阻断 PGE 合成。

(2)类固醇类解热药:如糖皮质激素,主要原理:抑制 EP 合成和释放;抑制免疫反应和炎症反应;中枢效应。

(3)清热解毒中草药。

2. 物理降温 冰袋、冰帽冷敷头部,四肢大血管处酒精擦浴。或置病人于较低温度、空气流通处。

【同步练习】

一、名词解释

1. 发热(fever) **2.** 过热(hyperthermia) **3.** 发热激活物(pyrogenic activator) **4.** 内生致热原(endogenous pyrogen,EP) **5.** 热限(febrile ceiling)

二、选择题

(一)单选题

1. 人体最重要的散热途径是(　　)

　　A. 肺　　　　　B. 皮肤　　　　　C. 尿　　　　　D. 粪　　　　　E. 肌肉

2. 发热是体温调定点(　　)

　　A. 上移引起的调节性体温升高　　　　　B. 下移引起的调节性体温升高

　　C. 上移引起的波动性体温升高　　　　　D. 下移引起的波动性体温升高

E．不变引起的调节性体温升高

3．关于发热本质的叙述,下列哪项是正确的( )

    A．体温超过正常值0.5℃   B．产热过程超过散热过程

    C．是临床常见的疾病   D．由体温调节中枢调定点上移引起

    E．由体温调节中枢调节功能障碍引起

4．下列哪种情况体温升高属于发热( )

    A．甲状腺功能亢进   B．急性肺炎   C．环境高温

    D．妇女月经前期   E．先天性汗腺缺乏

5．下列哪种情况下的体温升高属于过热( )

    A．妇女的月经前期   B．妇女妊娠期   C．剧烈运动后   D．流行性感冒   E．中暑

6．下列哪种物质是发热激活物( )

    A．IL-1   B．IFN   C．TNF   D．MIP-1   E．抗原抗体复合物

7．下列哪种物质**不是**发热激活物( )

    A．尿酸结晶   B．流感病毒   C．螺旋体

    D．抗原抗体复合物   E．白细胞致热原

8．引起发热最常见的病因是( )

    A．变态反应   B．病毒感染   C．细菌感染   D．恶性肿瘤   E．无菌性炎症

9．下列哪种物质属于内生致热原( )

    A．革兰阳性菌产生的外毒素   B．革兰阴性菌产生的内毒素

    C．体内的抗原抗体复合物   D．体内肾上腺皮质激素代谢产物

    E．巨噬细胞被激活后释放的IL-1

10．发热激活物引起发热主要是( )

    A．激活血管内皮细胞,释放致炎物质

    B．促进产EP细胞产生和释放内生致热原

    C．直接作用于下丘脑的体温调节中枢

    D．刺激神经末梢,释放神经介质

    E．加速分解代谢使产热增加

11．外生致热原的作用部位是( )

    A．下丘脑体温调节中枢   B．骨骼肌   C．皮肤、内脏血管

    D．产EP细胞   E．汗腺

12．发热过程中共同的中间环节主要是通过( )

    A．内生致热原   B．外生致热原   C．抗原抗体复合物

    D．环磷酸鸟苷   E．前列腺素

13．发热时机体**不会**出现( )

    A．物质代谢率增高   B．糖原分解代谢增强   C．脂肪分解代谢增强

    D．蛋白质代谢正氮平衡   E．心率加快

14．在体温上升期动脉血压( )

    A．无变化   B．明显下降   C．轻度下降

    D．明显上升   E．轻度上升

15．体温上升期的热代谢特点是( )

    A．产热等于散热   B．散热大于产热   C．产热大于散热

    D．产热障碍   E．散热障碍

16．高热患者容易发生( )

    A．低渗性脱水   B．等渗性脱水   C．高渗性脱水

    D．水中毒   E．水肿

17．输液反应出现的发热其产生原因多数是由于( )

　　A．变态反应　　　　　　　　B．药物的毒性反应　　　　　C．外毒素污染

　　D．内毒素污染　　　　　　　E．霉菌污染

18. 发热时必须及时解热的病例**不包括**（　　　）

　　A．结核病早期　　　　　　　B．小儿高热　　　　　　　　C．冠心病患者

　　D．妊娠期妇女　　　　　　　E．心肌劳损患者

19. 发热高峰期时泌尿功能变化是（　　　）

　　A．尿量减少,比重升高　　　　B．尿量减少,比重减小　　　C．尿量增多,比重升高

　　D．尿量增多,比重减少　　　　E．尿量无变化,比重无变化

20. 皮肤出现"鸡皮疙瘩"是由于（　　　）

　　A．全身性骨骼肌不随意的节律性收缩　　　　B．全身性骨骼肌不随意的僵直性收缩

　　C．下肢骨骼肌不随意的周期性收缩　　　　　D．立毛肌收缩

　　E．以上都不是

21. 寒战是由于（　　　）

　　A．全身性骨骼肌不随意的节律性收缩　　　　B．全身性骨骼肌不随意的僵直性收缩

　　C．下肢骨骼肌不随意的周期性收缩　　　　　D．立毛肌周期性收缩

　　E．立毛肌不随意收缩

22. 高温持续期的热代谢特点是（　　　）

　　A．产热超过散热　　　　　　B．产热与散热在高水平上相对平衡　C．散热超过产热

　　D．辐射热明显减少　　　　　E．对流热明显减少

23. 体温下降期的热代谢特点是（　　　）

　　A．产热超过散热　　　　　　　　　B．产热与散热在高水平上相对平衡

　　C．散热超过产热　　　　　　　　　D．辐射热明显减少

　　E．对流热明显减少

24. 体温下降期可导致（　　　）

　　A．钠离子潴留　　　　　　　B．氯离子潴留　　　　　　　C．水潴留

　　D．脱水　　　　　　　　　　E．出汗减少

25. **不属于**中枢负调节介质的是（　　　）

　　A．前列腺素 E　　　　　　　B．精氨酸加压素　　　　　　C．黑素细胞刺激素

　　D．膜联蛋白 A1　　　　　　 E．白细胞介素- 10

（二）多选题

1. 下列关于内毒素的描述,正确的是（　　　）

　　A．耐热性低　　　　　　　　B．是一种发热激活物　　　　C．最常见的内致热原

　　D．分子量大　　　　　　　　E．是输液中的主要污染物

2. 下列属于发热激活物的是（　　　）

　　A．细菌　　　　　　　　　　B．病毒　　　　　　　　　　C．内皮缩血管肽

　　D．抗原抗体复合物　　　　　E．本胆烷醇酮

3. 机体内生致热原可来自（　　　）

　　A．单核细胞　　　　B．巨噬细胞　　　　C．内皮细胞　　　　D．淋巴细胞　　　　E．肿瘤细胞

4. 发热时心率加快的主要机制（　　　）

　　A．心搏量增加　　　　　　　　　　B．交感-肾上腺髓质系统兴奋性增加

　　C．代谢性酸中毒　　　　　　　　　D．血温升高对窦房结的刺激

　　E．血容量减少

5. 水杨酸盐解热的原理是（　　　）

　　A．抑制免疫功能　　　　　　　　　B．POAH 附近神经元的功能恢复

　　C．阻断 PGE 的合成　　　　　　　 D．抑制内生致热原的合成

　　E．抑制产 EP 细胞合成和释放

6. 发热的基本机制包括的环节有（   ）

    A．发热激活物的作用   B．内生致热原产生   C．调定点上移

    D．体温上升   E．皮肤血管扩张

三、填空题

1. 体温升高包括生理性体温升高和_____，后者又包括_____和_____。

2. 某些生理情况也能出现体温升高，如_____、_____、心理性应激等，由于它们属于生理性反应，故称之为生理性体温升高。

3. 体温调节的高级中枢位于_____，而延髓、脊髓等部位也有对体温信息有一定程度的整合功能，被认为是体温调节的_____所在。

4. 关于体温调节中枢的调节方式，目前大多仍以"_____"学说来解释。

5. 外生致热原包括_____、_____、_____、_____和_____等。

6. 革兰阴性菌作为外致热原，典型菌群有_____、伤寒杆菌、淋球菌等。这类菌群的致热性最突出的是胞壁中所含的脂多糖，也称_____。

7. 最常见的外生致热原是_____，耐热性高，一般方法难以清除，是血液制品和输液过程中的主要污染物。

8. 内生致热原包括_____、_____、_____、_____和_____等。

9. 产 EP 细胞包括_____、_____、_____、淋巴细胞、星状细胞以及肿瘤细胞等。

10. 发热体温调节中枢可能有两部分组成，一个是_____，主要包括 POAH 等，另一个是负调节中枢，主要包括_____、_____和_____。

11. 正调节介质包括_____、_____、_____、_____和_____。

12. 负调节介质主要包括_____、_____、_____、膜联蛋白 A1 等。

13. 发热大致分为 3 个时相_____、_____和_____。

14. 经典产内生致热原细胞活化方式包括_____介导的细胞活化和_____介导的 T 淋巴细胞活化途径。

15. 发热各期热代谢特点是体温上升期_____，高热持续期_____，体温下降期_____。

16. 高热病人（40℃～41℃）可出现_____、_____、_____或_____。在小儿，高热易引起_____。

17. 必须及时解热的有_____、_____和_____。

18. 类固醇解热原理_____、_____和_____。

四、问答题

1. 简述发热与过热的区别？

    What is the difference between fever and hyperthermia?

2. 为什么发热时机体体温不会无限制上升？

    Why will the body temperature not rise unlimitedly?

3. 体温升高就是发热吗？为什么？

    Does the rising of body temperature mean fever? Why?

4. 试述体温下降期的体温变化热代谢特点及临床表现。

    Please narrate the temperature change, thermal metabolism characteristics and clinical manifestation of the defervescence period.

5. 简述高温持续期的体温变化、热代谢特点及临床表现。

    Please narrate the temperature change, thermal metabolism characteristics and clinical manifestation of the persistent febrile period briefly.

6. 试述发热时心血管系统的变化及其机理。

    Please narrate the changes of cardiovascular system and its mechanism in fever.

7. 简述体温上升期的体温变化、热代谢特点及临床表现。

    Please narrate temperature change, thermal metabolism characteristics and clinical manifestation of the fervescence period briefly.

8. 简述发热时中枢神经系统的功能改变及其机理。

    Please describe the functional changes of CNS and its mechanism during fever briefly.

9. 产内生致热原细胞的活化形式有哪些？

What are the activated forms of cells releasing endogenous pyrogen?

五、病例分析

患者，男，36岁，因头疼、头晕、发热就诊。查体：T 39℃，P 100/min，R 20/min，Bp 100/70 mmHg，WBC：13.3×10^9/L，淋巴细胞16%，中性粒细胞83%。治疗：静脉滴注抗生素。输液期间，患者出现畏寒、寒战、烦躁不安，体温再次升高至40.5℃，P 120/min，R 26/min。

1. 患者发热的机制是什么？

2. 为什么患者输液过程中出现畏寒、寒战、烦躁不安，体温升高至40.5℃？

3. 如何治疗患者的发热？

【参考答案】

一、名词解释

1. 发热 发热是由于致热原的作用使体温调节中枢调定点上移而引起的调节性体温升高（超过0.5℃）。

2. 过热 过热是由于体温调节障碍，或散热障碍及产热器官异常等原因造成机体产热与散热失平衡而引起的一种被动性体温升高。

3. 发热激活物 激活产内生致热原细胞产生和释放内生致热原的物质称为发热激活物。

4. 内生致热原 内生致热原是由产内生致热原细胞产生和释放的能引起体温升高的物质。已经证明的EP主要是白细胞介素-1、肿瘤坏死因子、干扰素、白细胞介素-6，以及巨噬细胞炎症蛋白-1等。

5. 热限 发热时体温上升的幅度被限制在特定范围内的现象称为热限。

二、选择题

（一）单选题

1. B　2. A　3. D　4. B　5. E　6. E　7. E　8. C　9. E　10. B　11. D　12. A　13. D　14. E　15. C　16. C　17. D　18. A　19. A　20. D　21. A　22. B　23. C　24. D　25. A

（二）多选题

1. BDE　2. ABDE　3. ABCDE　4. BD　5. BC　6. ABCD

三、填空题

1. 病理性体温升高　发热　过热　2. 剧烈运动　月经前期　3. 视前区下丘脑前部　次级中枢　4. 调定点　5. 细菌　病毒　真菌　螺旋体　疟原虫　6. 大肠杆菌　内毒素　7. 内毒素　8. 白细胞介素-1(IL-1)　肿瘤坏死因子(TNF)　干扰素(IFN)　白细胞介素-6(IL-6)　巨噬细胞炎症蛋白-1(MIP-1)　9. 单核细胞　巨噬细胞　内皮细胞　10. 正调节中枢　VSA　MAN　弓状核　11. 前列腺素E　Na^+/Ca^{2+}比值　环磷酸腺苷　促肾上腺皮质激素释放激素　一氧化氮　12. 精氨酸加压素　黑素细胞刺激素　白细胞介素-10　13. 体温上升期　高温持续期　体温下降期　14. Toll样受体　T细胞受体　15. 产热大于散热　产热与散热在高水平保持相对平衡　散热大于产热　16. 烦躁　谵妄　幻觉　头疼　抽搐　17. 高热（>40℃）心脏病患者　妊娠期妇女　18. 抑制EP的合成和释放　抑制免疫反应和炎症反应　中枢效应

四、问答题

1. 简述发热与过热的区别？

答：发热不是体温调节障碍，其体温调节功能正常，调定点上移，体温调节到较高水平。而过热是由体温调节障碍（体温调节中枢损伤）或散热障碍（鱼鳞病和环境高温所致中暑）及产热器官功能异常（甲亢），体温调节中枢不能将体温控制在与调定点相应的水平上，是被动性体温升高。

2. 为什么发热时机体体温不会无限制上升？

答：在体温上升的同时，负调节中枢也被激活，产生负调节介质，进而限定调定点上移和体温的升高。正负调节相互作用的结果决定体温上升的水平。因而发热时体温很少超过41℃，这是机体的自我保护功能和自稳调节机制作用的结果，具有重要的生物学意义。

3. 体温升高就是发热吗？为什么？

答：体温升高并不都是发热。体温上升只有超过正常值0.5℃时，才有可能成为发热。但体温上升超过正常值

0.5℃,也不全是发热,还见于两种情况。一种是生理性体温升高,例如月经前期、剧烈运动及心理性应激等;另一种是过热,是由于体温调节障碍或散热障碍及产热器官功能异常引起的,体温调节机构不能将体温控制在与调定点相适应的水平上,是非调节性体温升高。这两种体温升高从本质上讲都不同于发热。

4. 试述体温下降期的体温变化热代谢特点及临床表现。

答:此期机体的体温开始下降。机体经历了高温持续期后,由于激活物、EP 及发热介质的消除,体温调节中枢的调定点返回到正常水平。由于血液温度高于调定点的阈值,POAH 的温敏神经元发放频率增加,通过调节作用使交感神经的紧张性活动降低,皮肤血管进一步扩张。热代谢特点:散热增强,产热减少,体温开始下降,逐渐恢复到正常调定点相适应的水平。

临床表现:大量出汗,汗腺分泌增加,严重者脱水。退热期可持续几小时、一昼夜或几天。

5. 简述高温持续期的体温变化、热代谢特点及临床表现。

答:当体温升高到调定点的新水平时,不再继续上升,而是在这个与新调定点相适应的高水平上波动,称为高温持续期,也称高峰期或稽留期。此期中心体温已与调定点相适应,寒战停止并开始出现散热反应。

热代谢特点:产热与散热在较高的水平上保持平衡。

临床表现:病人有酷热感,因散热的反应皮肤血管扩张、血流增多,皮温高于正常,皮肤的"鸡皮疙瘩"消失。皮肤温度升高加强了皮肤水分的蒸发,皮肤和口唇干燥。

6. 试述发热时心血管系统的变化及其机理。

答:(1) 发热时心率加快,体温每上升 1℃,心率约增加 18 次/min,儿童可增加得更快。心率加快主要是由于热血对窦房结的刺激所致。

(2) LPS 导致的发热引起血浆白细胞介素-1 和 TNF 升高,可直接增加外周交感神经兴奋引起的心率加快。另外,代谢加强,耗 O_2 量和 CO_2 生成量增加也是影响因素之一。另外,下丘脑的 PGE 水平增加诱导 CRH 的分泌,CRH 可引起交感神经兴奋导致心率加快。

(3) 在寒战期间,心率加快和外周血管的收缩,可使血压轻度升高;高温持续期和退热期因外周血管舒张,血压可轻度下降。退热期少数病人可因大汗而致虚脱,甚至循环衰竭,应及时预防。

7. 体温上升期的体温变化、热代谢特点及临床表现。

答:在发热的开始阶段,正调节占优势,变成了"冷刺激"中枢对"冷"信息起反应,发出指令经交感神经到达散热中枢,引起皮肤血管收缩和血流减少,导致皮肤温度降低和散热减少,同时指令到达产热器官,引起寒战和物质代谢加强,产热随之增加。调定点上移。皮肤温度降低,散热减少,引起寒战和物质代谢加强,产热增高。

热代谢特点:一方面减少散热,一方面增加产热,使产热大于散热,体温升高。

临床表现:皮温下降,发冷或恶寒,起"鸡皮疙瘩"。

8. 简述发热时中枢神经系统的功能改变及其机理。

答:(1) 发热使中枢神经系统兴奋性升高,特别是高热(40℃~41℃)时,病人可出现烦躁、谵妄、幻觉。

(2) 有些病人可出现头疼(机制不明)。

(3) 在小儿,高热比较容易引起抽搐(热惊厥),这可能与小儿中枢神经系统尚未发育成熟有关。

(4) 有些高热病人中枢神经系统可处于抑制状态出现淡漠、嗜睡等,可能与 IL-1 的作用有关。已经有实验证明,注射 IL-1 能够诱导睡眠。

9. 产内生致热原细胞的活化形式有哪些?

答:活化形式有两种:

(1) Toll 样受体介导的细胞活化:LPS 首先与 LPS 结合蛋白结合,形成 LPS-sCD14 复合物,作用于上皮和内皮细胞上的受体,使细胞活化。在单核/巨噬细胞:LPS 与 LBP 形成复合物,再与细胞表面 CD14(mCD14)结合,形成三重复合物,从而启动细胞内激活。

(2) T 细胞受体介导的 T 淋巴细胞活化途径:主要是革兰阳性细菌的外毒素以超抗原(SAg)形式活化细胞。此方式也可激活 B 淋巴细胞及单核/巨噬细胞。T 淋巴细胞活化过程主要有磷脂酶和鸟苷酸结合蛋白 P21ras(Ras)途径。PLC 途径:PTKs 活化使细胞内 PLC 磷酸化后,分解细胞膜上的磷脂酰肌醇二磷酸(PIP2)生成三磷酸肌醇(IP3)和甘油二酯(DAG),IP3 可促使胞外 Ca^{2+} 内流及肌浆网 Ca^{2+} 释放进而活化核因子 NF-AT;DAG 可激活蛋白激酶 C(PKC)进而促使多种核转录因子如 NF-κB 等活化。Ras 途径:活化的 PTKs 使 Ras 转化为活性形式后,可经 raf-1 激活 MAPK,使 Fos 和 Jun 家族转录因子活化。

五、病例分析

答：(1)根据临床表现和化验室检查，判断患者发热是因为细菌感染(链球菌、肺炎球菌、脑膜炎球菌等)引起。细菌作为发热激活物作用于机体，激活产内生致热原细胞使之产生和释放内生致热原 EP，作用于体温调节中枢，使调定点上移，体温调节到较高水平，引起体温升高。

(2)患者在输液期间体温升高至 40.5℃，伴有其他症状出现，可能发生了输液反应。输液反应常见的原因是内毒素 ET 污染。ET 是由革兰阴性细菌如大肠杆菌、伤寒杆菌、淋球菌、脑膜炎球菌等分泌的，干热 160℃，2 h 才可灭活，如果液体或输液器械受到污染，就会发生输液反应。

(3)一般发热用水杨酸盐类解热镇痛、清热解毒中药等治疗。高热(＞40℃)病人，可用类固醇类如糖皮质激素，冰袋、冰帽冷敷头部，酒精擦浴等物理方法降温。尤其达到 41℃ 以上时，应尽早预防，防止中枢神经细胞和心脏可能受到的影响。

(王建丽　薛　冰)

第九章　应　　激

【大纲要求】
　　掌握:应激概念,掌握应激反应的基本表现。
　　熟悉:应激损伤与相关疾病。
　　了解:应激原的分类。

▲重点难点提示:应激概念、应激反应的基本表现、应激反应的相关疾病
　　应激原必须有一定强度才能引起应激反应。应激的细胞反应主要表现为细胞内热休克蛋白的增加,应激时热休克蛋白的作用体现了应激反应在分子水平上的保护机制。应激性溃疡的发病机制

【内容精析】

第一节　概述

　　应激(stress)或应激反应(stress response)指机体在受到一定强度的应激源作用时所出现的全身性非特异性反应。

　　应激原指能导致应激的因素,包括理化和生物学因素以及社会心理因素。应激可以分为3种类型:躯体性应激和心理性应激、急性应激和慢性应激、生理性应激和病理性应激。

第二节　应激时的躯体反应

一、应激的神经内分泌反应

　　基本表现是交感-肾上腺髓质系统和下丘脑-垂体-肾上腺皮质系统的强烈兴奋。

　　1. 交感-肾上腺髓质系统兴奋　典型表现为血浆肾上腺素、去甲肾上腺素浓度迅速升高,参与调控机体对应激的急性反应。

　　防御意义表现在:

　　　对心血管的影响:①心率加快,心肌收缩力增加,心输出量增加;②血液重新分配
　　　对呼吸的影响:支气管扩张,增加肺泡通气量
　　　对代谢的影响:①糖原分解增加,血糖升高;②脂肪动员,血浆游离脂肪酸增加
　　　其他:促进 ACTH、生长激素、肾素、促红细胞生成素(EPO)、甲状腺素等分泌

　　2. 下丘脑-垂体-肾上腺皮质激素系统激活　促肾上腺皮质激素释放激素(CRH)分泌增多,通过促进垂体分泌促肾上腺皮质激素(ACTH)使肾上腺皮质分泌糖皮质激素增多。

　　糖皮质激素提高应激时机体抵抗力:①糖皮质激素升高促进蛋白质分解和糖异生,使血糖维持在高水平。②糖皮质激素对儿茶酚胺、胰高血糖素等激素起允许作用。③稳定溶酶体膜,减少其对细胞的损伤。④抑制嗜中性白细胞活化,抑制炎症介质和细胞因子的生成,具有抗炎、抑制免疫的自稳作用。

　　糖皮质激素持续增加的不利影响:①抑制免疫反应;②产生一系列代谢改变,参与形成胰岛素抵抗;③抑制甲状腺轴和性腺轴。

　　3. 中枢神经系统变化　与应激最密切相关的中枢神经系统部位包括大脑皮层、边缘系统、杏仁体、海马、下丘脑、脑桥的蓝斑等结构。

　　脑干蓝斑及其相关的去甲肾上腺素神经元是交感-肾上腺髓质系统的中枢位点,上行与大脑边缘系统有密切往返联系,下行主要至脊髓侧角,行使调节交感-肾上腺髓质的功能。

　　下丘脑室旁核是下丘脑-垂体-性腺轴的中枢位点,上行主要与杏仁复合体、海马、边缘皮层有广泛的往返联系,与蓝斑也有丰富的交互联络,其分泌的促肾上腺皮质激素是应激反应的核心神经内分泌因素之一。

4. **其他神经内分泌变化**　应激时大多数激素如胰高血糖素、抗利尿激素、醛固酮以及腺垂体合成的β-内啡肽均分泌增加,但胰岛素比较特殊,胰岛素分泌降低,外周组织表现出对胰岛素的反应性降低。

二、应激时免疫系统的反应

免疫反应是应激反应的重要组成部分。在免疫细胞有包括肾上腺素受体和糖皮质激素受体在内的多种神经-内分泌激素受体的表达,因此应激时神经内分泌的改变可通过相应受体正向或负向调节免疫系统的功能。反之,免疫系统也可通过产生的多种神经内分泌激素和细胞因子,改变神经内分泌的活动。

三、急性期反应和急性期蛋白

急性期反应是感染、烧伤、大手术、创伤等应激源诱发机体产生的一种快速的防御反应。如体温升高,血浆中某种蛋白质浓度升高,这些蛋白质称为急性期反应蛋白(acute phase protein,AP),属于分泌型蛋白质。

急性期反应蛋白主要由肝细胞合成,AP 的主要生物学功能为:①抑制蛋白酶,避免蛋白酶对组织的过度损伤,如 α1-抗糜蛋白酶。②参与凝血和纤溶。③抗感染、抗损伤。如 C-反应蛋白可与细菌细胞壁结合,起抗体样调理作用;激活补体、促进吞噬细胞的吞噬功能清除异物和坏死组织;抑制血小板的磷脂酶,减少炎症介质的释放。④铜蓝蛋白能活化超氧化物歧化酶,有清除氧自由基的作用。

四、细胞对应激原的反应

1. **热休克反应**　是指生物体在热刺激或其他应激原作用下所表现出的以基因表达改变和热休克蛋白生成增多为特征的反应。

热休克蛋白(HSP)是生物体中广泛存在的一组高度保守的细胞内蛋白,与应激关系最密切的是HSP70 家族。热休克蛋白具有分子伴侣作用,能帮助新合成的蛋白质正确折叠和运输,促进变性蛋白复性;协助蛋白酶系统对损伤严重不能复性的蛋白质进行降解。应激时增多的热休克蛋白可在蛋白水平使机体对热、内毒素、病毒感染、心肌缺血等多种应激原的抵抗力增强。

应激诱导热休克蛋白表达增加的机制:应激原导致蛋白质变性,变性蛋白通过与 HSP70 结合使热休克因子游离并激活,激活的热休克因子形成活性三聚体转入核内,与热休克蛋白基因上游的热休克原件结合,促进一系列热休克蛋白的表达。

2. **其他类型的细胞应激原**　除了热应激外,射线、紫外线、低氧、营养缺乏等都可以作为应激原导致细胞应激。细胞应激反应包括一系列高度有序事件,如细胞对应激原的感知;应激原诱发的细胞内信号转导和激活特定转录因子,导致基因表达改变,诱导多种对细胞有保护作用的蛋白表达;抑制一些正常基因的表达,包括细胞防止损伤;还可以通过诱导细胞凋亡或导致细胞死亡来清除损伤细胞。

第三节　心理性应激

心理性应激时指机体在遭遇不良事件或主观感觉到压力和威胁时产生的一种伴有生理、行为和情绪改变的心理紧张状态。

1. **心理性应激时的情绪和行为改变**　适度的心理应激可导致积极的心理反应,但是过度和长时间刺激所致的严重或慢性心理应激可导致不同程度的精神障碍。心理性应激还可改变人们的社会行为方式,使人行为异常。

创伤后应激障碍(PTSD),又称延迟性心因性反应是指个体在经历了残酷的战争、突发性的自然灾害、严重的创伤、被强暴或劫持,以及儿童长期遭受家庭虐待等人为事件后延迟出现和(或)长期存在的一系列心理精神障碍。

2. **心理应激对认知的影响**　适当的心理应激可集中注意力,但是反复应激可引起海马结构与功能异常,导致认知能力降低。

3. **心理应激对功能代谢的影响及其与疾病的关系**　长时间的心理应激可影响机体的代谢和器官功能,参与疾病的发生和发展(详见第四节)。

4. **影响心理性应激发生的因素**　影响心理性应激发生的因素包括性格类型、经历和经验以及应激原是否具有可预期性和可控性等。

第四节　应激时机体功能代谢的变化及与疾病的关系

1. **物质代谢的变化**　应激时促分解代谢激素释放增多,而胰岛素分泌相对不足,因此机体糖、蛋白质和脂肪的分解代谢增强,代谢率增高,出现应激性高血糖、血浆总游离脂肪酸和酮体增多以及负氮平衡。

2. **心血管功能改变和异常**　心血管系统基本变化是心率增快、心肌收缩力增强、心输出量增加、血压升高。

(1) 心理长期处于紧张状态促进高血压和冠心病的发生发展。

(2) 心律失常和心源性猝死的发生与应激密切相关。

3. 消化道功能改变和应激性溃疡 消化系统慢性应激时,典型变化是食欲降低,严重可诱发神经性厌食症,可能与 CRH 的分泌增加有关。应激时可出现胃肠道运动的改变,肠易激综合征的发生与心理性应激关系密切。

应激性溃疡指机体在遭受严重应激时,出现胃、十二指肠黏膜的急性病变,主要表现为胃、十二指肠黏膜的糜烂、浅溃疡、出血等。其发生与以下因素有关:胃肠黏膜缺血、黏膜屏障功能降低以及胆汁逆流、胃腔内 H^+ 向黏膜内反向弥散等损伤因素有关。

4. 免疫功能的改变和异常 虽然一定条件下某些应激原可使免疫功能增强,但慢性应激和长时间的心理应激对免疫功能表现为抑制。免疫功能低下主要是由于神经内分泌的变化所致。

应激也可诱发自身免疫性疾病。

5. 内分泌系统和生殖系统异常 长时间的应激可引发多种内分泌功能的紊乱,与糖尿病和甲亢的发生有关。

6. 血液系统 急性应激时,外周血白细胞增多、血小板数目增多、黏附力增强,纤维蛋白原浓度升高,凝血因子、抗凝血酶Ⅲ等的浓度也升高,血液表现出非特异性抗感染能力和凝血能力增强,ESR 增快。骨髓检查见髓系和巨核细胞系增生。

慢性应激时,病人表现低色素性贫血。

7. 泌尿系统的变化 肾小球滤过率下降,抗利尿激素(ADH)分泌增多,尿功能主要变化为尿量减少、尿比重增高、水钠排泄减少。

【同步练习】

一、名词解释

1. 应激(stress)　**2.** 应激原(stressor)　**3.** 全身适应综合征(general adaptation syndrome)　**4.** 急性应激(acute stress)　**5.** 慢性应激(chronic stress)　**6.** 急性期反应(acute phase response)　**7.** 急性期反应蛋白(acute phase protein)　**8.** 热休克蛋白(heat shock protein)　**9.** 创伤后应激障碍(posttraumatic stress disorder)　**10.** 应激性溃疡(stress ulcer)

二、选择题

(一)单选题

1. 应激是机体受到各种内外环境因素刺激时所出现的一种(　　)

　　A. 特异性全身反应　　　　　　B. 非特异性全身反应　　　　　　C. 损害性全身反应

　　D. 代偿性全身反应　　　　　　E. 防御性全身反应

2. 全身适应综合征抵抗期时机体起主要作用的激素是(　　)

　　A. 胰岛素　　　　　　　　　　B. 胰高血糖素　　　　　　　　　C. 垂体加压素

　　D. 醛固酮　　　　　　　　　　E. 糖皮质激素

3. 去甲肾上腺素神经元/交感-肾上腺髓质系统的中枢位点是(　　)

　　A. 肾上腺髓质　　B. 蓝斑　　　　C. 腺垂体　　　　D. 大脑边缘　　　　E. 室旁核

4. 下列哪项**不会**在应激中发生(　　)

　　A. 心率加快　　　　　　　　　B. 肾动脉扩张　　　　　　　　　C. 心肌收缩力增强

　　D. 心输出量增加　　　　　　　E. 皮肤血管收缩

5. 应激时最核心的神经内分泌反应可能是(　　)

　　A. 肾上腺素的分泌　　　　　　B. 去甲肾上腺素的分泌　　　　　C. CRH 的分泌

　　D. 胰岛素的分泌　　　　　　　E. 胰高血糖素的分泌

6. 应激时 CRH 分泌增多最主要的功能是(　　)

　　A. 调控应激时的情绪行为反应　　　　B. 刺激 ACTH 的分泌进而增加 GC 分泌

　　C. 促进内啡肽释放　　　　　　　　　D. 提高蓝斑-去甲肾上腺素能神经元的活性

　　E. 升高血糖

7. 应激时糖皮质激素**不具有**下列哪一种作用( )

    A. 促进蛋白质分解　　　　　　B. 抑制细胞因子生成　　　　　　C. 稳定溶酶体膜

    D. 降低血糖　　　　　　　　　E. 维持心血管对儿茶酚胺的敏感性

8. 慢性应激时糖皮质激素的持续增加对机体产生的**不利影响**有( )

    A. 抑制免疫系统　　　　　　　B. 生长发育迟缓　　　　　　　C. 参与胰岛素抵抗形成

    D. 对甲状腺轴的抑制　　　　　E. 以上都是

9. 急性期蛋白**不具有**下列哪一种功能( )

    A. 抑制蛋白酶　　　　　　　　B. 清除异物和坏死组织　　　　C. 抗感染,抗损伤

    D. 抑制纤溶　　　　　　　　　E. 清除自由基

10. 急性期反应蛋白中具有除异物和坏死组织作用的蛋白是( )

    A. 纤维蛋白原　　　　　　　　B. C反应蛋白　　　　　　　　C. 铜蓝蛋白

    D. 结合珠蛋白　　　　　　　　E. α-蛋白酶抑制剂

11. 被人形象地称为"分子伴侣"的物质是( )

    A. 急性期蛋白　　　　　　　　B. CRH　　　　　　　　　　C. 热休克蛋白

    D. 糖皮质激素　　　　　　　　E. 肾上腺素

12. 应激时交感-肾上腺髓质系统兴奋,下列哪项既有防御意义又有不利影响( )

    A. 心肌收缩力增强　　　　　　B. 血糖增加　　　　　　　　　C. 心脑血流增加

    D. 儿茶酚胺增多　　　　　　　E. 支气管扩张

13. 下列哪一种说法是**错误**的( )

    A. 机体对大多数应激原的感受都包含有认知因素

    B. 昏迷病人对应激原也会出现应激反应

    C. 蓝斑投射区 NE 水平升高,机体出现紧张,专注程度也升高

    D. HPA轴的适度兴奋有助于维持良好的认知学习能力和良好情绪

    E. HPA轴兴奋过度或不足都可以引起中枢神经系统的功能障碍,出现抑郁、厌食,甚至自杀倾向

14. 应激时机体各种机能和代谢变化的发生基础主要是( )

    A. 神经内分泌反应　　　　　　B. 免疫反应　　　　　　　　　C. 急性期反应

    D. 热休克反应　　　　　　　　E. 心理因素

15. 下列哪一种疾病属于应激相关疾病( )

    A. 原发性高血压　　　　　　　B. 动脉粥样硬化　　　　　　　C. 冠心病

    D. 溃疡性结肠炎　　　　　　　E. 以上都是

16. 应激性溃疡的发生与下列哪一项因素**无关**( )

    A. 黏膜缺血使能量供应不足及细胞再生能力降低

    B. 糖皮质激素分泌增多引起胃黏膜屏障受损

    C. 酸中毒时血流对黏膜内 H^+ 的缓冲能力降低

    D. 胃腔内氢离子向黏膜内反向弥散

    E. 胃黏膜合成前列腺素增多

17. 应激影响机体情绪反应的主要结构基础是( )

    A. 下丘脑　　　　B. 间脑　　　　C. 中脑　　　　D. 大脑边缘系统　　　　E. 大脑皮质

18. 免疫系统参与神经内分泌的调控是通过( )

    A. 感知病毒等非识别刺激　　　　　　B. 通过免疫防御清除有害刺激

    C. 免疫细胞可产生各种内分泌激素　　　D. 激素进入体内循环,产生内分泌激素样作用

    E. 以上都对

19. 强烈的交感-肾上腺髓质系统引起的反应**不包括**下面哪项( )

    A. 血管痉挛　　　　　　　　　B. 组织缺血　　　　　　　　　C. 能量消耗和组织分解

    D. 致死性心律失常　　　　　　E. 肾血管舒张

20. 糖皮质激素不足时,心血管系统的表现**不包括**下面哪项( )

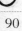

A．血压升高　　　　　　　　B．心电图低电压　　　　　　C．心输出量减少

D．心肌收缩力下降　　　　　E．糖皮质激素严重不足时可发生循环衰竭

21. 促肾上腺皮质激素释放激素的核心功能是（　　　）

A．促进内啡肽分泌　　　　　　　　　B．促进促肾上腺皮质激素释放

C．调节应激时的情绪反应　　　　　　D．扩大机体的适应反应

E．使糖皮质激素分泌增加

22. 应激时，下述哪个是下丘脑-垂体-肾上腺轴激活的决定性调节位点（　　　）

A．蓝斑　　　　　B．室旁核　　　　　C．肾上腺　　　　　D．甲状旁腺　　　　　E．胰岛

23. 下列描述中关于应激反应时中枢神经系统功能哪项正确（　　　）

A．是应激反应重要的调控中心

B．只是应激反应中的靶器官之一，没有特殊的意义

C．昏迷病人中枢神经系统对大多数应激原也有反应

D．应激反应是局部反应，不需要中枢神经系统的参与

E．只在心理应激中发挥作用

24. 关于免疫系统的描述哪项是正确的（　　　）

A．可以识别应激原，启动应激反应，是应激反应的重要组成部分

B．不参与应激反应

C．是保护性应激反应的中心环节

D．应激原总是引起免疫功能增强

E．应激原总是抑制免疫功能

25. 下述哪种细胞**不分泌**急性期蛋白（　　　）

A．肝细胞　　　　　　　B．巨噬细胞　　　　　　C．单核细胞

D．肥大细胞　　　　　　E．成纤维细胞

26. 下述哪项关于急性期蛋白功能的描述是**不正确**的（　　　）

A．抑制蛋白酶　　　　　B．清除氧自由基　　　　　C．抗感染、抗损伤

D．可以促进凝血　　　　E．抗纤维蛋白凝块分解

27. C反应蛋白是一种（　　　）

A．热休克蛋白　　　　　B．急性期反应蛋白　　　　　C．核蛋白

D．核转录因子　　　　　E．蛋白酶

28. 应激时糖皮质激素（GC）增加对机体的保护机制下列哪项是**错误**的（　　　）

A．升高血糖　　　　　　　　　　B．维持循环系统对儿茶酚胺的反应性

C．抗炎作用　　　　　　　　　　D．抗过敏作用

E．增强免疫系统功能

29. 应激时糖皮质激素通过下列哪一种作用抑制炎症反应（　　　）

A．促进蛋白质分解　　　　B．促进糖异生　　　　　C．促进前列腺素合成

D．促进白三烯合成　　　　E．稳定溶酶体膜

30. 下列哪一种蛋白具有自由基清除作用（　　　）

A．C反应蛋白　　　　　　B．纤维连接蛋白　　　　　C．血清淀粉样A蛋白

D．血浆铜蓝蛋白　　　　　E．运铁蛋白

（二）多选题

1. 属于应激相关疾病的是（　　　）

A．支气管哮喘　　　　　　B．原发性高血压　　　　　C．冠心病

D．溃疡性结肠炎　　　　　E．动脉粥样硬化

2. 应激时分泌增多的激素是（　　　）

A．儿茶酚胺　　　　　　　B．抗利尿激素　　　　　　C．β-内啡肽

D．糖皮质激素　　　　　　E．胰岛素

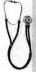

病理生理学应试向导

3. 蓝斑-去甲肾上腺素能神经元/交感-肾上腺髓质系统的基本效应有（　　）
　　A．与应激时的兴奋、警觉有关　　　　　　B．可引起紧张、焦虑等情绪反应
　　C．与室旁核分泌 CRH 神经元有纤维联系　D．血流重分布
　　E．心率加快,心肌收缩力增强,心输出量增加

4. 下丘脑-垂体-肾上腺皮质激素轴的基本组成单元有（　　）
　　A．下丘脑室旁核　　　　　　B．腺垂体　　　　　　C．杏仁复合体
　　D．肾上腺皮质　　　　　　　E．边缘皮层

5. CRH 分泌增多的主要功能有（　　）
　　A．刺激 ACTH 的分泌进而增加 GC 的分泌
　　B．调控应激时的情绪反应
　　C．大量的 CRH 分泌持续增加可造成适应机制障碍
　　D．促进蓝斑-去甲肾上腺素能神经元的活性
　　E．清除异物和坏死组织

6. 慢性应激时糖皮质激素的持续增加对机体产生的**不利影响**有哪些（　　）
　　A．免疫力下降　　　　　　　B．生长发育迟缓　　　　　　C．参与形成胰岛素抵抗
　　D．抑制 TRH、TSH 的分泌　 E．血脂升高

7. 关于热休克蛋白的描述,正确的是（　　）
　　A．是进化过程中高等动物所获得的一类蛋白质
　　B．主要在细胞内发挥功能
　　C．可以稳定新生肽链折叠的中间状态,避免错误或非特异性聚集
　　D．促进变性蛋白复性
　　E．与应激时受损蛋白质的修复或移除有关

8. 应激对消化系统的影响,描述正确的是（　　）
　　A．慢性应激可有食欲减退　　　　　　B．食欲降低可能与 CRH 的分泌增加有关
　　C．胃黏液蛋白分泌增加　　　　　　　D．可引起应激性溃疡
　　E．心理性应激可诱发溃疡性结肠炎

三、填空题

1. 机体在受到_____刺激时所出现的_____,称为应激。

2. 引起应激反应的刺激因素称为应激原,分为_____、_____和_____3 大类。

3. 应激的主要神经内分泌改变是_____兴奋和_____兴奋。

4. 交感神经兴奋主要释放_____,肾上腺髓质兴奋主要释放_____。

5. 交感-肾上腺髓质系统兴奋可介导一系列_____和_____代偿机制以克服应激原对机体的威胁或对内环境的干扰。

6. 应激时交感神经兴奋,通过胰岛 α 细胞使_____分泌增多,作用于胰岛 β 细胞抑制_____分泌,进而升高_____,以增加组织的能源供应。

7. 应激最重要的一个反应_____分泌增多是,对抗体抵抗有害刺激起着极为重要的作用。

8. 循环系统对儿茶酚胺的正常反应性有赖于_____的支持。

9. 糖皮质激素对多种炎症介质、细胞因子的生成、释放和激活具有_____作用,并稳定_____膜,以减少对细胞的损伤。

10. 热休克蛋白又称_____,其基本功能是起"_____"作用。

11. 应激时蓝斑区_____激活和反应性升高,持续应激还可使蓝斑的_____活性升高,从而使蓝斑投射区_____水平升高。

12. 急性期反应蛋白主要由_____合成,属于_____蛋白。

13. 临床上常用_____作为炎症类疾病活动性的指标。

14. 持续强烈的应激反应可_____免疫功能,甚至诱发_____。

15. 应激时,冠状动脉血流量通常_____。

16. 慢性应激时,消化功能的典型变化是_____,严重时甚至可诱发_____。
17. 慢性应激时,病人常出现_____贫血,血清铁_____。但与缺铁性贫血不同,其骨髓中的_____正常甚或增高。
18. 应激时泌尿功能的主要变化表现为尿量_____、尿比重_____和水钠排泄_____。
19. 应激作用于个体后,影响心理应激发生的因素包括_____、_____和经验以及应激原是否具有可预期性和_____。
20. 根据应激原对机体影响的程度和导致的结果,可以将应激分为_____和_____。
21. 应激引起的海马_____和_____是两方面的。
22. 糖皮质激素在体内的效应取决以下两因素:血浆中_____和_____的数量和亲和力。
23. 应激性溃疡的发生是机体_____、胃黏膜屏障_____以及胃黏膜的损伤因素作用_____等多因素共同作用的结果。
24. 情绪心理应激因素与以下 3 种心血管疾病有关_____、_____和_____。
25. 慢性应激时可以导致儿童_____,是由于_____分泌减少引起的。

四、问答题

(一)简答题

1. 应激时交感肾上腺髓质系统兴奋的保护作用是什么?
   What are the protective effects of sympathetic-adrenal medulla system excitation in stress?
2. 应激时促肾上腺皮质激素分泌增加的作用是什么?
   What are the effects of corticotropin-releasing hormone increasing in stress?
3. 应激时糖皮质激素分泌增加的有利和不利作用是什么?
   What are the advantages and disadvantages of glucocorticoid increasing in stress?
4. 应激时热休克蛋白的功能有哪些?
   What are the functions of heat shock protein in stress?
5. 什么是急性期反应蛋白? 其生物学功能如何?
   What is acute phase proteins? What are the primary functions of acute phase proteins?
6. 如何理解应激时免疫系统除受神经内分泌的调控外,又反过来参与对应激的调控?
   Immune system is not only controlled by neuroendocrine system in stress but also involved in the regulation of stress. How to understand this phenomenon?

(二)论述题

1. 试述应激性溃疡的发生机制。
   Please describe the pathogenesis of stress ulcer.

【参考答案】

一、名词解释

1. **应激** 是指机体在受到一定强度的应激原作用时所出现的非特异性全身反应。
2. **应激原** 指能导致应激的因素,包括理化和生物学因素以及社会心理因素。
3. **全身适应综合征** 是指机体在遭受有害性刺激时出现的一种非特异性适应性反应。
4. **急性应激** 指机体受到突然刺激所引起的应激,过强的急性应激原可诱发心源性猝死、急性心肌梗死以及精神障碍等。
5. **慢性应激** 由应激原长时间作用所致,慢性应激可导致消瘦、影响生长发育,并可引发抑郁和高血压等疾病。
6. **急性期反应** 是感染、烧伤、大手术、创伤等应激原诱发机体产生的快速防御反应,表现为体温升高、血糖升高、补体升高、外周血吞噬细胞数目增多和活性增强等非特异性免疫反应,血浆中蛋白质浓度迅速变化。
7. **急性期反应蛋白** 应激时由于感染、炎症或组织损伤等原因可使血浆中某些蛋白质浓度迅速升高,这些蛋白质被称为急性期反应蛋白,属于分泌型蛋白质。
8. **热休克蛋白** 是指由应激原诱导生成或作为细胞固有组分的一组高度保守的细胞内蛋白质,主要用于帮助新生蛋白质的正确折叠、移位和受损蛋白质的修复和移除,在分子水平上起防御保护作用。

病理生理学应试向导

9. **创伤后应激障碍**　又称延迟性心因性反应是指个体在经历了残酷的战争、突发性的自然灾害、严重的创伤、被强暴或劫持,以及儿童长期遭受家庭虐待等人为事件后延迟出现和(或)长期存在的一系列心理精神障碍。

10. **应激性溃疡**　应激性疾病,指病人在遭受严重刺激如创伤、大手术、重病等情况下,出现胃、十二指肠黏膜的急性病变,主要表现为胃、十二指肠黏膜的糜烂、浅溃疡、渗血等,严重可致穿孔或大出血。

二、选择题

(一) 单选题

1. B　　2. E　　3. B　　4. B　　5. C　　6. B　　7. D　　8. E　　9. D　　10. B　　11. C
12. D　　13. B　　14. A　　15. E　　16. E　　17. D　　18. E　　19. D　　20. A　　21. B　　22. B
23. A　　24. A　　25. D　　26. E　　27. B　　28. E　　29. E　　30. D

(二) 多选题

1. ABCDE　　2. ABCD　　3. ABCDE　　4. ABD　　5. ABCD　　6. ABCDE　　7. BCDE　　8. ABDE

三、填空题

1. 各种因素　非特异性全身反应　　2. 环境因素　机体内在因素　心理与社会因素　　3. 交感-肾上腺髓质系统　下丘脑-垂体-肾上腺皮质激素系统　　4. 去甲肾上腺素　肾上腺素　　5. 代谢　心血管　　6. 胰高血糖素　胰岛素　血糖　　7. 糖皮质激素　　8. 糖皮质激素　　9. 抑制　溶酶体　　10. 应激蛋白　分子伴侣
11. 去甲肾上腺素能神经元　酪氨酸羟化酶　去甲肾上腺素　　12. 肝细胞　分泌型　　13. C反应蛋白
14. 抑制　自身免疫疾病　　15. 增加　　16. 食欲降低　神经性厌食症　　17. 低色素性　下降　铁含量
18. 减少　升高　减少　　19. 性格类型　经历　可控性　　20. 生理性应激　病理性应激　　21. 功能失调　记忆的破坏　　22. 糖皮质激素水平　糖皮质激素受体　　23. 神经内分泌失调　保护功能削弱　相对增强
24. 原发性高血压　冠心病　心律失常　　25. 生长发育迟缓　生长激素

四、问答题

(一) 简答题

1. **应激时交感肾上腺髓质系统兴奋的保护作用是什么?**

答:应激时交感-肾上腺髓质系统的兴奋,在一定范围内有利于机体的防御、代偿机制,表现为:

(1) 心率加快,心收缩力加强和外周阻力增加,心输出量增加,血压升高,从而增加组织的血液供应。

(2) 交感—肾上腺髓质系统兴奋,皮肤、腹腔脏器、肾等的血管收缩、脑血管口径无明显变化、冠状血管和骨骼肌血管扩张,出现血液的重分布,心、脑、骨骼肌得到更充分的血液供应。

(3) 改善肺泡通气,向血液提供更多的氧。

(4) 促进糖原、脂肪分解,升高血糖,使血浆中游离脂肪酸增加,从而保证了应激时机体能量需求的增加。

2. **应激时促肾上腺皮质激素分泌增加的作用是什么?**

答:①刺激 ACTH 的分泌进而增加 GC 的分泌。②调控应激时的情绪行为反应,适量的 CRH 增多可促进适应,使机体兴奋或有愉快感;但大量的 CRH 的增加,特别是慢性应激时的持续增加则造成适应机制障碍,出现焦虑、抑郁、食欲、性欲减退等。③促进内啡肽的释放。④促进蓝斑-交感-肾上腺素能神经元的活性。

3. **应激时糖皮质激素分泌增加的有利和不利作用是什么?**

答:有利作用:①促进蛋白质分解和糖异生,升高血糖;②维持循环系统对儿茶酚胺的反应性;③稳定溶酶体膜,防止或减轻溶酶体酶对组织细胞的损害;④抑制嗜中性白细胞的活化,具有抗炎、抑制免疫的自稳作用。

不利影响:①抑制免疫反应,易发感染;②产生代谢改变,如血脂、血糖升高;③抑制甲状腺轴和性腺轴,抑制生长发育,导致内分泌紊乱和性功能减退。

4. **热休克蛋白的功能有哪些?**

答:热休克蛋白具有分子伴侣的作用,能通过其 C 末端的疏水区域与新合成的尚未折叠的肽链或变性蛋白暴露的疏水区域结合,并依赖其 N 端的 ATP 酶活性,帮助新生蛋白质的正确折叠和运输;促进变性蛋白复性,防止聚集;协助蛋白酶系统降解无法复性蛋白。热休克蛋白可增强机体对多种应激原的耐受能力,对细胞产生非特异性保护作用。

5. **什么是急性期反应蛋白? 其生物学功能如何?**

答:应激时由于感染、炎症或组织损伤等原因可使血浆中某些蛋白质浓度迅速升高,这些蛋白质被称为急性期反应蛋白。

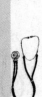
病理生理学应试向导

其生物学功能为：①抑制蛋白酶对组织细胞的损伤，产生保护作用。②参与凝血和纤溶。③抗感染、抗损伤：如C反应蛋白可与细菌细胞壁结合，起到抗体样调理作用，激活经典补体途径，抑制血小板磷脂酶，减少炎症介质释放等。④铜蓝蛋白有清除氧自由基的作用，结合珠蛋白、铜蓝蛋白、血红素结合蛋白等可与相应的物质结合，避免对机体的危害，并可调节这些物质在体内的代谢过程和生理功能。

6. 如何理解应激时免疫系统除受神经内分泌的调控外，又反过来参与对应激的调控？

答：免疫系统受应激时的神经内分泌的调控，免疫细胞上有参与应激反应的大部分激素及神经递质的受体表达。

一定条件下某些应激原可使免疫功能增强，但慢性应激和长时间的心理应激造成免疫功能抑制。应激时神经内分泌的改变可通过相应受体正向或负向调节免疫系统功能，例如应激时增加的糖皮质激素和儿茶酚胺对免疫系统主要是抑制作用。

相反，免疫系统可通过免疫细胞产生多种神经内分泌激素和细胞因子，改变神经内分泌系统的活动。

（二）论述题

1. 试述应激性溃疡的发生机制。

答：临床上重伤重病时应激性溃疡发病率相当高，一般估计为 $75\%\sim100\%$ ，应激性溃疡的发生与以下因素有关：

（1）胃黏膜缺血：由于应激时交感-肾上腺髓质系统兴奋，内脏血管收缩，胃肠黏膜缺血缺氧，造成胃黏膜损害。黏膜缺血以及糖皮质激素增加导致的蛋白质负平衡，使黏膜上皮细胞再生和修复能力降低。

（2）黏膜屏障功能降低：黏膜缺血使上皮细胞能量不足，不能产生足量的碳酸氢盐和黏液，糖皮质激素增加引起胃黏液分泌减少，导致黏膜上皮细胞间的紧密连接和覆盖于黏膜表面的碳酸氢盐-黏液层所组成的胃黏膜屏障遭到破坏，胃腔内的 H^+ 就顺浓度差反向弥散进入黏膜，而由于黏膜血流量的减少使弥散至黏膜内的过量 H^+ 无法及时被血流中的 HCO_3^- 所中和或被携带走，使 H^+ 在黏膜内积聚而造成损伤。

（3）其他：尚有一些次要因素也可参与应激性溃疡的发病，如胆汁逆流在胃黏膜缺血的情况下可损害黏膜的屏障功能，使黏膜通透性升高，H^+ 反向逆流入黏膜增多。应激时氧自由基对黏膜上皮的损伤等也参与应激性溃疡的发生。

应激性溃疡的发生是机体神经内分泌失调、胃黏膜屏障保护功能削弱及胃黏膜损伤因素作用相对增强等多因素综合作用的结果。

（薛　冰　冯　梅　傅月玥）

第十章 细胞信号转导异常与疾病

【大纲要求】
  掌握：细胞信号转导的基本概念及主要的信号转导途径。
  熟悉：细胞信号转导异常与疾病的关系。
  了解：细胞信号转导调控与疾病的防治。

▲重点难点提示：细胞信号转导的主要途径、信号转导异常发生的环节和机制、细胞信号转导异常与疾病

【内容精析】

第一节 细胞信号转导系统概述

一、细胞信号转导的过程

细胞信号转导系统由细胞信号、接收信号的受体或类似于受体的物质、细胞内信号转导通路及细胞内效应器组成。

（一）细胞信号种类

细胞信号主要包括化学信号和物理信号。化学信号一般通过细胞受体起作用，故又称为配体。

（二）细胞信号的接受和转导

细胞信号由受体或类似于受体的物质接受，然后将信息转发到细胞内，启动细胞信号转导。

受体是指细胞或细胞内能与细胞外信号相互作用的分子，可分为膜受体和细胞内受体（核受体超家族）。

（三）常见细胞信号转导通路

1. G 蛋白偶联受体（GPCR）介导的信号转导途径 GPCR 是 7 次跨膜受体，包括由 α、β 和 γ 亚单位组成的异源三聚体和小 G 蛋白。GPCR 被配体激活后，G 蛋白解离成 GTP - G_{α} 后和 $G_{\beta\gamma}$ 两部分，分别与效应蛋白作用，直接改变其功能。

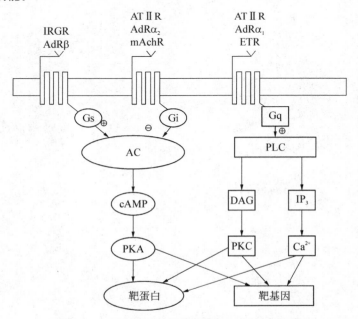

图 10-1 GPCR 介导的细胞信号转导途径示意图

病理生理学应试向导

2. 受体酪氨酸蛋白激酶(RPTK)介导的信号转导途径　RPTK 是由 50 多种受体组成的超家族,为单次跨膜受体。胞外信息分子与膜受体结合,将信息传递至胞质或核内,调节靶细胞功能。

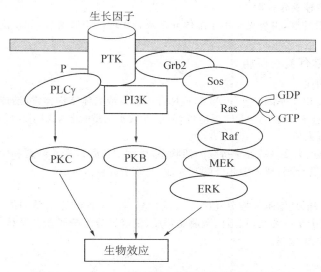

图 10 - 2　RPTK 介导的细胞信号转导途径示意图

3. 非受体酪氨酸蛋白激酶介导的信号转导途径　膜受体本身无 PTK 活性,但胞内区含有与胞内 PTK 结合位点,配体主要是激素和细胞因子。

4. 核受体介导的信号转导途径　包括核受体中的甾体激素受体和非甾体激素受体介导的细胞信号转导途径。

二、细胞信号转导的调节

(一) 信号调节

配体信号分子一般通过与信号蛋白结合直接改变信号蛋白活性或通过激活受体型蛋白激酶控制信号转导。

(二) 受体调节

1. 受体数量调节　包括受体上调和受体下调。

2. 受体亲和力改变　包括受体增敏和受体减敏两种方式,受体磷酸化和脱磷酸化是调节受体亲和力的最重要方式。

(三) 受体后调节

1. 通过可逆性磷酸快速调节靶蛋白活性　多种信号通路中激活的蛋白激酶和磷酸酶通过对各种效应蛋白及转录因子进行可逆的磷酸化修饰,快速调节它们的活性和功能,产生相应生物学效应。

2. 通过调控基因表达产生较为缓慢的生物效应。

第二节　细胞信号转导机制异常的机制

一、信号异常

体内神经递质、内分泌激素和生长因子分泌异常增多或减少。

体外细胞信号异常:包括生物损伤性刺激和理化损伤性刺激。

二、受体异常

1. 遗传性受体病　受体数量改变引发的疾病:受体合成数量减少、组装或定位障碍,使受体数量减少,出现受体功能丧失导致靶细胞对相应配体不敏感。

受体结构异常引发的疾病:基因突变导致受体结构改变,引起其功能降低或缺失。基因突变也可通过受体异常不受控制的激活状态或受体抑制性成分缺陷引起特定信号转导通路过度激活。

2. 自身免疫性受体病　体内通过免疫应答反应产生了针对自身受体的抗体所引起的疾病。抗受体抗体分为阻断型和刺激型两种,分别引起靶细胞功能低下或亢进。

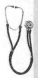

3. 继发性受体异常病 内环境可以调节或改变受体的数量与配体亲和力,引起继发性受体的调节性改变。

三、受体后的信号转导成分异常

主要见于遗传病或者肿瘤,也可见于由于配体异常或者病理性刺激所致,如霍乱弧菌感染引起的腹泻和脱水。

第三节 信号转导异常有关的疾病

一、家族性肾性尿崩症

家族性肾性尿崩症是由于基因突变使 ADHV$_2$R 合成减少或受体结构异常,造成受体数量减少或亲和力降低,远曲小管和集合管上皮细胞对 ADH 反应性降低,导致水的重吸收减弱引起尿崩症。

二、肢端肥大症和巨人症

由于编码 Gs 的基因点突变,Gs 处于持续激活状态,导致生长激素释放激素和生长抑素对生长激素的分泌调节失衡,生长激素过度分泌,成人引起肢端肥大症,儿童引起巨人症。

三、肿瘤

细胞癌变的最基本特征是增殖失控分化障碍及凋亡异常。①促细胞增殖的信号转导过强,包括生长因子产生过多、某些生长因子受体类蛋白、蛋白激酶类物质、信号转导类分子蛋白和核内蛋白质物质表达增多。②抑制细胞增殖的信号转导过弱。

【同步练习】

一、名词解释

1. 细胞信号转导系统(cell signaling system) **2.** 受体(receptor) **3.** 膜受体(membrane receptor) **4.** 核受体(nuclear receptor) **5.** 受体上调(up-regulation) **6.** 受体下调(down-regulation) **7.** G 蛋白偶联受体(G protein coupling receptors) **8.** 受体减敏(receptor hyposensitivity) **9.** 受体超敏(receptor supersensitization) **10.** 家族性肾性尿崩症(familial nephrogenic diabetes insipidus)

二、选择题

(一)单选题

1. 下列关于细胞信号转导的描述,哪项是**错误**的( )

　　A. 不同的信号转导通路之间具有相互联系作用

　　B. 酪氨酸蛋白激酶型受体属于核受体

　　C. 细胞信号转导过程是由细胞内一系列信号转导蛋白的构象、活性或功能变化来实现

　　D. 细胞内信使分子能激活细胞内受体和蛋白激酶

　　E. 细胞受体分为膜受体和核受体

2. 下列有关 G 蛋白描述,哪项是**不正确**的( )

　　A. G 蛋白是由 α、β、γ 亚单位组成的异三聚体

　　B. G$_α$ 上的 GTP 被 GDP 取代,这是 G 蛋白激活的关键步骤

　　C. G 蛋白耦联受体由单一肽链 7 次穿越细胞膜

　　D. G 蛋白是指与鸟嘌呤核苷酸可逆性结合的蛋白质家族

　　E. G 蛋白可以直接或间接调节某些离子通道活性

3. 信号转导通路对靶蛋白调节最重要的方式是( )

　　A. 通过 G 蛋白调节　　　　　　B. 通过受体亲和力调节　　　　　　C. 通过配体调节

　　D. 通过可逆性磷酸化调节　　　　E. 通过受体数量调节

4. 关于家族性高胆固醇血症的说法**不正确**的是( )

　　A. 患者血浆 HDL 含量异常升高　　B. 患者血浆 LDL 含量异常升高　　　C. 是一种遗传性受体病

　　D. 易出现动脉粥样硬化　　　　　　E. 由基因突变引起的 LDL 受体缺陷症

5. 关于家族性肾性尿崩症的说法**不正确**的是( )

　　A. 患者口渴、多饮、多尿等临床特征

　　B. 由遗传性 ADH 受体及受体后信息传递异常所致

病理生理学应试向导

C．基因突变使 ADH 受体合成增多

D．血中 ADH 水平升高

E．属性染色体连锁隐性遗传病

6. 重症肌无力的主要信号转导障碍是（　　）

  A．Na^+ 通道障碍　　　　　　　　B．Ach 与其受体结合障碍　　　　C．体内产生抗 n-Ach 受体的抗体

  D．抗体与 n-Ach 受体结合　　　E．Ach 分泌减少

7. 下列哪个**不是** G 蛋白耦联受体的配体（　　）

  A．去甲肾上腺素　　　　　　　　B．抗利尿激素　　　　　　　　　C．糖皮质激素

  D．促甲状腺激素释放激素　　　　E．神经肽

8. 通过 Gq 蛋白（　　）

  A．激活腺苷酸环化酶　　　　　　B．激活磷酸化酶激酶　　　　　　C．抑制腺苷酸环化酶

  D．激活磷脂酶 C　　　　　　　　E．心肌细胞膜 L 型 Ca^{2+} 通道磷酸化

9. 下列哪项**不属于**膜受体（　　）

  A．糖皮质激素受体　　　　　　　B．G 蛋白耦联受体家族　　　　　C．酪氨酸蛋白激酶型受体

  D．丝/苏氨酸蛋白激酶受体家族　E．整合素

10. 特定信号转导过程减弱**不可能**是由于（　　）

  A．受体数量减少　　　　　　　　B．受体刺激型抗体的作用　　　　C．受体亲和力下降

  D．信号转导蛋白失活性突变　　　E．受体功能缺陷

11. 对尿崩症时信号转导异常的描述哪项是**不正确**的（　　）

  A．抗利尿激素分泌减少　　　　　B．生成抗利尿激素受体的阻断型抗体

  C．抗利尿激素受体变异　　　　　D．水通道蛋白变异

  E．Gs-AC-cAMP-PKA 信号转导通路异常

12. 下述哪项关于 Gs 的说法是**不正确**的（　　）

  A．抑制腺苷酸环化酶活性　　　　B．可以与 GTP 结合

  C．属于 G 亚基家族　　　　　　　D．激活 PKA

  E．参与基因转录的激活

13. IP_3 属于（　　）

  A．膜受体　　　　　　　　　　　B．核受体　　　　　　　　　　　C．磷脂酰肌醇-3-激酶

  D．第二信使　　　　　　　　　　E．磷脂酶

14. G 蛋白偶联受体介导的信号转导途径中,被 Ca^{2+} 激活的酶是（　　）

  A．PLCb　　　B．GC　　　C．AC　　　D．PKA　　　E．PKC

15. 下述哪项关于 RTK 说法是正确的（　　）

  A．属于 G 蛋白偶联受体家族　　　B．受体胞内区与配体结合

  C．可以发生自身磷酸化　　　　　D．表皮生长因子受体属于 RTK

  E．可以磷酸化 Ras,进而引起 Ras-Raf-MAPK 通路激活

16. 下述哪种情况可以引起生长激素分泌增加（　　）

  A．cGMP 浓度升高　　　　　　　B．cAMP 浓度升高　　　　　　　C．ATP 浓度升高

  D．生长激素受体基因突变　　　　E．Gi 持续激活

（二）多选题

1. 下述哪些分子可以作为第二信使发挥作用（　　）

  A．PI3K　　　B．IP_3　　　C．ATP　　　D．cAMP　　　E．DAG

2. 下述哪些通路均可以被 G 蛋白偶联受体和受体酪氨酸蛋白激酶介导的信号途径激活（　　）

  A．cAMP-PKA-CREB　　　B．Ras-Raf-MAPK　　　C．PLC-PKC

  D．PI3K-PKB　　　　　　　E．cGMP-PKG

3. 下述哪些是 G 蛋白偶联受体的配体（　　）

  A．血管紧张素　　B．心房钠尿肽　　C．去甲肾上腺素　　D．抗利尿激素　　E．甲状腺激素

4. 下述哪些受体为膜受体（　　）
   A．表皮生长因子受体　　　　　　B．三磷酸肌醇受体　　　　　　C．维甲酸受体
   D．促甲状腺激素受体　　　　　　E．血管内皮细胞生长因子受体

三、填空题

1. 信号转导系统与疾病关系的研究，不仅有助于阐明_____，还能为_____和_____提供思路和作用靶点。

2. 受体和细胞信号转导分子异常既可以作为_____，引起特定疾病的发生；也可_____发挥作用，促进疾病的发展。

3. 细胞信号转导系统由_____或_____的其他成分，以及_____转导通路组成。不同的信号转导通路具有_____、_____，形成复杂的网络。

4. 细胞受体分为_____和_____。

5. 细胞信号转导过程是由细胞内一系列信号转导蛋白的_____、_____或_____变化来实现的。

6. 信号转导蛋白通常具有_____和_____两种形式。

7. 控制信号转导蛋白活性的方式有：_____、_____和_____。

8. 信号转导通路对靶蛋白调节的最重要的方式是可逆性的_____。

9. G蛋白由_____3个亚基组成，Gα亚基可分为_____4个亚家族。

10. 细胞信号转导系统的调节有：_____的调节、_____的调节。

11. G蛋白激活的关键步骤是_____为_____所取代。

12. 高血压时心肌肥厚的发生和发展涉及多种促心肌肥厚的信号：_____、_____和_____。

13. 中枢性尿崩症与肾性尿崩症的主要区别是前者血中_____，而后者血中_____正常或高于正常。

14. 单个环节或单个信号转导分子的异常多见于_____；多个环节和多种信号转导蛋白的异常可见于_____。

15. 家族性高胆固醇血症是由于_____缺陷所致。

16. 家族性肾性尿崩症的发病机制是由于_____或肾小管上皮细胞水通道_____缺陷所致。

17. 患激素抵抗综合征时，临床表现以相应激素的作用_____为特征，但循环血中该激素的水平_____。

18. 重症肌无力是由于机体产生了抗_____受体的自身抗体，干扰了_____间的兴奋传递。

19. 甲状腺素抵抗综合征是由于_____异常；Graves病是由于产生_____的抗体；桥本病是由于产生_____的抗体。

20. 霍乱毒素选择性催化Gs活性丧失，导致Gsα的_____丧失。

21. 垂体腺瘤中信号转导障碍的关键环节是_____导致的_____和_____对GH分泌的调节失衡。

22. 遗传因素可致染色体异常和编码信号转导蛋白的基因突变，基因突变可致以下结果：信号转导蛋白_____，信号转导蛋白_____。

四、简答题

1. 简述GPCR介导的信号转导通路。
   Please describe the signal transduction pathway mediated by GPCR.

2. 受体调节包括哪些方面？有何意义？
   What does receptor regulation include? What is the meaning of receptor regulation?

3. 什么是家族性肾性尿崩症？其发病机制是什么？
   What is familial nephrogenic diabetes insipidus (FNDI)? What is the pathogenesis of FNDI?

4. 试述导致肿瘤细胞过度增殖的信号转导异常。
   Please describe the abnormal signal transductions which lead to over-proliferation of tumor cell.

【参考答案】

一、名词解释

1. **细胞信号转导系统** 由细胞信号、能接受信号的受体或类似于受体的物质、细胞内信号转导通路及细胞内的效应器组成。

2. **受体** 受体是指细胞或细胞内一些能与细胞外信号分子相互作用的分子，可以分为膜受体与细胞内受体。

3. 膜受体　一般为跨膜糖蛋白,具有膜外区、跨膜区和细胞内区。

4. 核受体　本质上为一类配体依赖的转录调节因子,其配体为脂溶性分子,受体与配体结合后,主要通过调节靶基因的表达产生生物学效应。

5. 受体上调　持续高浓度的配体与受体结合后,可引起其他受体明显增多。

6. 受体下调　体内配体持续升高时,配体-受体复合物可被细胞内化,内化后配体及部分受体被降解,部分受体返回胞膜重新利用,致自身受体数量减少。

7. G蛋白偶联受体　是各种与G蛋白偶联并经其进行信号转导的膜受体的统称,它们在结构上的共同特征是由单一肽链7次穿越细胞膜,构成7次跨膜受体。

8. 受体减敏　过度或长时间的调节,使受体对特定配体的反应性减弱。

9. 受体超敏　受体对特定配体刺激的反应性增强。

10. 家族性肾性尿崩症　由于基因突变使ADHV$_2$R合成减少或受体结构异常,造成受体数量减少或亲和力降低,远曲小管和集合管上皮细胞对ADH反应性降低,导致水的重吸收减弱引起尿崩症。

二、选择题

(一) 单选题

1. B　　2. B　　3. D　　4. A　　5. C　　6. C　　7. C　　8. D　　9. A　　10. B　　11. A　　12. A
13. D　　14. E　　15. D　　16. B

(二) 多选题

1. BDE　　2. BCD　　3. ACD　　4. ABDE

三、填空题

1. 疾病的发生机制　新药设计　发展新的治疗方法　　2. 疾病的直接原因　在疾病的过程中　　3. 受体　能接受信号　细胞内的信号　相互联系　相互作用　　4. 膜受体　核受体　　5. 构象　活性　功能　　6. 活性　非活性　　7. 配体调节　G蛋白调节　可逆性的磷酸化调节　　8. 磷酸化调节　　9. α、β、γ　Gs、Gi、Gq、G$_{12}$　　10. 受体数量　受体亲和力　　11. GDP　GTP　　12. 牵拉刺激　激素信号　局部体液因子　　13. ADH减少　ADH　　14. 遗传病　肿瘤　　15. 低密度脂蛋白受体　　16. V$_2$R基因变异　蛋白AQP$_2$异常　　17. 减弱　升高　　18. nAChR　神经-肌肉　　19. 甲状腺素受体　刺激性促甲状腺素受体　阻断性促甲状腺素受体　　20. GTP酶活性　　21. Gsα过度激活　GHRH　生长抑素　　22. 数量改变　功能改变

四、简答题

1. 简述GPCR介导的信号转导通路。

答:G蛋白介导的信号通路包括:①通过刺激型G蛋白(Gs),激活腺苷酸环化酶(AC),并引发cAMP-PKA通路,引起多种靶蛋白磷酸化。②通过抑制型G蛋白(Gi)抑制AC活性,产生与Gs相反的效应。③通过Gq蛋白激活磷脂酶C(PLC脂),产生双信使DAG和IP3,发挥作用。④G蛋白-其他磷脂酶途径:如激活磷脂酶A2、磷脂酶D等。⑤激活MAPK家族成员的信号通路。⑥离子通道途径:已证明多种GPCR与配体结合后还能直接或间接地调节离子通道的活性,产生广泛的生物学效应。

2. 受体调节包括哪些方面? 有何意义?

答:受体的调节包括受体数量的调节和亲和力的调节。①数量调节:在体内配体浓度持续升高时,配体-受体复合物可被细胞内化,使配体及部分受体被降解,部分受体返回胞膜重新利用,可致自身受体数量减少,为受体下调;持续高浓度的配体与受体结合,除可引起自身受体下调外,还可引起其他受体明显增多,称为受体上调。②受体亲和力调节:受体对配体刺激的反应性增强,称为受体增敏;受体对配体刺激的反应衰退,称为受体减敏。

3. 什么是家族性肾性尿崩症? 其发病机制是什么?

答:家族性肾性尿崩症是由于基因突变使ADHV2R合成减少或受体结构异常,造成受体数量减少或亲和力降低,远曲小管和集合管上皮细胞对ADH反应性降低,导致水的重吸收减弱引起尿崩症。
其发病机制是由于基因突变使ADHV2R合成减少或受体结构异常,造成受体数量减少或亲和力降低,使ADH对远曲小管和集合管上皮细胞的刺激作用减弱,cAMP生成减少,PKA的活性抑制,远曲小管和集合管上皮细胞对水的重吸收降低,出现口渴、多饮、多尿等临床表现,但血中ADH水平在正常以上。

4. 试述导致肿瘤细胞过度增殖的信号转导异常。

病理生理学应试向导

答:(1) 促细胞增殖的信号转导过强:①表达生长因子样物质:某些癌基因可以编码生长因子样的活性物质。②表达生长因子样受体蛋白:某些癌基因可以表达生长因子受体的类似物,通过模拟生长因子的功能受体起到促增殖的作用。③表达蛋白激酶类物质:某些癌基因可通过编码非受体 PTK 或丝/苏氨酸激酶类物质影响细胞信号转导过程。④表达信号转导分子类蛋白。⑤表达核内蛋白类物质。

(2) 抑制细胞增殖的信号转导过弱:由于生长抑制因子受体的减少、丧失以及受体后的信号转导通路异常使细胞的生长负调控机制减弱或丧失。

(池良杰 吴 剑 薛 冰)

第十一章 细胞增殖和凋亡异常与疾病

【大纲要求】
　　掌握：细胞增殖的概念；细胞周期的概念、分期和特点，细胞周期的调控；细胞凋亡的概念及其与坏死的主要区别，细胞凋亡的信号通路，细胞凋亡相关酶与基因。
　　熟悉：细胞周期调控异常与疾病的关系；细胞凋亡异常与疾病。
　　了解：细胞周期调控与防治原则，凋亡与疾病的防治。

▲重点难点提示：细胞增殖的概念，细胞周期的概念、分期和特点以及细胞周期的调控；细胞凋亡的信号通路以及 AIDS 发生机制。

第一节 细胞增殖异常与疾病

　　细胞增殖（cell proliferation）是指细胞分裂及再生的过程，将遗传信息传给子代，保持物种的延续性和数量的增多。细胞增殖是通过细胞周期来实现。

一、细胞周期的概述

　　细胞周期：细胞一次分裂结束到下一次分裂终了的过程或间隔时间。细胞周期分四期：①G1 期，DNA 合成前期；②S 期，DNA 合成期；③G2 期，DNA 合成后期；④M 期，有丝分裂期。根据细胞的增殖特性可将其分为以下 3 种：

　　1. 周期性细胞 连续分裂细胞，处于增殖和死亡的动态平衡，如表皮与骨髓细胞等，可稳态更新。

　　2. G0 期细胞 休眠细胞，肝与肾细胞等，可条件性更新。

　　3. 终端分化细胞 不分裂细胞，神经与心肌细胞等，特定情况下可返回细胞周期。

　　细胞周期特点：①单向性；②阶段性；③检查点；④细胞微环境。

二、细胞周期的调控

　　细胞周期的调控包括细胞周期自身调控与细胞外信号对细胞周期的调控。

（一）细胞周期的自身调控

　　细胞周期自身调控由细胞周期素和周期素依赖性激酶（CDK）、抑制力量和检查点等协同作用而实现。

　　1. 周期素 周期素（cyclin）也称为细胞周期蛋白，作为调节亚基，与催化亚基 CDK 形成复合物，激活相应的 CDK 和加强 CDK 对特定底物的作用，它的特点是：①分 G1 期、S 期和 G2/M 期 3 种，分别在相应期高表达。②细胞周期素作为调节亚基，需要与催化亚基 CDK 结合，激活相应的 CDK 和加强 CDK 对特定底物的作用，驱动周期前行。③恒定表达，有丝分裂时消失是因为降解大于合成，在间期积累是由于合成大于降解。CDK 的活性随细胞周期素的波动而波动，但 CDK 的表达在各期是稳定的。

　　增殖细胞核抗原（PCNA）也是细胞周期相关蛋白，不与 CDK 结合，作为 DNA 聚合酶的附属蛋白，促进 DNA 聚合酶延伸 DNA，在 S 期浓度最高，故作为 S 期标志物之一。

表 11-1　　　　　　　　　　　　　　Cyclin-CDK 复合物和相关蛋白

周期素	相关 CDKs	细胞周期作用	相关蛋白	底物
A	CDK1, CDK2	S+G2, M	p107+E2F, p21, PCNA	Rb
B(B1, B2)	CDK1(cdc2)	G2, M	p21, PCNA	Rb
D(D1~3)	CDK4, 2, 5, 6	G1	Rb, p21, p27, p15, p16, PCNA	Rb
E	CDK2	G1+G1, S	p107+E2F, p21, PCNA	Rb
H	CDK7	G1, S, G2, M	—	CDK1, 4, 6

2. 周期素依赖性蛋白激酶（cyclin dependent kinase，CDK）　是一组丝氨酸/苏氨酸蛋白激酶家族,包括 CDK1～9。调控模式:①激活模式:CDK 激活依赖 cyclin 细胞周期素达到一定阈值,其亚基与 CDK 结合成 cyclin/CDK 复合体,CDK 分子活化部位磷酸化与抑制部位去磷酸化,使 CDK 部分活化,再经 CDK 活化激酶 (CDK-activating kinase，CAK)作用,CDK 分子活化部位氨基酸残基磷酸化后完全活化;②灭活:泛素化降解 和 CKI 抑制作用。

3. CDK 抑制因子（cyclin dependent kinase inhibitor，CKI）　CKI 特异性抑制 CDK,主要包括 Ink4 (Inhibitors of kinase-4)和 Kip(kinase inhibitory protein Kip)家族。①Ink4 家族:由 $p16^{Ink4a}$、$p15^{Ink4b}$、$p18^{Ink4c}$ 和 $p19^{Ink4d}$构成,与 CDK4/6 结合并抑制其活性。如 $p16^{Ink4a}$ 与 cyclinD 竞争结合 CDK4/6→pRb 磷酸化↓→游 离 E2F-1 结合去磷酸化 pRb↑→G1 期阻滞。②Kip:由 $p21^{kip1}$、$p27^{kip1}$ 和 $p57^{kip2}$ 构成,广谱抑制 CDK 活性。 如 $p27^{kip1}$→cyclinD/CDK4、cyclinA/CDK2 和 cyclin E/CDK2 结合,并抑制其活性→pRb 磷酸化↓→G1 期阻 滞并修复。两者均可消除 DNA 损伤引发的肿瘤。

4. 细胞周期检查点　是为保证细胞周期中 DNA 复制和染色体分配质量等方面而发展出的对细胞周 期相关时间和故障加以检查的成套、负反馈调节机制。特点如下:①组成:探测器、传感器和效应器;②功 能:负责检测质量、传递信号、中断周期并启动修复机制等;③种类:DNA 损伤检查点、DNA 复制检查点、染 色体分离检查点和纺锤体组装检查点。重点关注:①DNA 损伤检查点,G1/S 交界处,检查染色体 DNA 是 否有损伤,如 DNA 有损伤,则把细胞阻滞于 G1 期,启动 DNA 修复,保证 DNA 质量;②DNA 复制检查点: S/G2 交界处,DNA 复制量不足时细胞阻滞在 S 期,以保证 DNA 的量。

（二）细胞外信号对细胞周期的调控

可分为增殖和抑制信号,增殖信号常为大多数肽类生长因子,可促进 cyclin D 合成和下调 CKI 活性;抑 制信号,可下调 cyclin D 和 CDK,还可诱导 CKI 增多;如转化生长因子 β(TGF-β),在 G1 期下调细胞周期素 和 CDK 等的表达,使细胞阻滞于 G1 期。

三、细胞周期调控异常与疾病

（一）细胞增殖过度

常见疾病:肿瘤、肝、肺和肾纤维化、风湿性关节炎和动脉粥样硬化等,以下以肿瘤为例进行说明。

1. Cyclin 过表达　基因过表达、染色体易位和染色体倒位,乳腺癌 Cyclin E 过表达;B 细胞淋巴瘤、胃 肠癌 Cyclin D1 过表达。

2. CDK 增多　与肿瘤发生、发展、转移和浸润有关。CDK1 过表达见于小细胞肺癌、鳞癌、胃癌。

3. CKI 表达不足和突变

（1）Ink4 失活或含量减少　Ink4 家族包括 $P16^{Ink4a}$、$P15^{Ink4b}$、$P18^{Ink4c}$ 和 $P19^{Ink4d}$。Ink4 直接与 cyclin D1 竞 争 G1 期激酶 CDK4/6,抑制其对 pRb 磷酸化,抑制 E2F-1 基因转录。$P16^{Ink4a}$因纯合缺失、CpG 岛高度甲基 化或染色体异位→$P16^{Ink4a}$失活和低表达→与黑色素瘤、消化系统恶性肿瘤、肺癌、卵巢癌等多种肿瘤相关。

（2）Kip 失活或含量减少　Kip 家族包括 $p21^{kip1}$、$p27^{kip1}$ 和 $p57^{kip2}$ 等。其失活或含量减少可导致多种肿 瘤,如肝癌和黑色素瘤可见 $p21^{kip1}$缺失或减少,大肠癌、肺癌和前列腺癌等可见 $p27^{kip1}$表达低,且与分化和预后 呈正相关。

4. 检查点功能异常　主要为 DNA 损伤检查点和 DNA 复制检查点,分别位于 G1/S 和 G2/M 交界处, 可以终止异常的细胞周期进程。p53 是 DNA 损伤检查点的主要分子,其突变或缺失引起多种肿瘤。野生 型 p53 基因可过表达激活 bax 凋亡基因或下调凋亡抑制基因 bcl-2,消除癌前病变细胞,防止其不恰当进 入 S 期,避免癌变。野生型 p53 基因发生异常突变或缺失情况时,可出现:①药物诱导性基因扩增与细胞分 裂,染色体准确度降低;②细胞周期中可产生多个中心粒,染色体异常分离,导致染色体数目与 DNA 倍数 改变。

（二）细胞增殖缺陷

常见于糖尿病肾病、再生障碍性贫血和神经退行性疾病等。如糖尿病肾病的相关机制是:①p27 表达增 高;②TGF-β 表达增高,导致 pRb 低磷酸化,二者共同抑制肾小管上皮细胞、系膜或血管细胞增殖所致。

四、调控细胞周期与疾病的防治

依托调控细胞周期相关理论的临床防治原则为:

1. 合理利用增殖相关信号　抑制增殖信号或(和)提高增殖抑制信号可防治癌症。如 EGF 可通过 EGFR 激活酪氨酸受体激酶系统,通过 Ras 和 Akt 激活 NF-$\kappa\beta$,提高 CDK2 活性,使 cyclinD1 过表达,促肿

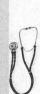

瘤细胞增殖,而注射抗 EGFR 单抗则抑制癌细胞增殖。

2. 抑制 cyclin 和(或)CDK 的表达和活性 抑制癌症发生发展中增高的细胞周期驱动力量 cyclin 和 CDK 防治癌症,如:①cyclinD1 抗体与反义寡核苷酸→抑制肺癌细胞由 G1 向 S 过渡;②广谱 CDK 抑制剂→抑制 CDK1、CDK2、CDK4 和 CDK6→G1/S 和 G2/M 期阻滞;③CNDAC→激活 Chk1→灭活磷酸酯酶→CDK 抑制性位点磷酸化→G2 阻滞。

3. 提高 CKI 的表达和活性 增加癌症发生发展中低表达 CKI 的量和活性防治癌症。①如野生型 CKI (p16、$p21^{kip1}$、$p27^{kip1}$)导入癌细胞可使细胞 G0/G1 阻滞;②p27 转染:可致 G2/M 阻滞→乳腺癌和鼻咽癌细胞增殖降低,逆转恶性表型和减少非整倍体细胞。

4. 修复或利用缺陷的细胞周期检查点 通过转染等方式,修复周期检查点,抑制癌症生长或逆转部分恶性表型。治疗肿瘤时,特别对于 G1/S 和 G2/M 期 DNA 损伤关卡均缺陷的肿瘤,利用丧失某时相阻滞作用的特异性可提高治疗效果。如电离辐射引起含野生型 p53 基因癌细胞 G1 和 G2 期阻滞,而含突变型 p53 基因的肿瘤细胞只有 G2 期阻滞。应用缩短肿瘤 G2 期的药物可增加含突变型 p53 基因癌细胞放射敏感性;应用缩短 G2 药物,使常规放化疗选择性杀伤突变癌细胞。

第二节 细胞凋亡异常与疾病

一、细胞凋亡的概述

凋亡是由体内外因素触发细胞内预存的死亡程序而导致的细胞死亡过程,为程序性细胞死亡。与细胞坏死比较,凋亡在许多方面存在显著差异(表 11-2)。

表 11-2　　　　　　　　　　　　细胞凋亡与细胞坏死的差异区别

	坏　死	凋　亡
性质	病理性,非特异性	生理性或病理性,特异性
诱导因素	强烈刺激,随机发生	较弱刺激,非随机发生
生化特点	被动过程,无新蛋白合成,不耗能	主动过程,有新蛋白合成,耗能
形态变化	细胞结构全面溶解、破坏、细胞肿胀	胞膜及细胞器相对完整,细胞皱缩,核固缩(染色质边集)
DNA 电泳	弥散性降解,电泳呈均一 DNA 片段状	DNA 片段化(180—200) 电泳呈梯状条带(DNA)

二、细胞凋亡的调控

(一)细胞凋亡调控相关的信号

$$凋亡信号\begin{cases} 生理性凋亡信号\begin{cases} 直接作用:糖皮质激素、甲状腺素、TNF 等 \\ 间接作用:睾酮不足、促肾上腺皮质激素不足 \end{cases} \\ 病理性凋亡信号\begin{cases} 细胞损害因素:生物化学因素、病毒感染、射线、应激等 \\ 化学促癌物、病毒等 \end{cases} \end{cases}$$

(二)细胞凋亡调控的信号转导通路

1. 死亡受体介导的凋亡通路 胞外 TNF 超家族的死亡配体如 Fas 配体和 TNF-α 等与细胞膜死亡受体 Fas 或 TNFR 结合,使受体三聚化并活化,通过 Fas 分子的死亡结构域募集衔接蛋白如 TRADD 和(或)FADD,它们通过死亡效应域与 casepase-8 前体,形成死亡诱导信号复合物,导致细胞凋亡。

2. 线粒体介导的凋亡通路 死亡受体非依赖的凋亡通路,通过以下机制导致细胞凋亡:①Cyto-C 在 dATP 存在的情况下,与凋亡蛋白酶激活因子 1 和 casepase-9 前体结合形成凋亡复合体,导致 casepase-9 前体激活,后者通过级联反应激活下游 casepase-3、6 和 7 前体,活化的 casepase 作用于细胞骨架蛋白等导致细胞 DNA 修复功能丧失,核酸内切酶激活和 DNA 片段化等细胞凋亡的改变。②凋亡诱导因子通过促进线粒体释放 Cyto-C 而增强细胞凋亡的信号。

3. 内质网应激(endoplasmic reticulum stress,ERS)介导的凋亡通路 与上述二者不同,应激的时间过长,可导致 ERS 引发的凋亡,多见于糖尿病、退行性神经性疾病和病毒感染。

（三）细胞凋亡的调控相关的基因

1. Bcl－2 家族（Bcl－2 family）　Bcl－2 家族包括抗凋亡成员如 Bcl－2 和 Bcl－XL 等以及促进凋亡成员 Bax 和 Bak 等，它们相互作用决定了细胞死亡的阈值。其中 Bcl－2 是第一个被确认的抗凋亡基因，机制包括：①直接抗氧化；②抑制线粒体释放促凋亡蛋白，如细胞色素 C 和 AIF 等；③抑制 Bax 与 Bak 的促凋亡效应；④维持钙稳态；⑤抑制凋亡相关酶 caspases 激活。

2. p53　^{wt}p53 诱导凋亡和抑制增殖，是凋亡诱导基因，主要在 G1/S 期交界处发挥检查点的功能，被称为分子警察，主要功能有：①启动线粒体凋亡途径和启动死亡受体凋亡途径的凋亡相关基因组；②可负调控细胞生存及增殖信号途径的磷酸酯酶相关基因组；③转位到线粒体，模拟 BH3－only 样蛋白的功能直接诱导细胞凋亡。

3. 其他　c－myc 基因为双向调节基因，在生长因子存在时，c－myc 可促进细胞增殖，而在缺乏生长因子时，c－myc 可促进细胞凋亡。

（四）细胞凋亡调控相关的酶

1. 半胱天冬酶（Caspase）　又称凋亡蛋白酶，半胱天冬酶通常以酶原形式存在，包括三个结构域：NH2 末端结构域、大亚基、小亚基。目前已知的半胱天冬酶的功能有：①灭活凋亡抑制蛋白：如 Bcl－2；②直接破坏细胞结构：如裂解核纤层；③分解与细胞骨架构成相关的蛋白；④瓦解核结构成核碎片，导致凋亡细胞特征性的形态学改变：空泡、核固缩和染色体边集，形成凋亡小体。

2. 内源性核酸内切酶　以无活性酶原形式存在胞核内，多数为 Ca^{2+}/Mg^{2+} 依赖的。活化的内源性核酸内切酶可作用于核小体连接区，使 DNA 断裂，水解成大小不同的 DNA 链，形成 DNA 梯状条带（Ladder），是判断凋亡发生的特征性生化指标。

3. 其他　组织型转谷氨酰胺酶参与凋亡小体形成。

三、细胞凋亡调控异常与疾病

适度凋亡的生理学作用与意义：①保证正常发育和生长；②维持内环境稳定；③发挥积极的防御功能。

（一）细胞凋亡不足与疾病

与如肿瘤、自身免疫性疾病和病毒感染性疾病等有关，简要说明如下。

1. 调控凋亡相关信号的异常　促凋亡信号（如 TNF）降低与抑凋亡信号（如 EGF）升高。如乳腺癌的 PI3K－AKT 通路活化，导致核内 p27 和 p53 下调，使癌细胞凋亡不足，增殖过度。

2. 诱导凋亡相关信号转导通路的障碍　包括死亡受体与线粒体介导的相关通路，最常见为 Fas 信号通路分子表达降低，多见于乳腺癌且与其发生发展密切相关。

3. 实施凋亡相关基因表达的异常　抑制凋亡基因 Bcl－2 升高和抑制凋亡基因野生型 p53 降低，可以阻遏、减少细胞凋亡，促进癌生成和发展，导致肿瘤发生。

4. 执行凋亡相关酶活性的异常　包括 Caspase 和核酸内切酶异常，如 Caspase 活性降低。执行凋亡相关酶活性异常可通过调控细胞凋亡速率而影响肿瘤。

（二）细胞凋亡过度与疾病

AIDS（艾滋病）、心血管疾病以及神经元退行性病变都属细胞凋亡过度性疾病，下面以 AIDS 发生机制为例进行说明。

1. 过表达的糖蛋白触发 HIV 感染的 CD$_4^+$ 淋巴细胞凋亡　HIV 可刺激宿主 CD$_4^+$ 淋巴细胞膜过表达 gp^{120}，gp^{120} 通过与淋巴细胞 CD$_4^+$ 分子特异性结合，激活线粒体介导的凋亡通路，gp^{120} 蛋白与病毒蛋白还可导致宿主细胞 G2 期阻滞而引发凋亡。

2. 上调的 Fas 基因表达介导 HIV 感染的 CD$_4^+$ 淋巴细胞凋亡　HIV 感染的 CD$_4^+$ 淋巴细胞 CD4+ 可上调 Fas 基因表达，使其细胞膜过表达 Fas 配体，通过激活 Fas 介导的通路而诱导凋亡。

3. 分泌增多的细胞因子直接或（和）间接触发 HIV 感染的 CD$_4^+$ 淋巴细胞凋亡　HIV 感染巨噬细胞可分泌 TNF、IL－4 和 IL－10 等细胞因子，通过以下途径诱导凋亡：①死亡受体介导的凋亡通路活化；②氧自由基增高，激活内质网应激和活化线粒体介导的凋亡通路。

4. 产生增多的 Tat 蛋白促 HIV 感染的 CD$_4^+$ 淋巴细胞凋亡　HIV 感染的 CD$_4^+$ 淋巴细胞可产生反式激活蛋白（trans-activator，Tat），可诱导细胞产生氧自由基，增强 Fas 基因表达促进凋亡；Tat 还能够增强病毒复制的起始，促进 mRNA 的转录和翻译。

5. 激活的 T 细胞促 HIV 感染的 CD$_4^+$ 淋巴细胞反常凋亡　HIV 感染使 CD$_4^+$ 淋巴细胞激活，激活的

CD4$^+$淋巴细胞不增殖,反而凋亡,可能与生长因子合成减少有关。

6. 受感染 CD$_4^+$淋巴细胞融合形成合胞体促进 CD$_4^+$淋巴细胞凋亡及解体　受 HIV 感染的 CD$_4^+$淋巴细胞,大部分形成合胞体或多核巨细胞,促发宿主细胞凋亡和解体。

7. 受感染 CD$_4^+$淋巴细胞诱导未受感染 CD$_4^+$淋巴细胞凋亡　在 HIV 慢性感染阶段,受感染的 CD$_4^+$淋巴细胞可作为效应细胞诱导未受感染的 CD$_4^+$淋巴细胞凋亡。

除此之外,还有细胞凋亡不足与凋亡过度并存相关疾病,如动脉粥样硬化,血管内皮细胞凋亡过度,平滑肌细胞凋亡不足,导致动脉粥样硬化。

四、调控细胞凋亡与疾病的防治

调控细胞凋亡与疾病的防治主要有以下原则:

1. 合理利用凋亡的相关信号　如低剂量照射或外源性 TNF 诱导肿瘤细胞凋亡。

2. 干预细胞凋亡相关的信号转导通路　①阿霉素上调 Fas,启动死亡受体介导凋亡通路激活,导致肿瘤细胞凋亡;②环胞素 A 抑制线粒体介导凋亡通路抑制凋亡,从而防治 AD 等凋亡过度疾病。

3. 调节细胞凋亡相关基因　①转染野生型 p53,可诱导癌细胞凋亡;②反义 Bcl - 2 寡核苷酸抑制 Bcl - 2 过表达而诱导癌细胞凋亡或抑制癌生长,还提高癌细胞对抗癌药的敏感性。

4. 控制细胞凋亡相关酶　①转染 caspase 酶基因可诱导白血病细胞凋亡;②caspase 抑制剂则减少心肌细胞凋亡;③含锌药物抑制核酸内切酶活性,可拮抗 AD 和 AIDS 凋亡。

【同步练习】

一、名词解释

1. 细胞增殖(cell proliferation)　　**2.** 条件性更新(conditional renewing)　　**3.** 细胞凋亡(cell apoptosis)

4. 凋亡小体(apoptotic body)　　**5.** 半胱天冬酶(caspase)　　**6.** 稳态更新(steady-state renewing)

二、选择题

(一) 单选题

1. 下列哪项可导致恶性肿瘤的发生(　　)

　A．细胞增殖低下,分化不良　　B．细胞增殖过度,分化不良　　　C．细胞增殖低下,分化正常

　D．细胞增殖正常,分化正常　　E．细胞增殖正常,分化不良

2. 细胞周期的特点,**不正确**的是(　　)

　A．单向性　　　B．检查点　　　　C．细胞微环境影响　D．阶段性　　　　E．持续性,不停滞

3. 野生型 p53 过度表达**不会**诱导(　　)

　A．乳腺纤维瘤　　　　B．单核细胞增多症　　　　　C．家族性红细胞增多症

　D．乳腺癌　　　　　E．结肠癌

4. 为 DNA 复制做准备的细胞周期是(　　)

　A．G1 期　　　B．S 期　　　　C．G2 期　　　D．M 期　　　E．G0 期

5. 关于细胞凋亡,下列说法哪项**不正确**(　　)

　A．细胞凋亡是由内外因素触发预存的死亡程序的过程

　B．其生化特点是有新的蛋白质合成

　C．其形态学变化是细胞结构的全面溶解

　D．凋亡过程受基因调控

　E．细胞凋亡也是一生理过程

6. 在以下选项中,细胞凋亡的主要执行者是(　　)

　A．溶酶体酶　　　　　B．核酸内切酶　　　　　C．巨噬细胞

　D．蛋白激酶 C　　　　E．凋亡小体

7. 凋亡细胞特征性的形态学改变是(　　)

　A．溶酶体破裂　　　　B．染色质边缘　　　　　C．形成凋亡小体

　D．线粒体消失　　　　E．细胞肿胀

8. 在以下选项中,细胞凋亡的关键性结局是(　　)

A．DNA 片段断裂　　　　B．核酸内切酶激活　　　　C．凋亡蛋白酶激活

D．ATP 生成减少　　　　E．Ca^{2+} 内流增加

9. 半胱天冬酶(caspase)的主要作用(　　)

A．执行染色体 DNA 的切割任务　　B．激活内源性核酸内切酶

C．抑制细胞生长因子　　D．灭活细胞凋亡抑制蛋白

E．水解凋亡小体

10. 关于病理性凋亡常见的诱导因素，下列哪项**不正确**(　　)

A．应激　　B．化疗药物　　C．TNF　　D．射线　　E．HIV 感染

11. TNF-α 通过何种途径诱导细胞凋亡(　　)

A．线粒体通路　　B．Ca^{2+} 信号系统　　C．cAMP/蛋白激酶系统

D．PLC/蛋白激酶 C 系统　　E．死亡受体介导的信号通路

12. 以下不能促进细胞凋亡的基因是(　　)

A．野生型 p53　　B．p27　　C．Bax　　D．Fas　　E．Bcl-2

13. 关于 Bcl-2 抗凋亡的主要机制，下列哪项**不正确**(　　)

A．抗氧化　　B．抑制线粒体释放促凋亡蛋白　　C．降低线粒体跨膜电位

D．抑制凋亡调节蛋白　　E．抑制半胱天冬酶激活

14. 关于肿瘤发病机制，下列哪项**错误**(　　)

A．细胞凋亡受抑　　B．细胞增殖过度　　C．肿瘤组织 Bcl-2 基因表达较低

D．p53 基因突变或缺失　　E．细胞存活大于死亡

15. 有"分子警察"之称的是(　　)

A．Ros　　B．p53 基因　　C．fas 基因　　D．bcl-2 基因　　E．c-myc 基因

16. 与细胞凋亡不足有关的疾病是(　　)

A．心力衰竭　　B．心肌缺血再灌注　　C．阿尔茨海默病　　D．鼻咽癌　　E．AIDS

17. 细胞凋亡不足与过度并存的疾病是(　　)

A．心力衰竭　　B．动脉粥样硬化　　C．AIDS

D．肝癌　　E．胰岛素依赖性糖尿病

18. 与细胞凋亡过度有关的疾病是(　　)

A．AIDS　　B．慢性甲状腺炎　　C．结肠癌　　D．白血病　　E．肺癌

19. 在以下选项中，诱导肿瘤细胞凋亡可采取(　　)

A．增加某些细胞生长因子　　B．转染野生型 p53 基因　　C．抑制 TNF

D．Bcl-2 作用　　E．阻止线粒体跨膜电位下降

20. 关于增殖细胞核抗原(PCNA)，以下描述**不正确**的是(　　)

A．细胞周期相关蛋白　　B．不与 CDK 结合　　C．与泛素结合

D．在 S 期浓度最高　　E．促进 DNA 聚合酶延伸 DNA

21. 表皮和骨髓细胞属于(　　)

A．周期性细胞　　B．G0 期细胞　　C．G1 期细胞　　D．S 期细胞　　E．终端分化细胞

22. 心肌细胞属于(　　)

A．M 期细胞　　B．周期性细胞　　C．G0 期细胞　　D．S 期细胞　　E．终端分化细胞

23. 增殖细胞核抗原(PCNA)是细胞周期哪一个阶段标志(　　)

A．G0 期　　B．G1 期　　C．G2 期　　D．S 期　　E．M 期

24. 在细胞周期检查点中，DNA 损伤检查点位于(　　)

A．G1/S 期　　B．G0 期　　C．G1 期　　D．G2/M 期　　E．S 期

25. 以下选项属于 CKI 的是(　　)

A．IL-4　　B．p53　　C．Ink4　　D．PCNA　　E．CDK

（二）多选题

1. 凋亡与坏死的区别是(　　)

A．细胞凋亡发生是随机的　　　B．凋亡时有新的蛋白质合成　　　C．凋亡是耗能的主动过程

D．凋亡细胞局部有炎症反应　　E．凋亡时细胞皱缩,细胞器相对完整

2. 关于半胱天冬酶(Caspase),下列哪些正确(　　　)

A．灭活凋亡抑制蛋白　　　　　B．直接破坏细胞结构　　　　　C．分解细胞骨架

D．形成片断化 DNA　　　　　　E．细胞结构瓦解,形成凋亡小体

3. 细胞凋亡不足产生的疾病是(　　　)

A．自身免疫病　　　　　　　　B．结肠癌　　　　　　　　　　C．前列腺癌

D．阿尔茨海默病　　　　　　　E．心力衰竭

4. 细胞凋亡过度可产生的疾病是(　　　)

A．肿瘤　　　　　　　　　　　B．艾滋病　　　　　　　　　　C．心力衰竭

D．帕金森病　　　　　　　　　E．阿尔茨海默病

5. 关于周期素,以下描述正确的是(　　　)

A．在细胞周期各阶段恒量表达　　　　B．在特定细胞周期阶段高水平表达相应的周期素

C．与催化亚基 CDK 形成复合物　　　　D．在细胞周期各阶段可恒定表达

E．各类型周期素在 M 期表达最高

6. p53 基因是最早发现的抑癌基因,在细胞 DNA 损伤时,以下描述正确的是(　　　)

A．DNA 损伤可使细胞停滞于 G1 期并修复

B．p53 基因可过表达激活 bax 基因

C．p53 基因可过表达抑制 bax 基因

D．p53 基因可下调 Bcl－2 基因

E．p53 基因可上调 Bcl－2 基因

三、填空题

1. 细胞周期的特点是_____、_____、_____和_____。

2. 细胞周期的调控分为:细胞周期的_____和细胞外信号对_____的调控;其中细胞周期自身调控包括_____、_____和_____。

3. 细胞周期检查点包括 4 个_____检查点、_____检查点、_____检查点和_____检查点。

4. 哺乳类细胞的 CKI 主要包括_____和_____两个家族。

5. 抑癌基因 p53 是"_____警察",在细胞周期调控中,其主要功能是作用于_____期,阻止向_____期转化。

6. 细胞凋亡时,DNA 的片段化是由_____酶所致,而_____酶则起着水解细胞蛋白质的作用,形成_____小体。

7. 动脉粥样硬化的发病与_____凋亡过度及_____凋亡不足有关。

8. 细胞凋亡信号通路主要有_____介导、_____介导和_____介导等 3 条通路。

9. 按细胞周期特点分类,细胞可分为_____、_____和_____等 3 类。

10. 凋亡的生理学作用与意义为_____、_____和_____等 3 方面。

四、问答题

1. 与肿瘤有关的细胞周期调控异常有哪些?

What are the abnormal regulations involved in carcinomas in the cell cycle?

2. 简述细胞凋亡与坏死的区别。

Please explain the differences between the apoptosis and necrosis briefly.

3. 试述细胞凋亡的生理学意义。

Please explain the physiological significance of cell apoptosis briefly.

4. 细胞凋亡的相关基因有哪些?

What are the genes related to cell apoptosis?

5. 简述周期素依赖性蛋白激酶的作用特点。

Please explain the characteristics of cyclin dependent kinase (CDK) briefly.

6. 请阐述 HIV 感染引起淋巴细胞凋亡的相关机制。

Please explain the mechanism of lymphocytic apoptosis induced by HIV infection.

7. 请阐述主要的细胞凋亡信号通路，并说明如何利用凋亡相关因素防治相关疾病。

Please describe the main pathways of cell apoptosis, and explain how we prevent and treat the disease by regulating apoptosis-related factors.

五、病例分析

某女性患者,52 岁,慢性粒细胞白血病,以"发现白血病 1 年,皮肤、鼻腔出血 1 周"入院。患者 1 年前无诱因出现发热与呕吐,口腔血泡,鼻出血不止,眼球结膜渗血,当地院诊断为"慢性粒细胞白血病"经化疗、输液、输血等基本治疗后缓解,本次以皮肤、鼻腔出血 1 周,病情加重而入我院。查体：T 36.5℃,P 81 次/min,R 18 次/min,BP 160/70 mmHg,贫血貌,鼻和眼球结膜出血,全身皮肤黏膜可见散在出血点,心、肺体检无异常,腹软,无压痛、反跳痛,肝脾肋下未及。急查血常规显示：WBC 10.5×10^9/L,RBC 1.68×10^{12}/L,HgB 55.0 g/L,PLT 10×10^9/L。费城染色体检查阳性(Ph+)。患者服用伊马替尼后缓解。

根据该患者的情况,回答以下问题：

(1) 患者费城染色体检查阳性(Ph+)是指 9 号和 22 号染色体长臂易位,形成 BCR/ABL 融合蛋白激活酪氨酸激酶活性而促进增殖,抑制凋亡,且 bcl-2 蛋白表达水平降低,请解释 bcl-2 基因变化在白血病发生机制中的作用。

(2) 伊马替尼是分子靶向药物,可特异性抑制 BCR/ABL 融合蛋白激活酪氨酸激酶系统,请以细胞周期调控相关理论简要分析其作用机制。

【参考答案】

一、名词解释

1. **细胞增殖** 指细胞分裂和再生的过程,细胞通过分裂进行增殖,使遗传信息传给子代,保持物种的延续和数量增多。

2. **条件性更新** 有些细胞可暂时脱离细胞周期,不进行增殖,需要适当刺激方重新返回细胞周期,进行细胞增殖,称为条件性更新,如肝细胞,肾细胞,称为 G0 期细胞。

3. **细胞凋亡** 体内外因素触发细胞内预存的死亡程序而导致的细胞死亡过程。

4. **凋亡小体** 细胞发生凋亡时胞膜皱缩内陷、分割包裹胞质形成的泡状小体。

5. **半胱天冬酶** 又称凋亡蛋白酶,是一组对底物天冬氨酸部位有特异水解作用的蛋白酶,其活性中心富含半胱氨酸。

6. **稳态更新** 周期性细胞始终处于增殖与死亡的动态平衡中,以增殖产生新细胞补充死亡或衰老细胞,这种状态和过程称为稳态更新。

二、选择题

(一) 单选题

1. B　2. E　3. A　4. A　5. C　6. B　7. C　8. A　9. D　10. C　11. E　12. E　13. C　14. C　15. B　16. D　17. B　18. A　19. B　20. C　21. A　22. E　23. D　24. A　25. C

(二) 多选题

1. BCE　2. ABCE　3. ABC　4. BCDE　5. BCD　6. ABD

三、填空题

1. 单项性　阶段性　检查点　细胞微环境影响　2. 自身调控　细胞周期　周期素　CDK　CKI　细胞周期检查点　3. DNA 损伤　DNA 复制　染色体分离　纺锤体组装　4. Ink4　Kip　5. 分子　G1　G1→S　6. 内源性核酸内切　半胱天冬　凋亡　7. 内皮细胞　平滑肌细胞　8. 死亡受体　线粒体　内质网应激　9. 周期性细胞　G0 期细胞　终端分化细胞　10. 保证正常发育和生长　发挥积极的防御功能　维持内环境稳定

四、问答题

1. 与肿瘤有关的细胞周期调控异常机制有哪些?

答：与肿瘤有关的细胞周期调控异常有以下机制：①细胞周期蛋白异常：肿瘤的发生与细胞周期蛋白过量表达有

关；②CDK 细胞周期蛋白依赖性激酶过度表达；③CDI 细胞周期蛋白依赖性激酶抑制因子表达不足和突变；④检查点功能障碍。

2. 简述细胞凋亡与坏死的区别。

答：坏死是随机发生的强烈刺激引起的病理性细胞死亡过程，生化特点是被动且不耗能的；细胞结构全面溶解，肿胀、破裂；由于溶酶体破坏，局部可有炎症反应。凋亡是由较弱诱导刺激触发细胞内预存死亡程序的生理或病理性死亡过程；其生化特点是主动、耗能，有新蛋白质合成；细胞膜、细胞器相对完整，核固缩、凋亡小体形成；DNA 片段化断裂，电泳呈"梯状条带"；溶酶体相对完整，局部无炎症反应。

3. 试述细胞凋亡的生理学意义。

答：包括：①确保正常生长发育。清除多余的、失去功能价值的细胞；②维持组织器官的正常形态和内环境稳态。清除异常的、突变的、衰老的细胞；③发挥积极的防御功能。受病毒感染细胞发生凋亡，阻止病毒的复制。

4. 细胞凋亡调控相关的基因有哪些？

答：细胞凋亡调控的相关基因有：

（1）Bcl-2 家族：Bcl-2 家族包括抗凋亡成员如 Bcl-2 和 Bcl-XL 等以及促进凋亡成员 Bax 和 Bak 等，它们相互作用决定了细胞死亡的阈值。

（2）p53：^{wt}p53 诱导凋亡和抑制增殖，是凋亡诱导基因，主要在 G1/S 期交界处发挥检查点的功能。

（3）其他：c-myc 基因为双向调节基因，在生长因子存在时，c-myc 可促进细胞增殖，而在缺乏生长因子时，c-myc 可促进细胞凋亡。

5. 简述周期素依赖性蛋白激酶的作用特点。

答：CDK 既是细胞周期转折的调节因子，也是细胞周期检查点的效应器，其特点如下：①一组丝氨酸、苏氨酸蛋白激酶；②CDK 激活依赖于细胞周期蛋白（cyclin）细胞周期蛋白达到一定阈值，与 CDK 结合成细胞周期蛋白/CDK 复合体，激活 CDK；③CDK 的活化部位被磷酸后，CDK 才有活性；④CDK 活性还受其上游的 CDK 活化激酶影响；⑤灭活可通过泛素介导，细胞周期蛋白依赖性激酶抑制因子（CDI）也可抑制 CDK 活性；⑥分子浓度在细胞周期各阶段稳定。

6. 请阐述 HIV 感染引起淋巴细胞凋亡的相关机制。

答：免疫缺陷病毒（HIV）感染关键发病机制是 CD_4^+ 淋巴细胞被选择性的过度破坏，以致 CD_4^+ 淋巴细胞数显著减少。具体机制如下：①感染可刺激宿主 CD_4^+ 淋巴细胞膜过表达 gp^{120}，gp^{120} 通过与淋巴细胞的 CD_4^+ 分子结合和相互作用，激活线粒体介导的通路诱导细胞凋亡。②感染引起 CD_4^+ 淋巴细胞 Fas 基因表达上调，使细胞膜过表达 Fas 配体，激活死亡受体介导的通路诱导细胞凋亡。③受 HIV 感染的巨噬细胞，可分泌多种细胞因子，其中 TNF、IL-4 等增多诱导宿主细胞凋亡。④感染可产生反式激活蛋白（Tat），Tat 进入 CD_4^+ 淋巴细胞，诱导其氧产生自由基。⑤感染 HIV 的 CD_4^+ 淋巴细胞形成合胞体或巨核细胞，其过程造成 CD_4^+ 淋巴细胞耗损。⑥受感染的 CD_4^+ 淋巴细胞可作为效应细胞，诱导未受感染的 CD_4^+ 淋巴细胞凋亡。⑦受感染的 CD_4^+ 淋巴细胞处于激活状态，受感染的细胞反而发生凋亡。

7. 请阐述主要的细胞凋亡信号通路，并说明如何利用凋亡相关因素防治相关疾病。

答：（1）主要的细胞凋亡信号通路有：①死亡受体介导的凋亡通路：胞外 TNF 超家族的死亡配体如 Fas 配体和 TNF-α 等与细胞膜死亡受体 Fas 或 TNFR 结合，使受体三聚化并活化，通过 Fas 分子的死亡结构域募集衔接蛋白如 TRADD 和（或）FADD，它们通过死亡效应域与 casepase-8 前体，形成死亡诱导信号复合物，导致细胞凋亡。②线粒体介导的凋亡通路：Cyto-C 在 dATP 存在的情况下，与凋亡蛋白酶激活因子 1 和 casepase-9 前体结合形成凋亡复合体，导致 casepase-9 前体激活，后者通过级联反应激活下游 casepase-3、6 和 7 前体，活化的 casepase 作用于细胞骨架蛋白等导致细胞 DNA 修复功能丧失，核酸内切酶激活和 DNA 片段化等细胞凋亡的改变。凋亡诱导因子通过促进线粒体释放 Cyto-C 而增强细胞凋亡的信号。

（2）利用凋亡相关因素防治相关疾病的原则与范例：①合理利用凋亡相关因素，如低剂量照射与外源性 TNF 诱导肿瘤细胞凋亡。②干预凋亡信号转导，阿霉素上调 Fas，启动死亡受体介导凋亡通路激活，导致肿瘤细胞凋亡。环孢素 A 抑制线粒体介导凋亡通路抑制凋亡，防治 AD 等凋亡过度疾病。③调节细胞凋亡相关基因，转染野生型 p53，可诱导癌细胞凋亡；④反义 Bcl-2 寡核苷酸抑制 Bcl-2 过表达而诱导癌细胞凋亡或抑制癌生长，还提高化疗敏感性。⑤控制凋亡相关的酶，转染 caspase 酶基因可诱导白血病细胞凋亡，caspase 抑制剂则减少心肌细胞凋亡，含锌药物抑制核酸内切酶活性，可治疗 AD 和 AIDS 凋亡。

病理生理学应试向导

五、病例分析

答：(1) Bcl - 2 是第一个被确认的抗凋亡基因，在白血病的发生机制中扮演抑制细胞凋亡而促进细胞增殖的角色，使幼稚的白细胞大量增殖而不受控制，其中抗凋亡相关机制为：①直接抗氧化，拮抗内源性杀伤癌细胞的氧化物质，抑制线粒体介导的凋亡途径；②抑制线粒体释放促凋亡蛋白，细胞色素 C 和 AIF 等；③抑制 Bax 与 Bak 的促凋亡效应；④维持钙稳态，减少 DNA 内切酶的活化；⑤抑制凋亡相关酶 caspases 激活。

(2) 酪氨酸受体激酶介导的信号系统激活可促进白血病细胞无限制增殖，而伊马替尼特异性抑制 BCR/ABL 融合蛋白激活酪氨酸激酶系统的效应，并可能继续通过抑制 Ras 和 Akt 激活的 NF - $\kappa\beta$，下调 CDK2 活性，降低 cyclinD1 过表达水平，以达到抑制癌细胞增殖的目的。

（邝晓聪　王建丽）

第十二章 缺血-再灌注损伤

【内容精析】

第一节 缺血-再灌注损伤的原因及条件

缺血-再灌注损伤(ischemia-reperfusion-injury,IRI):缺血器官在恢复血液灌注后,其细胞代谢功能障碍及结构破坏反而加重的现象。

一、病因

凡是在组织器官缺血基础上的血液再灌注都可能成为缺血-再灌注损伤的发病原因。缺血-再灌注损伤发生的常见原因如下:

$$\begin{cases} \text{全身循环障碍后恢复血液供应} \\ \text{组织器官缺血后血流恢复} \\ \text{某一血管再通后} \end{cases}$$

二、条件

缺血-再灌注损伤发生的条件如下:

$$\begin{cases} \text{缺血时间:缺血时间过短或过长均不易发生再灌注损伤} \\ \text{侧支循环:侧支循环容易形成者,不易发生再灌注损伤} \\ \text{需氧程度:对氧需求量高的组织器官,易发生再灌注损伤} \\ \text{再灌注条件:高温、高压、高钠、高钙灌注可诱发或加重再灌注损伤} \end{cases}$$

第二节 缺血-再灌注损伤的发生机制

目前认为,缺血-再灌注损伤的发生机制主要有:①自由基的生成增多;②钙超载;③白细胞的激活。

一、自由基的作用

(一)自由基的概念

自由基(free radical)是指外层电子轨道上含有单个不配对电子的原子、原子团和分子的总称。由氧诱发的自由基称为氧自由基(oxygen free radical,OFR)。自由基的种类分为:

(1)非脂性自由基 主要指氧自由基。包括超氧阴离子(O_2^{-})和羟自由基(OH·)。

(2)脂性自由基 为氧自由基与多价不饱和脂肪酸作用后生成的中间代谢物。如烷自由基(L·),烷氧自由基(LO·),烷过氧自由基(LOO·)等。

(3)活性氧 指单线态氧($^1O_2$)和过氧化氢(H_2O_2),活性氧加氧自由基组成活性氧簇。

(4)其他自由基 如氯自由基(Cl·)、甲基自由基(CH_3)、一氧化氮(NO)等。

(二)自由基的代谢

生理情况下,氧通常是通过细胞色素氧化酶系统接受 4 个电子还原成水,但有 $1\%\sim2\%$ 的氧接受 1 个电子生成 O_2^{-},再接受 1 个电子生成 H_2O_2,或再接受 1 个电子生成 OH·。另外,在血红蛋白、肌红蛋白、儿茶酚胺及黄嘌呤氧化酶等氧化过程中也可生成 O_2^-。同时,体内具备两大抗氧化防御系统(酶性抗氧化剂和非酶性抗氧化剂),可及时清除这些活性氧。

(三) 缺血-再灌注导致自由基生成增多的机制

1. 黄嘌呤氧化酶(XO)途径

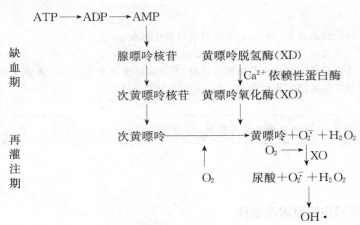

2. 中性粒细胞途径 正常情况下,中性粒细胞在激活时耗氧量增加,其摄入的氧的 $70\%\sim90\%$ 在 NADPH 氧化酶和 NADH 氧化酶的催化下,接受电子形成氧自由基,用于杀灭病原微生物。

缺血时,中性粒细胞被激活。再灌注时组织重新获得氧供应,激活的中性粒细胞耗氧量显著增加,产生大量氧自由基,造成细胞损伤。

3. 线粒体途径 缺血时,线粒体的氧化磷酸化功能受损。再灌注时,损伤的电子传递链成为氧自由基的重要来源。

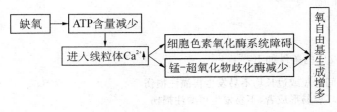

4. 儿茶酚胺增加和氧化

(四) 自由基引起缺血-再灌注损伤的机制

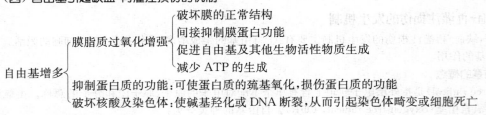

二、钙超载的作用

(一) 细胞内钙超载的机制

1. Na^+/Ca^{2+} 交换异常

(1) 细胞内高 Na^+ 对 Na^+/Ca^{2+} 交换蛋白的直接激活 缺血时,ATP 含量减少,导致钠泵活性降低,细胞内 Na^+ 含量明显增高,从而激活 Na^+/Ca^{2+} 交换蛋白,以反向转运的方式加速 Na^+ 向细胞外转运,同时将大量 Ca^{2+} 运入胞质,使胞质内的 Ca^{2+} 浓度升高。

(2) 细胞内高 H^+ 对 Na^+/Ca^{2+} 交换蛋白的间接激活 缺血时,由于无氧代谢,组织内 H^+ 生成增多。当再灌注时,组织间液 H^+ 浓度迅速下降,而细胞内 H^+ 仍然很高,细胞膜两侧 H^+ 浓度差可激活心肌 Na^+/H^+

交换蛋白,使 H^+ 排出,而使 Na^+ 内流。细胞内高 Na^+ 可继发性激活 Na^+/Ca^{2+} 交换蛋白,促进 Ca^{2+} 内流。

2. 蛋白激酶 C(PKC)激活

α 受体兴奋→G 蛋白-PLC 系统激活 $\begin{cases} IP_3 \text{ 生成→促进细胞内 } Ca^{2+} \text{ 释放} \\ DG \text{ 生成→激活 PKC→促进 } Na^+/H^+ \text{ 交换} \end{cases}$

β 受体兴奋→L 型钙通道开放→Ca^{2+} 内流↑

3. 生物膜损伤

(1)细胞膜损伤

$\left.\begin{array}{l} \text{细胞膜外板和糖被膜分离} \\ \text{磷脂酶激活降解膜磷脂} \\ \text{细胞膜脂质过氧化增强} \end{array}\right\}$→细胞膜损伤→膜通透性增加→$Ca^{2+}$ 内流↑

(2)线粒体和肌浆网膜损伤

$\left.\begin{array}{l} \text{自由基损伤} \\ \text{膜磷脂降解} \end{array}\right\}\begin{array}{l} \text{肌浆网膜损伤→肌浆网摄 } Ca^{2+} \text{ 减少} \\ \text{线粒体膜损伤→抑制氧化磷酸化→ATP 生成不足→钙泵功能障碍} \end{array}$

(3)溶酶体膜损伤

严重缺血、钙超载→溶酶体内蛋白水解酶逸出→广泛细胞损伤

(4)肌浆网膜损伤

自由基、钙超载→肌浆网膜损伤。

(二)钙超载导致缺血-再灌注损伤的机制

钙超载引起再灌注损伤的机制尚未完全阐明,可能与细胞膜损伤、线粒体膜损伤、蛋白酶激活和酸中毒加重有关。

三、白细胞的作用

(一)缺血-再灌注时白细胞增多的机制

缺血-再灌注→中性粒细胞、血管内皮细胞→表达黏附分子、趋化因子等增加→循环血中白细胞进一步增加。

(二)白细胞介导缺血-再灌注损伤的机制

1. 微血管损伤

(1)微血管血液流变学改变 缺血-再灌注时中性粒细胞激活及其致炎细胞因子的释放是引起无复流现象的病理生理学基础。

(2)微血管口径的改变 再灌注时,血管内皮细胞肿胀、内皮细胞释放缩血管物质增加、扩血管物质减少和内皮受损引起的血栓形成等,可导致管腔狭窄,组织血液灌流减少。

(3)微血管通透性增加

2. 细胞损伤 激活的中性粒细胞与血管内皮细胞释放大量自由基、溶酶体酶、致炎物、蛋白水解酶等,造成组织细胞损伤。

第三节 缺血-再灌注损伤时机体的功能及代谢变化

一、心脏缺血-再灌注损伤的变化

(一)心功能变化

1. 再灌注性心律失常 以**室性心动过速和心室纤颤**最为常见。再灌注性心律失常的发生机制尚未阐明,可能机制为钙超载和动作电位时程的不均一性。

2. 心肌舒缩功能降低 主要是引起心肌顿抑(myocardial stunning),即心肌并未因缺血发生不可逆损伤,但在再灌注血流已恢复或基本恢复正常后一定时间内心肌出现的可逆性收缩功能降低的现象。目前认为,其发生的机制是自由基爆发性生成和钙超载。

(二)心肌代谢变化

氧化磷酸化功能障碍,使高能磷酸化合物的含量下降。

（三）心肌超微结构的变化

表现为细胞膜破坏；肌原纤维断裂、阶段性溶解和出现收缩带；线粒体肿胀、嵴断裂、溶解、空泡形成，基质内致密颗粒物增多。

二、脑缺血-再灌注损伤的变化

1. 脑能量代谢的改变　脑缺血后短时间内 ATP、CP、葡萄糖、糖原等均减少，乳酸明显增加。缺血期 cAMP 含量增加，而 cGMP 含量减少。再灌注后脑内 cAMP 进一步增加，cGMP 进一步下降。再灌注时，脑内发生了较强的脂质过氧化反应。

2. 脑组织学形态学的变化　脑最明显的组织学变化是脑水肿及脑细胞坏死。其发生是由于大量脂质过氧化物在脑组织中生成，使脑细胞膜结构破坏和钠泵功能障碍的结果。

三、其他器官缺血-再灌注损伤的变化

肺、肝、肾和肠缺血-再灌注后均表现出相应的损伤性变化。

第四节　缺血-再灌注损伤防治的病理生理基础

（1）尽早恢复血流与控制再灌注条件

（2）清除自由基与减轻钙超载

（3）细胞保护剂与细胞抑制剂的应用

（4）缺血预适应与缺血后适应的应用

【同步练习】

一、名词解释

1. 缺血-再灌注损伤（ischemia-reperfusion injury，IRI）　**2.** 心肌顿抑（myocardial stunning）　**3.** 自由基（free radical）　**4.** 氧自由基（oxygen free radical）　**5.** 活性氧（reactive oxygen species，ROS）　**6.** 呼吸爆发（respiratory burst）　**7.** 钙超载（calcium overload）　**8.** 无复流现象（no-reflow phenomenon）

二、选择题

（一）单选题

1. 缺血再灌注损伤最常见于下列哪一器官（　　）

　　A. 心脏　　　　　B. 脑　　　　　C. 肾　　　　　D. 肠　　　　　E. 肝

2. 下列说法错误的是（　　）

　　A. 缺血时间过短或者过长都不易发生再灌注损伤

　　B. 侧支循环容易形成者，不易发生再灌注损伤

　　C. 对氧需求量高的组织器官，易发生再灌注损伤

　　D. 高温、高压、高钠、高钙灌注可诱发或加重再灌注损伤

　　E. 对氧需求量高的组织器官，不易发生再灌注损伤

3. 下列哪种物质不属于自由基（　　）

　　A. O_2^-　　　　　B. H_2O_2　　　　　C. $OH\cdot$　　　　　D. $LOO\cdot$　　　　　E. $Cl\cdot$

4. 黄嘌呤脱氢酶转变为黄嘌呤氧化酶需要（　　）

　　A. Na^+　　　　　B. Ca^{2+}　　　　　C. Mg^{2+}　　　　　D. Fe^{2+}　　　　　E. K^+

5. 下列哪种灌流液易诱发或加重再灌注损伤（　　）

　　A. 低压　　　　　B. 低温　　　　　C. 低 pH 值　　　　　D. 低钙　　　　　E. 高钠

6. 在生物体内自由基反应的连锁反应中出现最早的自由基是（　　）

　　A. 超氧阴离子　　B. 羟自由基　　　C. 单线态氧　　　D. 过氧化氢　　　E. 烷自由基

7. 体内活性最强的自由基是（　　）

　　A. 超氧阴离子　　B. 羟自由基　　　C. 单线态氧　　　D. 烷自由基　　　E. 过氧化氢

8. 体内对缺血缺氧最敏感的器官是（　　）

　　A. 心　　　　　　B. 肝　　　　　　C. 脑　　　　　　D. 肺　　　　　　E. 肾

9. 再灌注损伤不会在下列哪种情况下发生（　　）

　　A. 冠脉搭桥术后　　　　　　B. 脑血栓溶栓治疗后　　　　　　C. 器官移植后

D．心肺复苏后　　　　　　　　　　E．心肌梗死后

10. 再灌注时生成的氧自由基主要与细胞膜发生(　　)

A．氧化反应　　　　　　　　　B．还原反应　　　　　　　　C．歧化反应

D．脂质过氧化反应　　　　　　E．Fenton 反应

11. 钙超载的直接机制是(　　)

A．氢-钙交换加强　　　　　　　B．钾-钙交换加强　　　　　　C．钠-钙交换加强

D．镁-钙交换加强　　　　　　　E．磷-钙交换加强

12. 心脏缺血再灌注损伤时血浆乳酸脱氢酶(LDH)含量变化为(　　)

A．增加　　　　B．降低　　　　C．先增加后降低　　　D．先降低后增加　　　E．不变

13. 最常见的再灌注性心律失常是(　　)

A．室性心动过速　　　　　　　B．窦性心动过速　　　　　　C．心房颤动

D．房室传导阻滞　　　　　　　E．室性期前收缩

14. 最严重的再灌注性心律失常是(　　)

A．室性心动过速　　　　　　　B．窦性心动过速　　　　　　C．心房颤动

D．房室传导阻滞　　　　　　　E．心室纤颤

15. 心、肺骤停后下列哪种器官复苏最困难(　　)

A．心　　　　B．肺　　　　C．脑　　　　D．肝　　　　E．肾

16. 以下物质哪种**不是**自由基活性氧的低分子消除剂(　　)

A．维生素 A　　　　　　　　B．维生素 B_1　　　　　　C．维生素 C

D．维生素 E　　　　　　　　E．还原型谷胱甘肽

(二) 多选题

1. 缺血-再灌注损伤的发生机制有(　　)

A．钙超载　　　B．自由基大量生成　　C．无复流现象　　D．ATP 缺乏　　E．酸中毒

2. 细胞膜脂质过氧化增强的后果是(　　)

A．膜流动性增强　　　　　　　B．膜通透性增加　　　　　　C．膜信号传导功能障碍

D．磷脂酶激活　　　　　　　　E．细胞外 Ca^{2+} 内流增加

3. 再灌注时引起钙超载的因素有(　　)

A．细胞内 H^+ 过多　　　　　B．细胞内 Na^+ 过多　　　　C．细胞内 K^+ 过多

D．细胞膜通透性↑　　　　　　E．细胞膜通透性↓

4. 儿茶酚胺升高引起的心肌细胞内钙超载的机制有(　　)

A．L-型钙通道开放增加　　　　B．肌浆网释放 Ca^{2+} 增加　　C．细胞膜通透性增加

D．Na^+/Ca^{2+} 交换增强　　　E．Na^+/H^+ 交换增强

5. 缺血再灌注损伤可发生在哪些器官(　　)

A．心　　　　B．肝　　　　C．肺　　　　D．肠　　　　E．脑

6. 缺血-再灌注损伤时细胞膜通透性升高的原因有(　　)

A．磷脂酶 C 激活　　　　　　　B．离子泵功能抑制　　　　　C．细胞内蛋白酶的释放

D．自由基的作用　　　　　　　E．细胞内 Ca^{2+} 增多

7. 再灌注时氧自由基产生过多的机制有(　　)

A．黄嘌呤脱氢酶形成增多　　　B．中性粒细胞激活　　　　　C．线粒体损伤

D．儿茶酚胺增加　　　　　　　E．黄嘌呤氧化酶形成增多

8. 心肌缺血后腺苷酸代谢障碍表现为(　　)

A．ATP/ADP 降低　　　　　　B．ATP/ADP 增高　　　　　C．次黄嘌呤、黄嘌呤增加

D．次黄嘌呤,黄嘌呤减少　　　E．尿酸减少

9. 心肌顿抑的特征是再灌注后(　　)

A．心肌细胞坏死　　　　　　　B．代谢延迟恢复　　　　　　C．结构改变延迟恢复

D．收缩功能延迟恢复　　　　　E．心肌细胞凋亡

10. 再灌注时黄嘌呤氧化酶(XO)催化下列哪些物质产生氧自由基(　　)

    A．黄嘌呤　　　　　　　　B．次黄嘌呤　　　　　　　　C．尿酸

    D．腺苷　　　　　　　　　E．次黄嘌呤核苷

三、填空题

1. 影响缺血-再灌注损伤是否发生及严重程度的因素有_____、_____、_____和_____。

2. 黄嘌呤脱氢酶转化为黄嘌呤氧化酶需_____催化。

3. 中性粒细胞在吞噬活动时,其摄入的氧在_____和_____催化下,接受电子形成氧自由基,用于杀灭病原微生物。

4. 缺血-再灌注时氧自由基生成增多的机制有:_____生成增多,_____激活,_____受损,以及_____自身氧化。

5. 自由基可与_____、_____、_____等细胞成分发生反应,造成细胞结构损伤和功能障碍。

6. 细胞内钙超载的机制主要有_____和_____。

7. 生理条件下,Na^+/Ca^{2+}交换蛋白在正向转运时是_____出细胞;Na^+/Ca^{2+}交换蛋白的反向转运是_____出细胞。

8. 再灌注时,可直接激活Na^+/Ca^{2+}交换蛋白的最主要因素是_____,可间接激活Na^+/Ca^{2+}交换蛋白的因素是_____和_____。

9. 脑缺血-再灌注损伤时的组织学变化为_____及_____。

10. 心肌顿抑是心肌缺血-再灌注损伤的表现形式之一,_____爆发性生成和_____是它的主要发病机制。

11. 再灌注性心律失常以_____最为常见。

12. 心肌缺血-再灌注损伤时的心律失常发生机制与_____、_____的不均一性有关。

四、问答题

1. 心肌缺血-再灌注时氧自由基生成增多的途径是什么?

    What is the pathway of oxygen free radicals increasing in myocardial ischemia-reperfusion?

2. 自由基对细胞有何损伤作用?

    What are the harmful effects of free radical on cell?

3. 造成细胞内钙超载的机制是什么?

    What is the mechanism inducing intracellular calcium overload?

4. 细胞钙超载可以从哪些方面引起再灌注损伤?

    How does intracellular calcium overload lead to reperfusion injury?

5. 中性粒细胞在缺血-再灌注损伤中的作用是什么?

    Describe the roles of neutrophil in ischemia-reperfusion injury.

6. 什么是心肌无复流现象?其可能的发生机制是什么?

    What is the myocardial no reflow phenomenon? What is its possible mechanism?

7. 心肌缺血-再灌注后最易发生的心律失常类型是什么?请解释其可能的机制。

    What is the common arrhythmia following myocardial ischemia-reperfusion injury? Please explain the possible mechanisms.

8. 什么叫心肌顿抑?其发生机制是什么?

    What is myocardial stunning? What's the mechanism for it?

9. 缺血-再灌注时黄嘌呤氧化酶为何增多?其结果如何?

    Why does xanthine oxidase increase in ischemia-reperfusion? What is the outcome?

【参考答案】

一、名词解释

1. **缺血/再灌注损伤**　在缺血基础上恢复血流后组织损伤反而加重,甚至发生不可逆损伤的现象,简称再灌注损伤。

2. **心肌顿抑**　缺血心肌在恢复血液灌注后的一段时间内出现可逆性舒缩功能降低的现象。

3. **自由基** 为外层电子轨道上含有单个不配对电子的原子、原子团和分子的总称。

4. **氧自由基** 由氧诱发的自由基称为氧自由基,如超氧阴离子自由基(O_2^-)及羟自由基($OH\cdot$)。

5. **活性氧** 一类由氧形成的、化学性质较基态氧活泼的含氧代谢物质,包括氧自由基和非自由基的物质,如单线态氧($^1O_2$)和 H_2O_2。

6. **呼吸爆发** 是指再灌注组织重新获得氧供的短时间内,激活的中性粒细胞耗氧量显著增加而产生大量氧自由基造成细胞损伤,又称为氧爆发。

7. **钙超载** 各种原因引起的细胞内钙含量异常增多并导致细胞结构损伤和功能代谢障碍的现象,严重者可造成细胞死亡。

8. **无复流现象** 缺血恢复血流后,缺血区并不能得到充分灌流的现象称为无复流现象。

二、选择题

(一)单选题

1. A   2. E   3. B   4. B   5. E   6. A   7. B   8. C   9. E   10. D   11. C   12. A
13. A   14. E   15. C   16. B

答题简析

题 6. A   活性氧生成的反应式为:"$O_2 \xrightarrow{e^-} O_2^- \xrightarrow{e+2H^+} H_2O_2 \xrightarrow[H_2O]{e^- + H^+} OH\cdot \xrightarrow{e^- + H^-} H_2O$"显示生物体内产生最早的自由基为超氧阴离子。

题 11. C   各种原因引起的细胞内钙含量异常增多并导致细胞结构损伤和功能代谢障碍的现象称为钙超载,严重者可造成细胞死亡。在缺血-再灌注损伤和钙反常时,Na^+/Ca^{2+} 交换蛋白反向转运增强,成为 Ca^{2+} 进入细胞的主要途径。

(二)多选题

1. ABCD   2. BCDE   3. ABD   4. ABDE   5. ABCDE   6. ACDE   7. BCDE   8. AC
9. BCD   10. AB

三、填空题

1. 缺血时间 侧支循环 组织需氧程度 再灌注条件   2. Ca^{2+} 依赖性蛋白酶   3. NADPH 氧化酶 NADH 氧化酶   4. 黄嘌呤氧化酶 中性粒细胞 线粒体 儿茶酚胺   5. 膜脂质 蛋白质 核酸
6. Na^+/Ca^{2+} 交换异常 生物膜损伤   7. Ca^{2+} Na^+ 8. 细胞内高钠 细胞内酸中毒 蛋白激酶 C 活化
9. 脑水肿 脑细胞坏死   10. 自由基 钙超载   11. 室性心律失常   12. 钙超载 心肌动作电位时程

四、问答题

1. 心肌缺血-再灌注时氧自由基生成增多的途径是什么?

答:再灌注期缺血组织恢复血氧供应,也提供了大量电子受体,使氧自由基在短时间内爆发性增多。主要途径有:①内皮细胞源。经黄嘌呤氧化酶催化嘌呤类代谢并释放出大量电子,为分子氧接受后产生活性氧。②中性粒细胞源。再灌注期激活的中性粒细胞产生大量氧自由基,称为呼吸爆发。③线粒体源。线粒体氧化磷酸化功能障碍,进入细胞内的氧经单电子还原而形成的氧自由基多,而经 4 价还原生成的水减少。④儿茶酚胺自身氧化。

2. 自由基对细胞有何损伤作用?

答:自由基具有极活泼的反应性,一旦生成可经其中间代谢产物不断扩展生成新的自由基,形成连锁反应。自由基可与磷脂膜、蛋白质、核酸和糖类物质反应,造成细胞功能代谢障碍和结构破坏。①膜脂质过氧化增强:自由基可与膜内多价不饱和脂肪酸作用,破坏膜的正常结构,使膜的流动性降低,通透性增加;脂质过氧化使膜脂质之间形成交联和聚合,间接抑制膜蛋白功能;通过脂质过氧化的连锁反应不断生成自由基及其他生物活性物质;②抑制蛋白质功能:氧化蛋白质的巯基或双键,直接损伤其功能;③破坏核酸及染色体:自由基可使碱基羟化或 DNA 断裂。

3. 造成细胞内钙超载的机制是什么?

答:缺血-再灌注时的钙超载主要发生在再灌注早期,主要是由于钙内流增加。其机制为:①Na^+/Ca^{2+} 交换反向转运增强。缺血引起的细胞内高 Na^+、高 H^+、PKC 激活可直接或间接激活 Na^+/Ca^{2+} 交换蛋白反向转运,将大量 Ca^{2+} 运入胞质;②生物膜损伤:细胞膜、线粒体及肌浆网膜损伤,可使钙内流增加和向肌浆网转运减少。

4. 细胞钙超载可从哪些方面引起再灌注损伤?

答:钙超载可从多个方面引起再灌注损伤:①线粒体功能障碍。钙超载可干扰线粒体的氧化磷酸化,使 ATP 生成减少；②激活酶类。Ca^{2+}浓度升高可激活磷脂酶、蛋白酶、核酶等,促进细胞的损伤；③促进氧自由基生成；④再灌注性心律失常；⑤肌原纤维过度收缩。

5. 中性粒细胞在缺血-再灌注损伤中的作用是什么?

答:激活的中性粒细胞与血管内皮细胞相互作用,造成微血管和细胞损伤。①微血管内血液流变学改变:激活的中性粒细胞表达黏附分子,流动减慢甚至与内皮细胞发生固定黏附,造成微血管机械性堵塞;②微血管口径的改变:血管内皮细胞肿胀和缩血管物质释放,可导致管腔狭窄,阻碍血液灌流;③微血管通透性增高:自由基损伤和中性粒细胞黏附可造成微血管通透性增高;④细胞损伤:激活的中性粒细胞与血管内皮细胞可释放致炎物质,损伤组织细胞。

6. 什么是心肌无复流现象? 其可能的发生机制是什么?

答:心肌无复流现象是指在恢复缺血心肌的血流后,部分缺血区并不能得到充分血液灌注的现象。其发生机制主要与下列因素有关:①中性粒细胞黏附,阻塞微血管;②血管内皮细胞肿胀及缩血管物质的作用导致微血管管腔狭窄;③微血管通透性增高引起的间质水肿并进一步压迫微血管。

7. 心脏缺血-再灌注后最易发生的心律失常类型是什么? 请解释其可能的机制。

答:心脏缺血-再灌注后发生的心律失常称为再灌注性心律失常,最常见的类型是室性心律失常,如室性心动过速和室颤。其可能的发生机制是:①心肌钠和钙超载。再灌注时细胞内高 Na^+ 激活 Na^+/Ca^{2+} 交换蛋白进行反向转运,使动作电位平台期进入细胞内的 Ca^{2+} 增加,出现一个持续性内向电流,在心肌动作电位后形成延迟后除极,可造成传导减慢,触发多种心律失常;②动作电位时程不均一。再灌注后缺血区和缺血边缘区心肌动作电位时程不一致,易形成多个兴奋折返环路,引发心律失常。

8. 什么叫心肌顿抑? 其发生机制是什么?

答:心肌顿抑是指遭受短时间可逆性缺血损伤的心肌,在血流恢复或基本恢复后一段时间内出现的暂时性收缩功能降低的现象。自由基爆发性生成和钙超载是心肌顿抑的主要发病机制。①自由基与膜磷脂、蛋白质、核酸等发生过氧化反应,破坏心肌细胞胞质和膜蛋白的功能,造成细胞内外离子分布异常,心肌舒缩功能降低;②自由基与钙超载均可损伤线粒体膜,使线粒体功能障碍,ATP 生成减少,心肌能量代谢障碍;③钙超载和自由基直接损伤收缩蛋白,甚至引起心肌纤维断裂,抑制心肌收缩功能;④自由基破坏肌浆网膜,抑制钙泵活性,引起钙超载和心肌舒缩功能障碍。钙超载与自由基互为因果,进一步抑制心肌功能。

9. 缺血-再灌注时黄嘌呤氧化酶为何增多? 其结果如何?

答:黄嘌呤氧化酶(XO)的前身是黄嘌呤脱氢酶(XD)。这两种酶主要存在于毛细血管内皮细胞内。正常时只有 10% 以 XO 的形式存在,90% 为 XD。缺血时,一方面由于 ATP 减少,膜泵功能障碍 Ca^{2+} 进入细胞内激活 Ca^{2+} 依赖性蛋白酶,使 XD 大量转变为 XO,另一方面 ATP 不能用来释放能量,并依次降解为 ADP、AMP 和次黄嘌呤,故在缺血组织内次黄嘌呤大量堆积。再灌注时,大量分子氧随血液进入缺血组织,黄嘌呤氧化酶再催化次黄嘌呤转变为黄嘌呤,并进而催化黄嘌呤转变为尿酸的两步反应时,都以分子氧为电子传递体,从而产生大量的 O_2^- 和 H_2O_2,后者再在金属离子参与下形成 $OH\cdot$。从而引起再灌注时组织内 O_2^-、$OH\cdot$ 等氧自由基大量增加。

(李瑞峰　薛　冰　池良杰)

第十三章　休　克

【内容精析】

休克(shock)是指机体在严重失血失液、感染、创伤等强烈因素作用下,有效循环血量急剧减少,组织血液灌流量严重不足,引起组织细胞缺血、缺氧、各重要生命器官的功能、代谢障碍及结构损伤的病理过程。对休克认识和研究的四个主要发展阶段：

1. 症状描述阶段　1895 年,休克综合征：面色苍白或发绀,四肢湿冷,脉搏细速、脉压变小、尿量减少、神态淡漠和血压降低。

2. 急性循环衰竭的认识阶段　一、二次大战期间,对休克的认识是：急性外周循环衰竭所致,关键是血管运动中枢麻痹和动脉扩张引起低血压(收缩压＜80 mmHg)。临床采用肾上腺素治疗,血压回升使部分患者获救,但一些患者病情加重。

3. 微循环学说的创立阶段　20 世纪 60 年代对休克的认识是：各种原因引起的休克都具有共同的发病环节,即有效循环血量减少,组织器官血液灌流不足,交感-肾上腺髓质系统强烈兴奋,而不是交感神经衰竭或麻痹。休克发生发展的关键在于血流而不是血压。临床治疗首先补充血容量,结合应用血管活性药,甚至血管扩张药改善微循环,提高休克救治成功率。

4. 细胞分子水平研究阶段　20 世纪 80 年代,研究热点从低血容量性休克转向感染性休克。休克除与微循环障碍有关外,与细胞及分子变化也有关。

第一节　病因与分类

一、病因

(一)失血和失液

1. 失血　大量失血可引起休克,称为失血性休克(hemorrhagic shock),见于创伤失血、胃溃疡出血等。

2. 失液　剧烈呕吐、腹泻及肠梗阻、大汗淋漓可引起血容量丢失,使有效循环血量锐减而休克,过去称虚脱(collapse)。

(二)烧伤

大面积烧伤常伴血浆的大量渗出、丢失,可造成有效循环血量减少,使组织灌流量不足引起烧伤性休克(burn shock)。

(三)创伤

严重创伤可因剧烈疼痛,大量失血和失液,组织坏死可引起创伤性休克(traumatic shock)。

(四)感染

细菌、病毒等严重感染可引起休克,称为感染性休克(infective shock)。循环血液中存在活体细菌,且血培养呈阳性时称为菌血症;而由感染引起的全身炎症反应综合征,称为脓毒症(sepsis)。严重脓毒症患者,如给予足量液体复苏仍无法纠正其持续性低血压时,称为脓毒性休克(septic shock)。

(五) 过敏

过敏体质的人注射青霉素类抗生素、血清制剂或疫苗后,发生Ⅰ型超敏反应引起休克,称之为过敏性休克(anaphylactic shock)。

(六) 心脏功能障碍

大面积急性心梗、心肌炎、心室壁瘤破裂等严重心脏病变等,影响血液回流和心脏射血功能的心外阻塞性病变,导致心排血量急剧减少,有效循环血量严重不足而引起休克,称心源性休克(cardiogenic shock)。

(七) 强烈的神经刺激

剧烈疼痛,高位脊髓损伤或麻醉等可抑制交感缩血管功能,使阻力血管扩张,血管床容积增大,有效循环血量相对不足而引起休克,称神经源性休克(neurogenic shock)。

二、分类

(一) 按病因分类

按照病因可以将休克分为失血性休克、烧伤性休克、创伤性休克、感染性休克、过敏性休克、心源性休克、神经源性休克等。

(二) 按起始环节分类

机体有效循环血量的维持由3个因素决定:①足够的血容量;②正常的血管舒缩功能;③正常心泵功能。这3个因素中的一个或几个改变影响有效循环血量,使微循环功能障碍导致组织灌流量减少而引起休克。据此从而将休克分为3类:

1. 低血容量性休克(hypovolemic shock)

由于血容量减少引起的休克称为低血容量休克。这类休克包括失血失液性休克、烧伤性休克和创伤性休克。在临床上表现为"三低一高":中心静脉压(central venous pressure, CVP)、心排血量(cardiac output, CO)、动脉血压降低,外周阻力(peripheral resistance, PR)增高。

2. 血管源性休克(vasogenic shock)

血管源性休克是指由于外周血管扩张,血管床容量增加,大量血液瘀滞在扩张的小血管内使有效循环血量减少且分布异常而引起的休克,导致组织灌流量减少,又称低阻力性休克(low-resistance shock)或分布异常性休克(maldistributive shock)。

3. 心源性休克(cardiogenic shock)

心源性休克指由于心泵功能障碍,心输出量急剧减少,有效循环血量显著下降引起的休克。分为大面积心肌梗死、心肌病等心肌源性和急性心包填塞、张力性气胸等非心肌源性休克两类。由非心肌源性原因引起的休克又称为心外阻塞性休克(extracardiac obstructive shock)。

第二节　发生机制

一、微循环机制

微循环是指微动脉、后微动脉、毛细血管前括约肌、真毛细血管、直捷通路、动-静脉吻合支和微静脉。微动脉、后微动脉、毛细血管前括约肌又称前阻力血管,微静脉又称后阻力血管,毛细血管又称交换血管,是血管内外物质交换的主要场所。

微循环主要受神经体液调节。交感神经支配微动脉、后微动脉和静脉平滑肌,兴奋时儿茶酚胺、血管紧张素Ⅱ(AngⅡ)、血栓素A_2(TXA_2)、内皮素(endothelin, ET)分泌,可使毛细血管收缩,血流减少。局部血管活性物质如组胺、激肽等引起血管舒张,乳酸等酸性产物堆积,可降低血管平滑肌对缩血管物质的反应性,导致血管扩张。

生理情况下,全身血管收缩物质浓度变化小,微循环的舒缩活动及血液灌流主要由局部舒血管物质进行反馈调节,以保证毛细血管前括约肌节律性的收缩与舒张和毛细血管的交替开放,调节微循环的灌流量。当毛细血管前括约肌和后微动脉收缩时,微循环缺血缺氧,局部代谢产物及扩血管的活性物质增多,后者降低血管平滑肌对缩血管物质的反应性,使毛细血管前括约肌和后微动脉扩张,微循环灌流量增多。当扩血管物质稀释后,血管平滑肌恢复对缩血管物质的反应性而收缩。

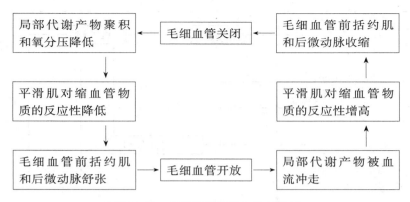

图 13-1　局部代谢反馈调节示意图

休克的改变大致可分为以下 3 期。

（一）微循环缺血期

1. 微循环变化特点　微循环缺血期又称休克早期或休克代偿期。全身小血管包括小动脉、微动脉、后微动脉、毛细血管前括约肌和微静脉、小静脉都持续收缩痉挛，口径变小，尤其是毛细血管前阻力血管收缩更明显，大量真毛细血管网关闭，微循环内血液流速减慢，轴流消失；微循环灌流特点是：少灌少流，灌少于流，组织呈缺血缺氧状态。

2. 微循环变化机制

（1）交感神经兴奋　血容量急剧减少，疼痛、内毒素病因作用于机体时，交感-肾上腺髓质系统兴奋，儿茶酚胺大量释放入血发挥作用：①α 受体效应：皮肤、腹腔脏器和肾脏的小血管收缩，外周阻力升高，组织血液灌流不足，微循环缺血，对心脑血管影响不大。②β 受体效应：微循环动-静脉短路开放，血液绕过真毛细血管网直接进入微静脉，使组织灌流量减少，组织缺血缺氧。

（2）其他缩血管体液因子释放　①血管紧张素 II：交感-肾上腺髓质系统兴奋和血容量减少，激活肾素-血管紧张素系统，产生大量血管紧张素，血管紧张素 II 缩血管作用最强。②血管升压素：血容量减少及疼痛刺激时分泌增加，对内脏小血管有收缩作用。③血栓素 A_2（thromboxane A_2）：细胞膜磷脂的代谢产物，有强烈的缩血管作用。④内皮素：血管内皮细胞产生，收缩小血管和微血管。⑤白三烯类物质（LTs）：白细胞膜磷脂分解时由花生四烯酸在脂加氧酶作用下生成，收缩腹腔内脏小血管。

3. 微循环变化的代偿意义

（1）有助于动脉血压的维持　①回心血量增加：一方面，肌性微静脉、小静脉和肝脾等储血器官的收缩，可减少血管床容量，迅速而短暂地增加回心血量，起"自身输血"作用，是休克时增加回心血量的"第一道防线"。另一方面，由于毛细血管前阻力血管比微静脉收缩强度更大，致使毛细血管中流体静压下降，组织液进入血管，起"自身输液"作用，是休克时增加回心血量的"第二道防线"。②心排出量增加：交感神经兴奋和儿茶酚胺的增多可使心率加快，心肌收缩力加强，心输出量增加，有助于血压维持。③外周阻力增高：全身小动脉痉挛可使外周阻力增高，血压回升。

（2）有助于心脑血液供应　不同器官血管对交感神经兴奋和儿茶酚胺增多的反应性是不一致的。皮肤、骨骼肌以及内脏血管的 α 受体分布密度高，对儿茶酚胺的敏感性较高，收缩明显。而冠状动脉以 β 受体为主，激活时引起冠状动脉舒张；脑动脉主要受局部扩血管物质影响。在微循环缺血性缺氧期，心、脑微血管灌流量能稳定在一定水平，其血流量能维持基本正常。

4. 临床表现　患者主要表现为：①脸色苍白、四肢湿冷、出冷汗。②脉搏加快、脉压减小，尿量减少。③烦躁不安。④血压可骤降（如大失血），也可略降，甚至因代偿作用可正常或轻度升高，脉压会明显缩小。

（二）微循环淤血期

1. 微循环的改变　为可逆性休克代偿期，血液流速显著减慢，红细胞和血小板聚集，白细胞滚动、贴壁、嵌塞，血黏度增大，血液"泥化"淤滞，微循环淤血，组织灌流量进一步减少，缺氧更为严重。微动脉、后微动脉、毛细血管前括约肌痉挛较前减轻，大量血液涌入毛细血管网。微循环灌流特点：多灌少流、灌多于流，组织呈淤血缺氧状态。

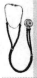

病理生理学应试向导

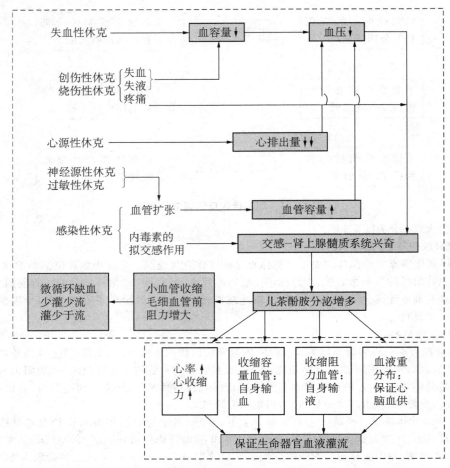

图 13-2 微循环缺血期的主要机制及其代偿意义

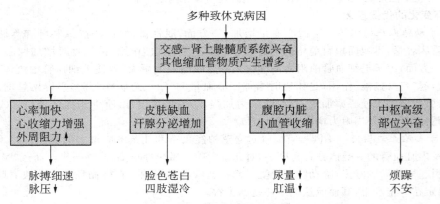

图 13-3 微循环缺血期的主要临床表现

2. 微循环变化机制

（1）微血管扩张机制 ①酸中毒使血管平滑肌对儿茶酚胺的反应性降低，H^+增高致使微血管对儿茶酚胺反应性下降，收缩性减弱。②扩血管物质生成增多，代谢产物腺苷在局部堆积，分解破坏后大量释出K^+；激肽生成增多；iNOS 表达明显增加，生成大量 NO，微血管主要表现为扩张。

（2）血液淤滞机制 ①白细胞黏附于微静脉：在缺氧、酸中毒、感染等因素的刺激下，炎症细胞活化，

二、电解质与酸碱平衡紊乱

1. 代谢性酸中毒　微循环障碍使线粒体氧化磷酸化受抑,葡萄糖无氧酵解增强及乳酸生成增多。肝功能受损不能将乳酸转化为葡萄糖,肾功能受损不能将乳酸排出,导致高乳酸血症及代谢性酸中毒。使心肌和血管平滑肌对儿茶酚胺反应性降低,心排血量减少和血压下降;损伤血管内皮,加重微循环障碍。

2. 呼吸性碱中毒　在休克早期,创伤、出血、感染等刺激可引起呼吸加深加快,通气量增加,$PaCO_2$下降,导致呼吸性碱中毒,休克后期,又可出现呼吸性酸中毒。

3. 高钾血症　缺血缺氧使 ATP 生成明显减少,细胞膜上的钠泵($Na^+ - K^+$ ATP 酶)运转失灵,导致细胞内钠水潴留,细胞外 K^+ 增多,引起高 K^+ 血症。酸中毒还可因 $H^+ - K^+$ 交换加重高钾血症。

三、器官功能障碍

由于微循环功能障碍及全身炎症反应综合征,引起肺、肾、肝、胃肠、心、脑等多器官受损。

1. 肺功能障碍　肺是最常累及的器官,在休克早期,通气过度,可表现为呼吸性碱中毒。随着休克的进展,出现以动脉血氧分压进行性下降为特征的急性呼吸衰竭,发生急性呼吸窘迫综合征(acute respiratory distress syndrome,ARDS)或休克肺。

2. 肾功能障碍　肾脏是易受损的重要器官,严重时发生休克肾(shock kidney)。发生机制是:①循环血量减少引起交感神经兴奋,肾小动脉收缩。②肾缺血激活肾素-血管紧张素-醛固酮系统,血管紧张素Ⅱ使肾小动脉收缩,尿量减少。③醛固酮和抗利尿激素分泌增多,肾小管钠水重吸收增多,尿量进一步减少。如果休克时间延长,会导致肾小管发生缺血性坏死,引起器质性肾功能衰竭。

3. 胃肠道功能障碍　有效循环血量减少,使胃肠道最早发生缺血和酸中毒,引起肠壁淤血水肿,消化液分泌减少,黏膜糜烂甚至形成溃疡。肠道屏障功能削弱,内毒素甚至细菌移位进入血液循环和淋巴系统,启动全身性炎症反应,引起肠源性菌血症和脓毒性休克。细菌透过肠黏膜侵入肠外组织称为细菌移位(bacterial translocation)。

4. 肝功能障碍　有效循环血量减少和微循环功能障碍,影响肝实质细胞和库普弗细胞的能量代谢,细菌内毒素移位入血首先经门脉循环到达肝脏,可直接损害肝实质细胞,也可活化肝库普弗细胞,释放 TNF - α、IL - 1 等多种炎症介质而损伤肝细胞。

5. 心功能障碍　心源性休克是原发性心功能障碍。其他类型休克引起的心功能障碍与下列因素有关:①休克时交感神经兴奋,心肌收缩力增强,心肌耗氧量增加。②休克时常出现代谢性酸中毒和高钾血症对心脏的影响。③休克时炎症介质增多,可损伤心肌细胞。④细菌感染或肠源性内毒素血症,内毒素直接或间接损伤心肌,抑制心功能。⑤并发 DIC 时,微血栓形成,导致局灶性坏死和出血,加重心功能障碍。

6. 免疫系统功能障碍　早期免疫系统被激活,血浆补体 C3a 和 C5a 升高,可增加微血管通透性,激活白细胞和组织细胞。革兰阴性菌所致的感染性休克,内毒素可与血浆中抗体形成免疫复合物进而激活补体。免疫复合物可沉积于多个器官微血管内皮上,吸引、活化多形核白细胞,使各系统器官产生非特异性炎症反应,导致器官功能障碍。休克晚期,免疫系统呈全面抑制状态,感染容易扩散或易引发新的感染。

7. 脑功能障碍　脑组织对缺血缺氧非常敏感,脑组织会因缺血、缺氧、能量供应不足和酸性代谢产物的积聚而严重受损。休克早期,由于血液重新分布和脑循环的自身调节,脑血流供应尚属正常,故无明显的脑功能障碍表现,但由于应激时中枢神经系统兴奋,患者可出现烦躁不安。随着休克的发展,血压的进行性下降,脑内 DIC 形成,患者可因脑血流量减少而出现神智淡漠、反应迟钝,嗜睡、甚至昏迷。缺血、缺氧可使脑血管壁通透性增高,引起脑水肿和颅内高压,严重者形成脑疝,导致死亡。

8. 多器官功能障碍综合征

第四节　几种常见休克的特点

一、失血性休克

15～20 min 内失血量少于总量的 10％～15％,机体代偿使血压和组织灌流量保持正常范围。15 min 内快速大量失血超过总血量的 20％,超出了机体代偿能力,发生失血性休克,超过总血量的 45％～50％,会很快导致死亡。

失血性休克分期较明显,临床症状典型,发展过程基本上遵循缺血性缺氧期、淤血性缺氧期、微循环衰竭期逐渐发展的特点。

二、感染性休克

感染性休克是指病原微生物(如细菌、病毒、真菌立克次体等)感染所引起的休克,即脓毒性休克。G⁻菌

感染引起的脓毒性休克在临床最为常见,感染灶中的病原微生物及其释放的各种毒素均可刺激单核-巨噬细胞、中性粒细胞、肥大细胞、内皮细胞等,表达释放大量的炎症介质,引起 SIRS,促进休克的发生发展。其中某些细胞因子和血管活性物质可增加毛细血管通透性或使血管扩张,导致有效循环血量不足,直接损伤心肌细胞,造成心泵功能障碍。

(一)高动力型休克(hyperdynamic shock)

高动力休克指病原体或其毒素侵入机体后,引起高代谢和高动力循环状态,即出现发热、心排出量增加、外周阻力降低、脉压增大等临床特点,又称为高排低阻型休克或暖休克(warm shock),临床表现为皮肤呈粉红色、温热而干燥,少尿,血压下降及乳酸酸中毒等。机制:①β 受体激活。分泌增加的儿茶酚胺作用于 β 受体使心收缩力增强,动-静脉短路开放,回心血量增多,心排出量增加。②外周血管扩张。体内大量扩血管物质产生使外周阻力下降。细胞膜上 K_{ATP} 通道开放,Ca^{2+} 内流减少,使血管平滑肌扩张。

(二)低动力型休克(hypodynamic shock)

低动力型休克具有心排出量减少、外周阻力增高、脉压明显缩小等特点,又称低排高阻型休克或冷休克(cold shock)。临床上表现为皮肤苍白、四肢湿冷、尿量减少,血压下降及乳酸酸中毒,类似于一般低血容量休克。与下列因素有关:①病原体毒素,酸中毒可直接抑制或损伤心肌,微循环血液瘀滞导致回心血量减少。②交感-肾上腺髓质系统强烈兴奋,致使外周阻力增加。

表 13-1　　　　　　　　　　　　高动力型休克与低动力型休克特点的比较

	高动力型休克	低动力型休克
血压	略低或正常	明显降低
心输出量	高	低
外周阻力	低	高
脉搏	缓慢有力	细速
脉压	较高(>30 mmHg)	较低(<30 mmHg)
皮肤色泽	淡红或潮红	苍白或发绀
皮肤温度	温暖干燥	湿冷
尿量	减少	少尿或无尿

三、过敏性休克

发生与休克的两个始动环节有关:①过敏反应使血管广泛扩张,血管床容量增大。②毛细血管通透性增高使血浆外渗,血容量减少。过敏原进入机体后,刺激机体产生抗体 lgE。lgE 的 Fc 段能持续地吸附在微血管周围的肥大细胞以及血液中嗜碱性粒细胞和血小板等靶细胞表面,使机体处于致敏状态;当同一过敏原再次进入机体时,可与上述吸附在细胞表面的 lgE 结合形成抗原抗体复合物,引起靶细胞脱颗粒反应,释放大量组胺、5-HT、激肽、补体 C3a/C5a 等血管活性物质。从而可导致后微动脉、毛细血管前括约肌舒张和血管通透性增加,外周阻力明显降低。

四、心源性休克

其始动环节是心泵功能障碍导致的心输出量迅速减少,心源性休克亦可分为两型:①低排高阻型:外周阻力增高,与减压反射受抑而引起交感-肾上腺系统兴奋和外周小动脉收缩有关。②低排低阻型:患者表现为外周阻力降低,是由于心室壁牵张感受器被激活,反射性抑制交感中枢,导致外周阻力降低。

第五节　多器官功能障碍综合征

多器官功能障碍综合征(MODS)是在严重创伤、感染和休克或休克复苏后,在短时间内相继出现两个或两个以上器官功能损害的临床综合征。

一、病因与发病过程

根据临床发病形式可将 MODS 分两类:

1. 单相速发型　在休克复苏以后 12～36 h 内同时或相继出现两个以上器官功能障碍。MODS 发生

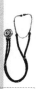

只有一个高峰,称一次打击型。

2. 双相迟发型 第一个器官功能障碍高峰经治疗在 1～2 d 内缓解,器官功能有所恢复,但 3～5 d 后又可能因为脓毒症使患者遭受炎症因子泛滥的第二次打击,致使病情急剧恶化,出现第二个器官功能障碍高峰。

二、发病机制

SIRS 是 MODS 最重要的发病机制。SIRS 是指严重感染或非感染因素作用于机体,刺激炎症细胞的活化,导致各种炎症介质的大量产生而引起一种难以控制的全身性瀑布式炎症反应。具备以下 2 项或 2 项以上体征者,即可诊断为 SIRS:体温>38℃或<36℃;心率>90 次/min;呼吸频率>20 次/min 或动脉二氧化碳分压($PaCO_2$)<32 mmHg;外周血白细胞计数>12.0×10^9/L 或<4.0×10^9/L,或未成熟粒细胞>10%。

(一)炎症细胞活化

炎症细胞主要包括中性白细胞、单核-巨噬细胞、血小板和内皮细胞等,一旦受到刺激,会发生细胞变形、黏附、趋化、迁移、脱颗粒及释放等反应,称为炎症细胞活化。炎症细胞过度活化可释放氧自由基、溶酶体酶和炎症介质,引起组织细胞的损伤,促进休克和 MODS 的发生发展。

(二)炎症介质表达增多

炎症介质是指在炎症过程中由炎症细胞释放或从体液中产生,参与或引起炎症反应的化学物质的总称。SIRS 时,炎症细胞活化,释放炎症介质,SIRS 时产生增加的炎症介质主要有:

1. 细胞因子 是多种细胞分泌的能调节细胞生长分化,调节免疫功能,参与炎症发生和创伤愈合等生物学作用的小分子多肽的统称,具有广泛生物学效应:①启动瀑布式炎症级联反应;②参与创伤后的高代谢反应,引起发热,蛋白消耗、机体氧耗量增加;③损伤组织细胞。

2. 脂类炎症介质

(1)二十烷类炎症介质 膜磷脂成分磷脂酰胆碱或磷脂酰肌醇分别在磷脂酶 A2 和磷脂酶 C 的作用下,产生花生四烯酸。①花生四烯酸经环加氧酶作用,产生前列腺素类和血栓烷类(thromboxanes,TXs)。其中 TXA_2 可促进血小板聚集及血管收缩,PGE_2 抑制巨噬细胞功能。PGI_2 可使血管扩张,导致 SIRS 时炎性渗出和脓毒性休克时低血压。②花生四烯酸产生白三烯类(leukotrienes,LTs)代谢产物,LTC4 活化白细胞,LTC4 和 LTD4 使支气管平滑肌收缩。

(2)PAF 不仅能活化血小板,并可启动炎症反应,激活中性粒细胞和嗜酸性粒细胞,使之分泌细胞因子和脱颗粒,活化内皮细胞,使其表达黏附分子。

3. 黏附分子 包括整合素、选择素和免疫球蛋白。在炎症介质刺激作用下,黏附分子介导中性粒细胞-内皮细胞的黏附反应。黏附且激活的白细胞可释放氧自由基和溶酶体酶,导致内皮细胞和其他组织细胞的损伤。

4. 血浆源性炎症介质 在致炎因素刺激下,血浆中无活性的补体、激肽、凝血和纤溶因子等发生裂解而生成的具有活性的肽类物质。它们可趋化中性粒细胞达炎症部位,释放氧自由基;或刺激嗜碱性粒细胞和肥大细胞释放组胺等,增加微血管的通透性,作用于全身各个组织、器官,引起功能紊乱。

5. 氧自由基与一氧化氮 SIRS 时产生大量自由基;休克容量复苏后,由于氧的大量重新摄入和黄嘌呤氧化酶的激活,亦产生大量自由基,引起缺血-再灌注损伤。氧自由基可引起细胞膜损伤,还可诱导多种信号转导活化,放大炎症效应。一氧化氮产生过量,会导致血管麻痹性扩张,引起难治性低血压的发生。

6. 抗炎介质 SIRS 时活化的炎症细胞,既产生促炎介质也产生抗炎介质。主要包括:前列腺素 E_2(PGE_2)、白介素-10(IL-10)、白介素-4(IL-4),抗炎介质的过度表达抑制免疫系统功能而导致感染的扩散。

第六节 防治的病理生理基础

一、病因学防治

处理造成休克的原始病因,如止血、止痛、补液和输血等。

二、发病学防治

(一)改善微循环

1. 扩充血容量 补充血容量是提高心排出量、增加有效循环血量和微循环灌流量的根本措施。以降低交感-肾上腺髓质系统兴奋性,减少儿茶酚胺释放量,缓解微循环前阻力血管收缩程度,提高微循环灌流量为目的。输液原则是"需多少,补多少",动态观察静脉充盈程度、尿量、血压和脉搏等指标,作为监护输

病理生理学应试向导

液量是否足够的参考依据。

2. 纠正酸中毒　缺血缺氧引起的乳酸堆积或肾功能衰竭而发生代谢性酸中毒。酸中毒加重微循环障碍、抑制心肌收缩、降低血管对儿茶酚胺的反应,促进DIC形成和高血钾的重要原因。因此必须及时纠酸补碱。

3. 合理使用血管活性药物　使用缩血管或扩血管药物的目的是提高微循环流量。低排高阻型休克在充分扩容的基础上,用低剂量血管扩张药物提高组织灌流量,对过敏性休克、高排低阻型感染性休克,使用缩血管药物以升高血压,保证心、脑重要器官的血液灌流。

(二)抑制过度炎症反应

阻断炎症细胞信号通路的活化,拮抗炎症介质作用或采用血液净化疗法去除患者体内过多的炎症介质。

(三)细胞保护

防治休克病因,改善微循环是防止细胞损伤的根本措施。

三、器官支持疗法

密切监控各器官功能的变化,及时采取相应支持疗法。

四、营养与代谢支持

保持正氮平衡是对严重创伤、感染等患者进行代谢支持的基本原则。

【同步练习】

一、名词解释

1. 休克(shock)　　2. 多器官功能障碍综合征(multiple organ disfunction syndrom)　　3. 自身输血(self-blood transfusion)　　4. 自身输液(self-perfusion)　　5. 脓毒性休克(septic shock)　　6. 血管源性休克(vasogenic shock)　　7. 全身炎症反应综合征(systemic inflammatory response syndrome,SIRS)

二、选择题

(一)单选题

1. 休克是指(　　　)

　A. 以血压下降为主要特征的病理过程

　B. 以急性微循环功能障碍为主要特征的病理过程

　C. 心输出量降低引起的循环衰竭

　D. 外周血管紧张性降低引起的周围循环衰竭

　E. 机体应激反应能力降低引起的病理过程

2. 下列哪种状况**不会**引起休克(　　　)

　A. 严重精神创伤　　　　　　　B. 产后大出血　　　　　　　C. 严重烧伤

　D. 严重过敏反应　　　　　　　E. 全身性感染

3. 下列哪项**不是**休克Ⅰ期微循环变化的特点(　　　)

　A. 微动脉收缩　　　　　　　　B. 动-静脉吻合支收缩　　　　C. 毛细血管前括约肌收缩

　D. 真毛细血管关闭　　　　　　E. 后微动脉收缩

4. 休克早期微循环灌流的特点是(　　　)

　A. 多灌少流,灌多于流　　　　　　B. 少灌少流,灌多于流

　C. 少灌少流,灌少于流　　　　　　D. 多灌多流,灌多于流

　E. 多灌多流,灌少于流

5. 休克Ⅰ期"自身输血"主要是指(　　　)

　A. 动-静脉吻合支开放,回心血量增加　　B. 醛固酮增多,钠水重吸收增加

　C. 抗利尿激素增加,重吸收水增加　　　　D. 容量血管收缩,回心血量增加

　E. 缺血缺氧使红细胞生成增多

6. 休克Ⅰ期"自身输液"主要是指(　　　)

　A. 容量血管收缩,回心血量增加　　　　　B. 毛细血管内压降低,组织液回流增多

　C. 醛固酮增多,钠水重吸收增加　　　　　D. 抗利尿激素增多,重吸收增加

病理生理学应试向导

E．动-静脉吻合支开放,回心血量增加

7. 休克早期的临床表现,哪一项是**错误**的(　　)

    A．烦躁不安   B．脉搏细速   C．血压明显降低

    D．面色苍白   E．少尿

8. 休克进展期微循环灌流的特点是(　　)

    A．多灌少流,灌多于流   B．少灌少流,灌多于流   C．少灌少流,灌少于流

    D．多灌多流,灌多于流   E．多灌多流,灌少于流

9. 下列哪项因素与休克Ⅱ期血管扩张**无关**(　　)

    A．酸中毒   B．儿茶酚胺   C．5-羟色胺   D．组织胺   E．缓激肽

10. 下列哪项是休克Ⅱ期微循环变化的特点(　　)

    A．微动脉扩张,微小静脉收缩   B．微动脉扩张,微小静脉细胞嵌塞

    C．儿茶酚胺增高后转向分泌减少   D．血细胞比容正常

    E．以上都不对

11. 休克进展期的临床表现,哪一项是**错误**的(　　)

    A．烦躁不安   B．脉搏细速   C．血压明显降低

    D．皮肤出现花斑或发绀   E．少尿

12. 休克时最常出现的酸碱平衡紊乱是(　　)

    A．代谢性碱中毒   B．呼吸性酸中毒   C．混合性碱中毒

    D．代谢性酸中毒   E．混合性酸中毒

13. 低阻力性休克常见于(　　)

    A．失血性休克   B．烧伤性休克   C．失液性休克

    D．感染性休克   E．创伤性休克

14. 休克初期发生的急性肾衰竭是由于(　　)

    A．肾灌流不足   B．肾瘀血   C．肾毒素作用

    D．急性肾小管坏死   E．输尿管阻塞

15. 应首选缩血管药治疗的休克类型是(　　)

    A．心源性休克   B．感染性休克   C．过敏性休克

    D．失血性休克   E．创伤性休克

16. 选择血管活性药治疗休克在充分扩容基础上应首先(　　)

    A．纠正酸中毒   B．改善心脏功能   C．应用皮质激素

    D．利尿药   E．给予细胞保护剂

17. 下列哪项是监测休克输液量的最佳指标(　　)

    A．动脉血压   B．心率   C．心输出量

    D．肺动脉楔压   E．尿量

18. 缺血性缺氧期微循环的变化表现为(　　)

	毛细血管前阻力	毛细血管后阻力	毛细血管容量
A.	↑	↑↑	↓
B.	↑↑	↑	↓
C.	↑↑	↑	↑
D.	↓	↑	↑
E.	↑	↓	↑

19. 淤血性缺氧期微循环的变化表现为(　　)

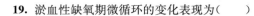

	毛细血管前阻力	毛细血管后阻力	毛细血管容量
A.	↑	↑↑	↓
B.	↑↑	↑	↓
C.	↑↑	↑	↑
D.	↓↓	↓	↑
E.	↑	↓	↑

20. 休克Ⅰ期的心脑灌流量改变情况是（　　）

　　A．均明显增加　　　　　　　　　　B．维持基本正常

　　C．心灌流增加，脑灌流无明显改变　　D．脑灌流增加，心灌流无明显改变

　　E．均先减少后增加

21. 休克早期的代偿意义**不包括**（　　）

　　A．微静脉、小静脉收缩　　　B．"自身输血"　　　　C．"自身输液"

　　D．血液重分布　　　　　　　E．局部代谢产物增多

22. 休克与DIC的关系，**错误**的是（　　）

　　A．互为因果　　　　　　B．两者之间可形成恶性循环　　C．休克是DIC的主要临床表现之一

　　D．DIC是休克的必经时期　　E．严重败血症休克、创伤性休克易诱发DIC

23. 下列哪项**不是**MODS的病因（　　）

　　A．大手术　　　　B．恶性肿瘤　　　　C．严重创伤　　　　D．休克　　　　E．严重感染

24. 休克发病学主要环节是（　　）

　　A．外周血管扩张　　　　　B．心输出量减少　　　　　C．器官血液灌流量减少

　　D．外周血管收缩　　　　　E．血容量减少

（二）多选题

1. 低血容量休克的典型表现是（　　）

　　A．动脉血压降低　　　　　B．中心静脉压降低　　　　　C．心输出量降低

　　D．总外周阻力降低　　　　E．脑血管收缩

2. 引起血管源性休克的原因包括（　　）

　　A．过敏　　　　B．感染　　　　C．烧伤　　　　D．高位脊髓损伤　　　E．创伤

3. 休克Ⅱ期导致血管扩张的物质为（　　）

　　A．腺苷　　　　B．组胺　　　　C．缓激肽　　　　D．酸性代谢产物　　　E．肾上腺素

4. 下列哪些情况易引起心源性休克（　　）

　　A．充血性心力衰竭　　　　B．严重心律紊乱　　　　C．急性心包填塞

　　D．急性病毒性心肌炎　　　E．广泛心肌梗死

5. SIRS的诊断标准包括（　　）

　　A．体温>38℃　　　　　　B．心率<60次/min　　　　C．呼吸>20次/min

　　D．白细胞计数<4.0×10^9/L　　E．$PaCO_2$<32 mmHg

6. 休克淤血性缺氧期发生微循环淤滞的主要机制是由于（　　）

　　A．酸中毒使血管对儿茶酚胺反应性降低

　　B．组织细胞局部产生的扩血管代谢产物增多

　　C．内毒素作用下产生某些扩血管的细胞因子

　　D．白细胞黏附于内皮细胞

　　E．血液浓缩、流变学的改变

三、填空题

1. 休克共同的发病环节是_____、_____。

2. 根据血流动力学的特点,感染性休克可分为_____休克和_____休克。

3. 休克按发生的始动环节可分为_____、_____、_____。

4. 休克微循环缺血期释放_____、_____、_____和_____等体液因子。

5. 失血性休克发展过程分_____期、_____期和_____期。

6. 烧伤性休克早期与_____和_____有关,晚期可继发_____发展为_____。

7. 低排高阻型休克血流动力学特点是心排出量_____,外周阻力_____,脉压_____,皮肤温度_____,故又称为冷休克。

8. 休克时交感-肾上腺髓质系统处于_____状态。毛细血管前括约肌对儿茶酚胺的反应性降低主要与_____、_____等有关。

9. 休克早期,通过_____增多、_____增加和_____增高三方面维持动脉血压。

10. 休克时正确的补液原则是"_____",在_____的基础上可适当选用血管活性药物。

11. 休克早期_____增多使腹腔内脏、皮肤、肾等部位_____急剧减少,而对_____血流量影响不明显。

12. 休克Ⅱ期,持续的缺血缺氧可引起_____酸中毒,降低_____和_____对儿茶酚胺的反应性,致使毛细血管前阻力小于后阻力,大量毛细血管开放。

13. 微循环衰竭期易发生 DIC 的机制是_____、_____和_____。

14. 儿茶酚胺中的_____可作用于冠状动脉壁上的 β 受体,引起_____,脑动脉主要受_____影响。

15. 失血失液性休克Ⅲ期,患者病情危险在于_____,并发_____及_____。

16. 休克时最常出现的酸碱失衡是_____和_____,后期出现_____。

17. 休克早期肾脏是易受损伤的器官之一,因缺血首先引起_____急性肾衰竭。当严重缺血致_____坏死时,可导致_____急性肾衰竭。

18. 休克时细胞膜上 Na^+-K^+-ATP 的酶运转失灵的机制是_____,_____和_____生成增多。

19. 高位脊髓麻醉可引起_____休克,大面积心肌梗死可发生_____休克,严重创伤可导致_____休克。

20. 休克发生的分子机制包括细胞损伤_____、_____、_____、_____和_____。

21. 休克早期抗损伤的代偿反应主要表现在_____和_____。

22. 在各类抗体晚期均可发生内毒素血症是由于_____功能紊乱。

23. 革兰阴性菌感染引起的败血症休克与_____有关。

24. 对于_____休克和_____休克,治疗使用缩血管药物是最佳的选择。

四、问答题

1. 休克Ⅰ期微循环改变有何代偿意义?

Describe the compensatory significance of microcirculation changes in the ischemic hypoxia stage of shock.

2. 休克Ⅱ期微循环改变会产生什么后果?

Describe the effects of microcirculation changes in the stagnant hypoxia stage of shock.

3. 休克Ⅲ期为何发生 DIC?

Why does DIC occur in the microcirculatory failure stage of shock?

4. 简述 DIC 使休克病情加重的机制。

Briefly narrate the pathogenesis that DIC exacerbates shock. .

5. 非心源性休克发展到晚期为什么会引起心力衰竭?

Why does non-cardiogenic shock lead to heart failure in the end-stage ?

6. 休克与 DIC 有什么关系? 为什么?

What is the relationship between shock and DIC? And why?

7. 简述休克时发生肾功能障碍的机制。

Briefly narrate the mechanism of renal dysfunction in shock.

8. 休克时胃肠道功能发生哪些变化?

Please describe the functional alterations of gastrointestinal tract in shock.

9. 试比较休克缺血性缺氧期和淤血性缺氧期的微循环变化及对机体影响的异同。

Please compare the difference between ischemic hypoxia phase and stagnant hypoxia period of shock at the

病理生理学应试向导

changes of microcirculation and it's effects on body.

五、病例分析

患者,男,25岁,因车祸造成外伤、大失血被送到急症室,失血量约1 500 ml左右,患者皮肤苍白、出冷汗,烦躁不安,意识较清楚。血压125/100 mmHg,2 h尿量0 ml。

患者发生什么样的病理改变? 试解释患者发生相关病理过程的机制?

【参考答案】

一、名词解释

1. **休克** 机体在严重失血失液、感染、创伤等强烈致病因素作用下,有效循环血量急剧减少,组织血液灌流量严重不足,引起组织细胞缺血、缺氧、各重要生命器官的功能、代谢障碍及结构损伤的病理过程。

2. **多器官功能障碍综合征** 机体在严重创伤、感染、烧伤及休克或休克复苏后,短时间内同时或相继出现两个或两个以上的器官功能损害的临床综合征。

3. **自我输血** 休克早期,由于大量缩血管物质释放,使容量血管收缩,回心血量增加以及动-静脉吻合支开放,使静脉回流增加的代偿措施。

4. **自我输液** 指在休克早期,由于毛细血管内压显著降低,组织液回流增加以及抗利尿激素、醛固酮释放增多,促进钠水重吸收,从而增加回心血量的代偿措施。

5. **脓毒性休克** 细菌在血液中生长繁殖,严重感染引起全身炎症反应综合征,给予足量液体复苏仍无法纠正其持续性低血压时,称为脓毒性休克。

6. **血管源性休克** 由于外周血管舒张,血管床容量增加,大量血液淤滞在小血管内,使有效循环血量减少且分布异常,导致组织灌流量减少而引起的休克。

7. **全身炎症反应综合征** 指严重感染或非感染因素作用于机体,刺激炎症细胞的活化,导致各种炎症介质的大量产生而引起一种难以控制的全身性瀑布式炎症反应。

二、选择题

(一) 单选题

1. B 　2. A 　3. B 　4. C 　5. D 　6. B 　7. C 　8. A 　9. C 　10. B 　11. A 　12. D
13. D 　14. A 　15. C 　16. A 　17. D 　18. B 　19. D 　20. B 　21. E 　22. A 　23. B
24. C

(二) 多选题

1. ABC 　2. ABD 　3. ABCD 　4. BCDE 　5. ACDE 　6. ABCDE

三、填空题

1. 有效循环血量减少 组织器官血液灌流不足 　2. 高动力型 低动力型 　3. 低血容量性休克 血管源性休克 心源性休克 　4. AgⅡ 血管升压素 血栓素A2 内皮素 白三烯 　5. 微循环缺血性缺氧 微循环淤血性缺氧 微循环衰竭 　6. 疼痛 低血容量 感染 感染性休克 　7. 降低 增高 缩小 降低
8. 持续强烈兴奋 乳酸 组织胺 腺苷 　9. 回心血量 心排血量 外周阻力
10. 需多少补多少 充分扩容 11. 儿茶酚胺 血液灌流量 心脑 　12. 代谢性 微动脉 毛细血管前括约肌
13. 血流液变学改变 凝血系统激活 $TXA_2 - PGI_2$平衡失调 　14. 肾上腺素 冠脉扩张 局部扩血管物质
15. 循环衰竭 DIC 重要器官功能衰竭 　16. 代谢性酸中毒 呼吸性碱中毒 混合性酸碱平衡紊乱 　17. 功能性 急性肾小管 器质性 　18. ATP生成减少 H^+ 一氧化氮 　19. 神经源性 心源性 创伤性
20. 细胞膜的变化 线粒体的变化 溶酶体的变化 细胞死亡 炎症细胞活化及炎症介质表达 　21. 动脉血压的维持 保证心、脑血液的供应 　22. 肠道 　23. 脂多糖(LPS) 　24. 过敏性 神经源性

四、问答题

1. 休克Ⅰ期微循环改变有何代偿意义?

答: 全身小血管包括小动脉、微动脉、后微动脉、毛细血管前括约肌和微静脉、小静脉都持续收缩痉挛,口径变小,尤其是毛细血管前阻力血管收缩更明显,大量真毛细血管网关闭,微循环内血液流速减慢,轴流消失。

微循环灌流特点是: 少灌少流,灌少于流,组织呈缺血缺氧状态。

代偿意义:

　　(1) 有助于动脉血压的维持：①回心血量增加：肌性微静脉、小静脉和肝脾等储血器官的收缩，迅速而短暂地增加回心血量，起"自身输血"作用。由于毛细血管前阻力血管比微静脉收缩强度更大，致使毛细血管中流体静压下降，组织液进入血管，起"自身输液"作用。②心排出量增加：交感神经经兴奋使心率加快，心肌收缩力加强，心输出量增加。③外周阻力增高：全身小动脉痉挛可使外周阻力增高，血压回升。

　　(2) 有助于心脑血液供应：皮肤、骨骼肌以及内脏血管的 α 受体分布密度高，对儿茶酚胺的敏感性较高，收缩明显。而冠状动脉则以 β 受体为主，激活时引起冠状动脉舒张；脑动脉则主要受局部扩血管物质影响。在微循环缺血性缺氧期，心、脑微血管灌流量能稳定在一定水平，其血流量能维持基本正常。

2. 休克Ⅱ期微循环改变会产生什么后果？

答：进入休克Ⅱ期后，由于微循环血管床大量开放，血液滞留在肠、肝、肺等器官，导致有效循环血量锐减，回心血量减少，心输出量和血压进行性下降。此期交感-肾上腺髓质系统持续兴奋，血液灌流量进行性下降，组织缺氧日趋严重，形成恶性循环。由于内脏毛细血管血流瘀滞，毛细血管内流体静压升高，自身输液停止，血浆外渗到组织间隙。此外，由于组胺、激肽、前列腺素等引起毛细血管通透性增高，促进血浆外渗引起血液浓缩，血细胞比容增大，血液黏滞度进一步升高，促进红细胞聚集，导致有效循环血量进一步减少，加重恶性循环。

3. 休克Ⅲ期为何发生 DIC？

答：休克Ⅲ期易发生 DIC，机制为：

(1) 血液流变学的改变：血液浓缩、使血液处于高凝状态。

(2) 凝血系统激活：严重缺氧、酸中毒或脂多糖等损伤血管内皮细胞，组织因子大量释放，启动外源性凝血系统；内皮细胞损伤还可暴露胶原纤维，启动内源性凝血系统；红细胞破坏释放的 ADP 等可启动血小板的释放反应，促进凝血过程。

(3) TXA_2-PGI_2 平衡失调：休克时内皮细胞的损伤，使 PGI_2 生成释放减少而 TXA_2 释放增多。PGI_2 具有抑制血小板聚集和扩张小血管的作用，而 TXA_2 则具有促进血小板聚集和收缩小血管的作用，上述 TXA_2－PGI_2 的平衡失调，可促进 DIC 的发生。

4. 简述 DIC 使休克病情加重的机制。

答：休克一旦并发 DIC，将使病情恶化，并对微循环和各器官功能产生严重影响：①DIC 时微血栓阻塞微循环通道，使回心血量锐减；②凝血与纤溶过程中的产物，如纤维蛋白原和纤维蛋白降解产物和某些补体成分，增加血管通透性，加重微血管舒缩功能紊乱；③DIC 造成的出血，导致循环血量进一步减少，加重了循环障碍；④器官栓塞梗死，加重了器官急性功能障碍，给治疗造成极大困难。

5. 非心源性休克发展到晚期为什么会引起心力衰竭？

答：非心源性休克晚期发生心功能障碍的机制主要有：①冠脉血流量减少。由于休克时血压降低以及心率加快所引起的心室舒张期缩短，可使冠脉灌注量减少和心肌供血不足，同时交感-肾上腺髓质系统兴奋引起心率加快和心肌收缩加强，导致心肌耗氧量增加，更加重了心肌缺氧；②高血钾和酸中毒影响心率和心肌收缩力；③心肌抑制因子使心肌收缩性减弱；④心肌内 DIC 影响心肌的营养血流，发生局灶性坏死和心内膜下出血使心肌受损；⑤细菌毒素特别是革兰阴性菌的内毒素，通过其内源性介质，引起心功能抑制。

6. 休克与 DIC 有什么关系？为什么？

答：DIC 可引起休克，休克亦可引起 DIC，二者互为因果关系。

　　休克衰竭期易发生 DIC：①血液流变学的改变：血液浓缩、使血液处于高凝状态。②凝血系统激活：严重缺氧、酸中毒或脂多糖等损伤血管内皮细胞，组织因子大量释放，启动外凝系统；内皮细胞损伤还可暴露胶原纤维，启动内凝系统；红细胞破坏释放的 ADP 等可启动血小板的释放反应，促进凝血过程。③TXA_2-PGI_2 平衡失调：休克时内皮细胞的损伤，PGI_2 具有抑制血小板聚集和扩张小血管的作用，而 TXA_2 则具有促进血小板聚集和收缩小血管的作用，上述 TXA_2-PGI_2 的平衡失调，可促进 DIC 的发生。

　　相反，急性 DIC 常伴有休克，机制：①大量微血栓形成；②广泛出血使血容量减少；③心肌损伤使心输出量减少；④F Ⅻ可激活激肽系统、补体系统和纤溶系统，产生血管活性物质，如激肽、组胺均可使微血管平滑肌舒张，管壁通透性增强，外周阻力降低，回心血量减少；⑤FDP 的某些成分可增强组胺、激肽的作用，促进微血管的舒张。以上均导致全身微循环障碍，可以促进休克的发生、发展。

7. 简述休克时发生肾功能障碍的机制。

答:肾脏是易受损的重要器官,严重时发生休克肾,休克早期表现为急性功能性肾功能衰竭,机制是:①循环血量减少引起交感神经兴奋,肾小动脉收缩。②肾缺血激活肾素-血管紧张素-醛固酮系统,血管紧张素Ⅱ使肾小动脉收缩,尿量减少。③醛固酮和抗利尿激素分泌增多,钠水重吸收增多,尿量进一步减少。随着休克时间延长,会导致肾小管发生缺血性坏死,引起器质性肾功能衰竭。

8. 休克时胃肠道功能发生哪些变化?

答:有效循环血量减少,使胃肠道最早发生缺血和酸中毒,引起肠壁淤血、水肿、消化液分泌减少,胃肠运动减弱、黏膜糜烂甚至形成溃疡。肠道屏障功能削弱,肠道细菌大量繁殖,内毒素甚至细菌移位进入血液循环和淋巴系统,启动全身性炎症反应,引起肠源性内毒素血症或菌血症和脓毒性休克。

9. 试比较休克缺血性缺氧期和淤血性缺氧期的微循环变化及对机体影响的异同。

答:

微循环变化	缺血性缺氧期	淤血性缺氧期
微血管舒缩状态	小动脉、微动脉、后微动脉、毛细血管前括约肌及微小静脉收缩	微动脉、后微动脉、毛细血管前括约肌及微静脉扩张
毛细血管阻力	前阻力>后阻力	后阻力>前阻力
毛细血管血压	↓	↑
毛细血管床容量	↓	↑
组织灌流状态	少灌少流,灌少于流,组织缺血缺氧	多灌少流,灌大于流,组织淤血缺氧
对机体影响	容量血管收缩和组织液吸收入血→回心血量↑;血液重新分布,保证心脑供血;血压可维持正常,为代偿阶段	毛细血管床容量↑血浆外渗↑,有效血容量↓→组织灌流量↓;Bp进行性↓CO↓形成恶性循环;心脑血管灌流不足→功能障碍,为失代偿阶段

五、病例分析

答:患者失血量约超过总量的30%,因而出现休克。根据临床表现可知患者处于休克Ⅰ期。发生机制:①由于大失血引起交感-肾上腺髓质系统兴奋,释放大量儿茶酚胺,皮肤血管收缩,皮肤苍白,皮温低,汗液分泌而湿冷;②由于肌性微静脉、小静脉和肝脾储血器官收缩,回心血量增加,再加上因毛细血管压降低而引起组织间液的回流增加,以及肾素-血管紧张素-醛固酮系统(RAAS)的激活,又可使水钠潴留增加,使回心血量增加,心输出量增加。同时小动脉和微动脉也收缩使总外周阻力增高,使动脉压维持在正常范围,甚至略高于正常,脉压减少。③由于肾缺血,肾小球滤过率下降,肾素-血管紧张素-醛固酮系统激活,肾回吸收水钠增多,故尿少。④此期由于皮肤、内脏血管收缩,β受体效应,心、脑微血管灌流量能稳定在一定水平,患者轻度缺氧,烦躁不安,但意识保持正常。

(郭晨光 王建丽)

第十四章　凝血与抗凝血平衡紊乱

【大纲要求】

掌握：弥散性血管内凝血的概念、发病机制及弥散性血管内凝血引起出血、器官功能障碍、休克及贫血的机制。

熟悉：凝血、抗凝血、纤溶系统及血管、血细胞异常在凝血-抗凝血平衡紊乱中的作用及其机制；弥散性血管内凝血的原因和诱因。

了解：弥散性血管内凝血的分期和分型，弥散性血管内凝血防治的病理生理基础。

▲**重点难点提示**：掌握 DIC 的发病机制和 DIC 的功能代谢变化

【内容精析】

第一节　凝血系统功能异常

一、凝血系统激活

凝血系统包括内源性凝血系统和外源性凝血系统。目前认为以组织因子为始动的外源性凝血系统的激活在启动凝血过程中起主要作用。但外源性凝血系统激活后，只产生少量的凝血酶，不足以维持凝血过程。需要在外源性激活产生的少量凝血酶作用下，大量激活Ⅺ、Ⅷ和Ⅴ等凝血因子，使内源性凝血系统激活，起到维持凝血过程作用。

外源性凝血系统激活的启动因子为组织因子（Ⅲ因子），在组织受到损伤时释放；内源性凝血系统激活的启动因子为Ⅻ因子，生理条件下，Ⅻ因子呈不活化状态，在某些损伤因素作用下，导致Ⅻ因子与带负电荷的异物表面接触而激活，从而启动和维持凝血过程。

二、凝血因子的异常

（一）与出血倾向有关的凝血因子异常

1. 遗传性血浆凝血因子缺乏　血友病患者由于遗传性 FⅧ、FⅨ、FⅪ 缺乏，使凝血功能障碍，而产生出血倾向。

2. 获得性血浆凝血因子减少

（1）凝血因子生成障碍：Vit K 缺乏或肝功能严重障碍，导致凝血因子生成减少。

（2）凝血因子消耗增多：如 DIC 时大量消耗凝血因子，导致出血。

（二）与血栓形成倾向有关的凝血因子异常

包括遗传性凝血因子异常和获得性血浆凝血因子增多。

第二节　抗凝系统和纤溶系统功能异常

一、抗凝系统功能异常

（一）抗凝血酶-Ⅲ减少或缺乏

1. 遗传性缺乏　如 AT-Ⅲ基因变异。

2. 获得性缺乏

（1）AT-Ⅲ合成减少，如肝功能严重障碍。

（2）AT-Ⅲ丢失或消耗增多，如肾病综合征、大面积烧伤等造成丢失。

（二）蛋白 C 和蛋白 S 缺乏

1. 遗传性缺乏或异常和 APC 抵抗

（1）遗传性蛋白 C、蛋白 S 缺乏或异常：包括数量缺乏和结构异常，病人多发生深部静脉血栓症。

（2）APC 抵抗：APC 抵抗（resistance to activated protein C，APCR）是指正常情况下，在血浆中加入 APC（由于 FⅤa 和 FⅧa 失活），使部分凝血活酶时间（APTT）延长。但若使部分静脉血栓患者的血浆获得

病理生理学应试向导

同样的 APTT 延长时间,必须加入更多的 APC,称为 APC 抵抗。APC 抵抗的原因有:抗蛋白 C 抗体、蛋白 S 缺乏和抗磷脂抗体以及 FV 或 FⅧ基因突变等。

2. 获得性缺乏　常见于 Vit K 缺乏或应用 Vit K 拮抗剂、严重肝病、肝硬化等情况使维生素 K 合成障碍,引起蛋白 C、蛋白 S 缺乏。

二、纤溶系统功能异常

(一)纤溶系统的激活与抑制

纤溶系统主要包括纤溶酶原激活物、纤溶酶原、纤溶酶、纤溶抑制物等成分。其主要功能是使纤溶蛋白凝块溶解,保证血流畅通。

(二)纤溶功能亢进引起的出血倾向

1. 遗传性纤溶功能亢进　如先天性 α_2 抗纤溶酶(α_2纤溶酶抑制物)缺乏症和纤溶酶原激活物抑制物(PAI)-1 缺乏症。

2. 获得性纤溶功能亢进　见于:①富含纤溶酶原激活物器官大手术或严重损伤;②某些恶性肿瘤(如白血病等);③肝脏功能的严重障碍(如肝硬化、肝癌、肝叶切除等);④DIC;⑤溶栓疗法时。

(三)纤溶功能降低与血栓形成倾向

遗传性纤溶功能低下,主要与 PAI-1 基因多态性改变及先天性 PLg 异常症有关。

获得性纤溶功能低下,常见于血栓前状态、血栓性疾病,如动、静脉血栓形成、高脂血症、口服避孕药及缺血性中风等。

总之,血栓性疾病的发生既与遗传因素有关,也与环境因素有关,是一种多因素疾病。

第三节　血管、血细胞的异常

一、血管的异常

(一)血管内皮细胞的抗凝损伤

各种原因损伤血管内皮细胞后,使其功能障碍,凝血、抗凝和纤溶功能平衡紊乱。

(二)血管的异常

1. 血管内皮细胞损伤　血液中的各种刺激,如机械刺激、生化刺激、免疫学刺激等可损伤血管内皮细胞,使凝血、抗凝和纤溶平衡发生紊乱,导致血栓形成倾向。

2. 血管壁结构损伤

(1)先天性血管壁异常　如遗传性出血性毛细血管扩张症、单纯性紫癜等。

(2)获得性血管损伤　免疫因素、维生素 C 缺乏等可引起获得性血管损伤。

二、血细胞的异常

(一)血小板在凝血中的作用及其异常

1. 血小板在凝血中的作用

2. 血小板异常

(1)血小板数量异常　包括:①血小板减少:血小板生成障碍,如再生障碍性贫血、急性白血病等;血小板消耗过多,如特发性血小板减少性紫癜,系统性红斑狼疮及 DIC 等;血小板分布异常,见于脾功能亢进等。②血小板增多:原发性增多常见于慢性粒细胞性白血病,真性红细胞增多症等;继发性增多见于感染、溶血等。

(2)血小板功能异常　①遗传性血小板功能异常:如 Bernard-Soulier 综合征(亦称巨大血小板综合征)、血小板无力症等。②获得性因素:获得性血小板功能降低可见于尿毒症、肝硬化、骨髓增生性疾病、急性白血病等。获得性血小板功能增强可见于血栓前状态、血栓性疾病、糖尿病等。

(二)白细胞异常

各种病因引起白细胞增多时,可使毛细血管血流受阻,导致微循环障碍,可诱发微血栓。白细胞激活后可释放溶酶体酶,致血管基底膜和基质等损伤。一些炎症介质还可使血管通透性增高、液体外渗、血液浓缩,有利于血栓形成。白细胞的异常也可引起出血倾向。

(三)红细胞异常

红细胞数量的增多如真性红细胞增多症等,可使血液黏滞度增高,红细胞释放 ADP 增多,促进血小板的聚集和血栓形成。红细胞的大量破坏可发生 DIC。

第四节　弥散性血管内凝血

弥散性血管内凝血(disseminated intravascular coagulation，DIC)指在某些致病因子的作用下，大量促凝物质入血，凝血因子和血小板被激活，使凝血酶增多，微循环中形成广泛的微血栓。微血栓形成中消耗了大量凝血因子和血小板，引起继发性纤维蛋白溶解功能增强，机体出现以止、凝血功能障碍为特征的病理生理过程。

一、DIC 的病因和发病机制

(一) DIC 的常见病因

引起 DIC 的原因很多，最常见的是感染性疾病，其中包括细菌、病毒等感染和败血症等。其次为恶性肿瘤。产科意外、大手术和创伤也较常见。

(二) DIC 的发病机制

1. 组织因子(TF)释放，外源性凝血系统激活，启动凝血过程　严重的创伤、产科意外等导致的组织损伤，肿瘤组织的坏死，白血病放疗、化疗后白血病细胞的破坏等情况下，可释放大量 TF 入血，启动外源性凝血系统。同时 FⅦa 激活 FⅨ和 FⅩ，产生的凝血酶又可反馈激活 FⅨ、FⅩ、FⅪ、FⅫ等，扩大凝血反应，促进 DIC 的发生。

2. 血管内皮细胞损伤，凝血、抗凝调控失调　缺氧、酸中毒、抗原-抗体复合物、严重感染、内毒素等原因，可损伤血管内皮细胞，内皮细胞受损可产生如下作用：①损伤的血管内皮细胞释放 TF，启动凝血系统，促凝作用增强。②血管内皮细胞的抗凝作用降低。③血管内皮细胞产生组织纤溶酶原激活物(tPA)减少，而 PAI-1 产生增多，使纤溶活性降低。④血管内皮损伤使 NO、PGI$_2$、ADP 酶等产生减少，抑制血小板黏附、聚集的功能降低，而胶原的暴露可使血小板的黏附、活化和聚集功能增强。⑤带负电荷的胶原暴露后，可激活 FⅫ，启动内源性凝血系统，另一方面可激活激肽、补体系统，促进 DIC 的发生。

3. 血细胞的大量破坏，血小板被激活

(1) 红细胞的大量破坏　血液中红细胞大量破坏时，由于释放大量 ADP，促进血小板黏附、聚集等，导致凝血。红细胞膜磷脂则可浓缩、局限 FⅦ、FⅨ、FⅩ及凝血酶原等凝血因子，导致大量凝血酶生成，促进 DIC 的发病。

(2) 白细胞的破坏或激活　急性早幼粒细胞白血病患者，在化疗、放疗等致白细胞大量破坏时，释放 TF 样物质，可促进 DIC 的发生。血液中的单核细胞、中性粒细胞在内毒素刺激下，可诱导表达 TF，从而启动凝血反应。

(3) 血小板的激活　在 DIC 的发生发展中血小板亦有重要作用。但多为继发性作用，只有少数情况，如在血栓性血小板减少性紫癜时，可能为原发性作用。

4. 促凝物质进入血液　急性坏死性胰腺炎时，大量胰蛋白酶入血，可激活凝血酶原，促进凝血酶生成；蛇毒，如斑蝰蛇毒含两种促凝成分，或在 Ca^{2+} 参与下激活因子 X 或加强因子 V 的活性，促进 DIC 的发生。而锯鳞蝰蛇毒则可直接使凝血酶原变为凝血酶；某些恶性肿瘤细胞能分泌促凝物质，直接激活 FⅩ。

二、影响 DIC 发生发展的因素

(一) 单核吞噬细胞系统功能受损

单核吞噬细胞系统吞噬功能严重障碍或由于大量吞噬了其他物质，如坏死组织、细菌等使其功能受"封闭"，则可促进 DIC 发生。如全身性 Shwartzman 反应时，由于第一次注入小剂量内毒素，使单核巨噬细胞系统功能"封闭"，第二次注入内毒素则易引起 DIC。

(二) 肝功能严重障碍

当肝脏功能严重障碍时可使凝血、抗凝、纤溶过程失调。引起肝功能障碍的某些病因，如病毒、某些药物等可激活凝血因子。此外，肝细胞大量坏死，也可释放组织因子等。

(三) 血液高凝状态

妊娠 3 周开始，孕妇血液中血小板及凝血因子逐渐增多；抗凝物质降低；胎盘产生的 PAI 增多。血液渐趋高凝状态，妊娠末期最明显。故当产科意外时，易发生 DIC。酸中毒一方面可损伤血管内皮细胞，启动凝血系统，引起 DIC 的发生；另一方面，血 pH 值降低、凝血因子的酶活性升高、肝素的抗凝活性减弱、血小板聚集性加强等，使血液处于高凝状态，易引起 DIC。

(四) 微循环障碍

休克等原因导致微循环严重障碍时，血液淤滞，甚至呈"泥化"淤滞。微循环血流淤滞，血流速度减慢，难

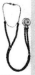

于将微小的纤维蛋白凝块及活化的凝血因子运走;血浆外渗导致血液浓缩;血流淤滞使血小板及红细胞因缺氧而受损,易于释放促凝物质,这些能导致微血栓形成。巨大血管瘤及低血容量时也可促进 DIC 的发生。

三、DIC 的分期和分型

(一)分期

1. 高凝期 由于各种病因导致凝血系统被激活,结果使凝血酶产生增多,血液中凝血酶含量增高,微循环中形成大量微血栓。此时主要表现为血液的高凝状态。

2. 消耗性低凝期 大量凝血酶的产生和微血栓的形成,使凝血因子和血小板被消耗而减少;同时,由于继发性纤溶系统也被激活,血液处于低凝状态。有出血表现。

3. 继发性纤溶亢进期 凝血酶及ⅩⅡa 等激活了纤溶系统,产生大量纤溶酶。进而又有纤维蛋白(原)降解产物(FDP)的形成,使纤溶和抗凝作用增强,此期出血明显。

(二)分型

1. 按 DIC 发生速度分型

(1)急性型 发病急,数小时或 1～2 d 内发生,病情凶险,进展迅速、临床表现明显,常以休克和出血为主。分期不明显。实验室检查明显异常。

(2)亚急性型 数天内逐渐发病,介于急性和慢性之间。

(3)慢性型 起病缓慢,病程长,临床症状轻微,需通过实验室检查甚至尸检方能诊断。慢性 DIC 在一定条件下可转为急性。

2. 按 DIC 的代偿情况分型

(1)失代偿型 凝血因子和血小板的消耗超过生成。实验室检查见血小板和纤维蛋白原等凝血因子明显减少。常有明显的出血和休克等。常见于急性型 DIC。

(2)代偿型 凝血因子和血小板的消耗与其代偿基本上保持平衡。实验室检查常无明显异常。临床表现不明显或仅有轻度出血和血栓形成症状,易被忽视。常见于轻度 DIC。也可转变为失代偿型。

(3)过度代偿型 机体代偿功能较好,凝血因子和血小板代偿性生成迅速,甚至超过其消耗。纤维蛋白原等凝血因子暂时性升高,出血及栓塞等症状不明显。常见于慢性 DIC 或恢复期 DIC。也可转为失代偿型 DIC。

四、DIC 的功能代谢变化

(一)出血

出血常为 DIC 患者最初的表现,常发生于消耗性低凝期及继发性纤溶亢进期,出血的发生机制如下:

1. 凝血物质被消耗而减少

2. 纤溶系统激活 ①内源性凝血系统激活时,激肽系统也被激活,从而激活了纤溶系统。②有些器官富含纤溶酶原激活物(如子宫、前列腺、肺),当其微血管形成大量微血栓,导致缺血、缺氧、变性坏死时,可释放大量纤溶酶原激活物,激活纤溶系统。③应激、缺氧等原因可使血管内皮损伤,内皮细胞释放纤溶酶原激活物增多,从而激活纤溶系统,致大量纤溶酶生成。纤溶酶既可以溶解已形成血栓的纤维蛋白,引起血管损伤部位再出血,又可以水解凝血因子,造成低凝状态加重出血。

3. 纤维蛋白(原)降解产物形成 FDP 是纤维蛋白(原)在纤溶酶作用下生成的具有抗凝作用的多肽碎片。继发性纤溶亢进时大量形成的 FDP 具有抗凝血酶、抑制血小板聚集及增加毛细血管通透性的作用,促进出血。

各种 FDP 片段检查在 DIC 的诊断中具有重要意义,主要有"3P"试验和 D-二聚体的检查。

(二)器官功能障碍

微血栓形成引起器官缺血,严重者可导致器官功能衰竭。肾内微血栓导致肾功能衰竭;肺内广泛微血栓导致呼吸功能衰竭;肾上腺微血栓常导致肾上腺皮质出血及坏死,产生急性肾上腺皮质功能衰竭,称为沃-弗氏综合征(Waterhouse-Friderichsen syndrome);累及垂体发生坏死,可致希恩综合征(Sheehan syndrome)。

(三)休克

急性 DIC 时常出现休克,而休克晚期又可出现 DIC,故二者互相影响,互为因果。DIC 导致休克的原因:①广泛的微血栓形成,使回心血量减少;②广泛出血,使血容量减少;③受累心肌损伤,使心输出量减少;④DIC 时补体及激肽系统激活和 FDP 大量形成,造成微血管舒张及通透性增高;⑤FDP 的某些成分可增强组胺、激肽的作用,促进微血管的扩张。

（四）贫血

DIC时微血管内沉积的纤维蛋白网将红细胞割裂成碎片而引起的贫血,称为微血管病性溶血性贫血（microangiopathic hemolytic anemia）。这种贫血除具备溶血性贫血的一般特征外,在外周血涂片中还可见到红细胞的碎片,即裂体细胞,其主要是微血管内沉淀的纤维蛋白网割裂红细胞所致。缺氧、酸中毒及内毒素造成的红细胞变形能力降低,也是红细胞损伤的原因之一。

五、DIC防治的病理生理基础

1. 防治原发病　预防和治疗引起DIC的病因是防治DIC的根本措施。

2. 改善微循环,增加灌流量　通常采取扩容、解除血管痉挛等措施。

3. 建立新的凝血、抗凝和纤溶间的动态平衡　在高凝期常用低分子肝素抗凝,消耗性低凝期和继发性纤溶亢进时不使用肝素。

【同步练习】

一、名词解释

1. 组织因子（tissue factor）　　**2.** 凝血因子Ⅻ（factor Ⅻ）　　**3.** 蛋白C（protein C，PC）　　**4.** 激活的蛋白C（APC）抵抗（resistance to activated protein C）　　**5.** Bernard-Soulier综合征（Bernard-Soulier syndrome）　　**6.** Glanzmann血小板无力症（Glanzmann thrombasthenia）　　**7.** 弥散性血管内凝血（disseminated intravascular coagulation）　　**8.** 纤维蛋白（原）降解产物（fibrin degradation products）　　**9.** 全身性Shwartzman反应（generalized Shwartzman reaction）　　**10.** 鱼精蛋白副凝试验（plama protamin paracoagulation）　　**11.** 微血管病性溶血性贫血（microangiopathic hemolytic anemia）　　**12.** 裂体细胞（schistocyte）

二、选择题

（一）单选题

1. 在启动凝血过程中起主要作用的是（　　）

　　A．血小板　　　　　B．FⅦ　　　　　C．FⅫ　　　　　D．FⅢ　　　　　E．凝血酶

2. 正常时表达TF的细胞是（　　）

　　A．血管外层的平滑肌细胞　　　　B．血管内皮细胞　　　　　C．血液单核细胞

　　D．中性粒细胞　　　　　E．巨噬细胞

3. 使AT-Ⅲ灭活凝血酶作用明显增强并在血管内皮细胞表达的是（　　）

　　A．PGI2　　　B．NO　　　C．ADP酶　　　D．APC　　　E．HS

4. 细胞损伤后释放出的组织因子的作用是（　　）

　　A．激活FX　　　　　B．激活FⅫ　　　　　C．与Ca^{2+}、FV、FX共同激活FⅡ

　　D．与Ca^{2+}、FⅧ共同激活FX　　　E．与FⅪ共同激活FⅨ

5. 正常血液中通常**没有**下列哪一种凝血因子（　　）

　　A．FⅡ　　　　B．FⅢ　　　　C．FV　　　　D．FⅧ　　　　E．FⅫ

6. 大量组织因子入血的后果是（　　）

　　A．激活外源性凝血系统　　　　B．激活内源性凝血系统　　　　C．激活补体系统

　　D．激活激肽系统　　　　E．激活纤溶系统

7. 全身性Shwartzman反应促进DIC发生的原因是（　　）

　　A．抗凝物质合成障碍　　　　B．血液高凝状态　　　　C．单核-巨噬细胞系统功能受损

　　D．微循环障碍　　　　E．纤溶系统受抑制

8. DIC患者最初常表现为（　　）

　　A．少尿　　　B．出血　　　C．呼吸困难　　　D．贫血　　　E．嗜睡

9. 导致DIC发生的关键环节是（　　）

　　A．FⅫ的激活　　　　B．FⅢ的大量入血　　　　C．凝血酶大量生成

　　D．纤溶酶原激活物的生成　　　E．FV的激活

10. DIC引起的贫血属于（　　）

　　A．再生障碍性贫血　　B．失血性贫血　　　C．中毒性贫血　　　D．溶血性贫血　　　E．缺铁性贫血

病理生理学应试向导

11. 引起微血管病性溶血性贫血发生的主要因素是（　　）

    A．微血管内皮细胞大量受损　　　　　　　　B．纤维蛋白丝在微血管内形成细网

    C．小血管内血流淤滞　　　　　　　　　　　D．微血管内大量微血栓形成

    E．小血管强烈收缩

12. DIC 时,血液凝固性表现为（　　）

    A．凝固性增高　　　　　　　B．凝固性降低　　　　　　　C．凝固性先增高后降低

    D．凝固性先降低后增高　　　E．凝固性无明显变化

13. 急性胰腺炎时引发 DIC 的最主要机制是（　　）

    A．大量胰蛋白酶入血激活凝血酶原　　　　B．大量胰脂肪酶入血激活凝血酶原

    C．大量胰淀粉酶入血激活凝血酶原　　　　D．大量 TF 入血激活凝血酶原

    E．单核-巨噬细胞功能障碍

14. 在下列各种情况中,血液凝固性升高最明显的是（　　）

    A．月经期妇女　　　　　　　B．妊娠 3 周妇女　　　　　　C．妊娠 3 个月妇女

    D．妊娠 6 个月妇女　　　　　E．妊娠 9 个月妇女

15. DIC 最多见的临床表现是（　　）

    A．昏迷　　　　　　B．休克　　　　　　C．贫血　　　　　　D．多器官功能衰竭　　E．出血

16. 在 DIC 的原发病中,下列哪类疾病最为常见（　　）

    A．胎盘早期剥离　　　B．羊水栓塞　　　C．肿瘤性疾病　　　D．严重创伤　　　E．感染性疾病

17. 凝血因子Ⅰ、Ⅱ、Ⅲ、Ⅳ分别是（　　）

    A．纤维蛋白原、凝血酶原、TF、Ca^{2+}　　　　B．纤维蛋白原、TF、凝血酶原、Ca^{2+}

    C．凝血酶原、纤维蛋白原、TF、Ca^{2+}　　　　D．凝血酶原、TF、纤维蛋白原、Ca^{2+}

    E．纤维蛋白原、Ca^{2+}、TF、凝血酶原

18. 促使血小板发生凝聚的物质是（　　）

    A．cAMP　　　　B．胰高血糖素　　　C．ADP　　　　D．咖啡因　　　　E．PGE

19. 肝素的主要抗凝机制是（　　）

    A．提高纤溶酶活性　　　　　　B．促进纤维蛋白原分解　　　　　C．激活巨噬细胞

    D．维持血管内皮完整性　　　　E．激活抗凝血酶

20. 血浆鱼精蛋白副凝试验("3P"试验)主要检测（　　）

    A．纤维蛋白原含量　　　　B．纤维蛋白单体含量　　　　C．纤维蛋白（原）降解产物

    D．TF　　　　　　　　　　E．凝血酶活性

21. 关于 D-二聚体的表述,哪一项是**错误**的（　　）

    A．在继发性纤溶亢进时,血中 D-二聚体增高

    B．在原发性纤溶亢进时,血中 FDP 增高,D-二聚体并不增高

    C．D-二聚体是纤溶酶分解纤维蛋白的产物

    D．D-二聚体是纤溶酶分解纤维蛋白原的产物

    E．D-二聚体是 DIC 诊断的重要指标

22. DIC 时缺血累及垂体引起的功能障碍是（　　）

    A．醛固酮增多症　　　B．Addison 病　　　C．华-佛综合征　　　D．Cushing 综合征　　E．席汉综合征

23. 下述哪项是 DIC 的直接原因（　　）

    A．血液高凝状态　　　　　　B．肝功能障碍　　　　　　C．血管内皮细胞受损

    D．单核巨噬细胞功能抑制　　E．高脂血症

24. 严重组织损伤引起 DIC 的主要机制是（　　）

    A．凝血因子Ⅻ被激活　　　　B．组织因子大量入血　　　　C．大量红细胞和血小板受损

    D．继发于创伤性休克　　　　E．消除活化凝血因子功能受损

25. 妊娠期高凝状态与下述哪项**无关**（　　）

    A．凝血因子及血小板增多　　　B．纤溶活性增高　　　　C．高脂血症

D．抗凝活性降低　　　　　　E．高胆固醇血症

26. 肝功能障碍时，下列哪一种抗凝物质生成所受影响最小(　　)
    A．蛋白C　　　　B．血栓调节蛋白　　C．蛋白S　　　　D．纤溶酶原　　　E．抗凝血酶Ⅲ

27. 凝血因子和血小板生成大于消耗的情况见于(　　)
    A．失代偿型 DIC　　　　　　B．代偿型 DIC　　　　　　C．过度代偿型 DIC
    D．急性 DIC　　　　　　　　E．亚急性 DIC

28. 下列哪项因素**不是**直接引起 DIC 出血的原因(　　)
    A．凝血因子大量消耗　　　　　　B．单核吞噬细胞系统功能下降
    C．血小板大量消耗　　　　　　　D．纤维蛋白降解产物的作用
    E．继发性纤溶亢进

29. 子宫、肺等脏器手术或损伤时易出血的原因是该类脏器(　　)
    A．能释放出抑制凝血酶的物质　　　B．血运特别丰富，不易形成血凝块
    C．富含纤溶酶原激活物　　　　　　D．能释放出大量链激酶
    E．富含肝素类物质

30. 下述哪项不是 DIC 时产生休克的机制(　　)
    A．回心血量减少　　B．出血　　　C．补体激活　　　D．儿茶酚胺增多　　E．FDP 形成

(二)多选题

1. DIC 的病因包括(　　)
   A．网状内皮细胞系统功能受损　　B．血管内皮受损　　　C．血液中凝血因子增加
   D．大量组织因子入血　　　　　　E．血细胞大量破坏

2. 在 DIC 病理过程中(　　)
   A．有广泛微血栓形成　　　　　B．有纤溶活性增高　　　C．有红细胞的破坏
   D．可有多器官功能衰竭　　　　E．可有休克

3. 影响 DIC 发生发展的主要因素是(　　)
   A．单核-巨噬细胞系统受损　　B．血液的高凝状态　　　C．纤溶系统过度抑制
   D．大量儿茶酚胺释放　　　　　E．肝功能严重障碍

4. 红细胞大量破坏引起 DIC 的机理是(　　)
   A．释放血红蛋白　　　　　　　B．释放大量磷脂入血　　　C．溶酶体破裂
   D．释放 ADP　　　　　　　　 E．释放凝血酶

5. 在急性 DIC 发病过程中包括(　　)
   A．凝血因子大量消耗　　　　　B．纤溶系统活性增强　　　C．广泛出血造成血容量降低
   D．体内凝血因子合成超过消耗　　E．FDP 形成

6. DIC 引起出血的主要直接原因是(　　)
   A．凝血物质的消耗　　　　　　B．血管内皮细胞受损　　　C．继发性纤维蛋白溶解
   D．维生素 K 缺乏　　　　　　 E．凝血因子大量激活

7. Ⅻa 可激活(　　)
   A．凝血系统　　　B．激肽系统　　　C．纤溶系统　　　D．补体系统　　　E．抗凝系统

8. 单核吞噬细胞系统功能受损容易引起 DIC 是由于(　　)
   A．清除凝血酶功能减弱　　　B．清除纤维蛋白功能减弱　　C．清除纤溶酶和 FDP 功能减弱
   D．清除血小板功能减弱　　　E．清除肝素功能减弱

9. 内毒素通过下列哪些机制引起 DIC(　　)
   A．直接激活凝血因子Ⅻ　　　B．使血管内皮细胞受损　　　C．水解凝血因子Ⅻ
   D．使白细胞释放凝血活酶　　E．激活激肽系统

10. 凝血酶的作用是(　　)
    A．使纤溶酶原变为纤溶酶　　　B．使纤维蛋白原变为纤维蛋白　　C．激活血小板
    D．激活凝血因子ⅩⅢ　　　　　E．激活白细胞

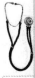

三、填空题

1. 正常机体的止血包括3个过程血管的痉挛：_____的激活、粘附、聚集于损伤血管的基底膜,并形成松散的_____,血液凝固形成_____。

2. 除了_____外,多数_____在肝脏中合成,并以_____的形成存在于血浆中。

3. 抗凝系统包括_____和_____。

4. 体液抗凝系统指_____和肝素的作用、_____及_____。

5. 纤溶系统主要包括_____、_____、_____和_____等成分。其主要功能是_____和参与组织修复和血管再通。

6. DIC 最主要的病理特征为_____。

7. 在 DIC 的原发病中,最为常见的疾病是_____。

8. 妊娠后期的产科意外容易诱发 DIC 主要是由于血液处于_____所致。

9. 急性胰腺炎时诱发 DIC 的机制主要与大量_____激活凝血酶原有关。

10. 红细胞大量破坏释出的_____促进血小板的粘附。

11. 严重组织损伤引起 DIC 的主要机制是_____大量入血。

12. 单核巨噬细胞系统功能障碍时容易诱发 DIC 的原因主要是循环血液中_____。

13. DIC 时血液凝固障碍表现为_____。

14. 在 DIC 病理过程晚期发生明显出血时,体内_____的活性远大于_____的活性。

15. 凝血因子和血小板的消耗超过生成,主要见于_____。

16. 代偿型或轻度 DIC,其凝血因子与血小板的消耗与生成之间基本上_____。

17. 急性型 DIC 在临床上常以_____和_____为主。

18. 凝血因子和血小板的生成超过消耗的情况可见于_____或_____。

19. DIC 发病的关键环节是_____。

20. 凝血因子Ⅻ通过酶性水解途径可产生_____。

21. 在 DIC 发展过程中,激活纤溶系统的主要因素是_____。

22. 急性 DIC 发展过程中凝血因子显著减少,其中减少最为突出的是_____。

23. 血浆纤维蛋白原被纤溶酶水解后生成_____。

24. FDP 可通过强烈的_____引起出血。

25. 严重的组织细胞损伤后可释放_____,其作用是与血浆中的_____和_____形成复合物,启动外源性凝血系统。

26. DIC 患者发生出血主要与_____有关。

27. 补体系统激活过程中产生的 C3a 和 C5a 可促使_____释放,在 DIC 诱发_____中起重要作用。

28. DIC 时发生的贫血称为_____。

29. 微血管病性溶血性贫血的发生机制主要是_____与_____之间在微血管腔中的相互作用而致红细胞破裂。

30. 子宫、肺等脏器损伤时易发生出血的原因是其富含_____。

四、问答题

1. 试述 DIC 的发病机制?

   Please describe the pathogenesis of DIC.

2. 血管内皮细胞损伤如何引起 DIC?

   How does the endothelial cell injury of vascular cause DIC?

3. 革兰阴性细菌感染为何容易发生 DIC?

   Why does the gram-negative bacterial infection lead to DIC?

4. 试分析血细胞(红细胞、白细胞)大量破坏在 DIC 发病中的作用。

   Please try to analyze the effects of a large number of blood cells (red blood cell, leukocytes) injury in DIC.

5. 影响 DIC 发生发展的因素有哪些?

   What are the factors affecting the development of DIC?

6. 试述 DIC 引起出血的机理及临床特点。

   Please describe the mechanism and clinical characteristics of bleeding caused by DIC.

7. 简述 DIC 时发生微血管病性溶血性贫血发生的机制。

   Please describe the mechanism of microangiopathic hemolytic anemia in DIC briefly.

8. DIC 发生发展过程中为何易导致重要器官功能障碍？

   Why dose dysfunction of critical organs happen in the development of DIC?

五、病例分析

　　一急性白血病患者，化疗后发生皮肤、牙龈出血和血尿。体温 37.0 ℃，血压 60/45 mmHg，呼吸 34 次/min。患者呼吸困难，并出现皮肤、甲床、口唇发绀。化验结果：pH 值 7.38，$PaCO_2$ 30 mmHg，PaO_2 58 mmHg，SB 23 mmol/L，血小板计数 $52×10^9$/L，血浆纤维蛋白原 1.2 g/L，凝血酶原时间 18 s，3P 试验强阳性。
患者发生了什么病理过程？其发病机制是什么？

【参考答案】

一、名词解释

1. **组织因子**　是由 263 个氨基酸残基构成的跨膜糖蛋白。正常时血管外层的平滑肌细胞、成纤维细胞、周细胞、星形细胞、足状突细胞等可恒定表达 TF，以备止血。而与血浆直接接触的内皮细胞、单核细胞、中性粒细胞及巨噬细胞，正常时不表达 TF。当组织因子进入血浆后，血浆中的 Ca^{2+} 将因子Ⅶ连接于组织因子的磷脂上，形成复合物，因子Ⅶ被激活为Ⅶa，则外源性凝血系统被启动。

2. **凝血因子Ⅻ**　生理情况下，血浆中的凝血因子Ⅻ以无活性的酶原形式存在，当某些致病因素作用使血管内皮细胞受损时，因子Ⅻ通过表面激活而被活化，启动内源性凝血途径。

3. **蛋白 C**　是以酶原形式存在于血浆中的一种血浆蛋白。由肝细胞合成，其产生有赖于维生素 K 的存在。当凝血酶与血管内皮细胞上的血栓调节蛋白结合后，凝血酶能从蛋白质 C 分子上裂解一个小肽，使蛋白质 C 具有活性，蛋白 C 使凝血因子 Ⅴ 和Ⅷ迅速灭活，并抑制凝血酶原的激活，促进纤溶蛋白溶解，因而具有抗凝作用。

4. **激活的蛋白 C(APC)抵抗**　是指正常情况下，在血浆中加入 APC，由于 F Ⅴ a 和 F Ⅷ a 失活，使部分凝血激酶时间(APTT)延长。但一部分静脉血栓形成患者的血浆如想获得同样的 APTT 延长时间，则必须加入更多的 APC。

5. **Bernard-Soulier 综合征**　即先天性缺乏 GPIb/Ⅸ，属常染色体隐性遗传病。由于血小板的功能异常而导致出血。

6. **Glanzmann 血小板无力症**　即 GPⅡb/Ⅲa 先天性异常，属常染色体隐性遗传病。由于患者血小板 GPⅡb/Ⅲa 缺乏，使血小板黏附和聚集功能均发生障碍。

7. **弥散性血管内凝血**　是临床常见的病理过程。其基本特点是：由于某些致病因子的作用，凝血因子和血小板被激活，大量促凝物质入血，凝血酶增加，进而微循环中形成广泛的微血栓。微血栓形成中消耗了大量凝血因子和血小板，继发性纤维蛋白溶解功能增强，导致患者出现明显的出血、休克、器官功能障碍和溶血性贫血等临床表现。其主要特征为凝血功能紊乱。

8. **纤维蛋白(原)降解产物**　是纤维蛋白(原)在纤溶酶作用下生成的具有抗凝作用的多肽碎片。继发性纤溶亢进时大量形成的 FDP 具有抗凝血酶、抑制血小板聚集及增加毛细血管通透性的作用，促进出血。

9. **全身性 Shwartzman 反应**　由于第一次注入小剂量内毒素，使单核巨噬细胞系统功能"封闭"；第二次注入内毒素则易引起 DIC。

10. **鱼精蛋白副凝试验**　将鱼精蛋白加入患者血浆后，可与 FDP 结合，使血浆中原与 FDP-X 片段结合的纤维蛋白单体分离并彼此聚合而凝固。这种不需酶的作用，而形成纤维蛋白多聚体的现象称为副凝试验。DIC 者呈阳性反应。

11. **微血管病性溶血性贫血**　是 DIC 伴发的一种特殊类型的贫血。DIC 时微血管内沉积的纤维蛋白网将红细胞割裂成碎片而引起的贫血，称为微血管病性溶血性贫血。

12. **裂体细胞**　指 DIC 时，红细胞受到机械性损伤，外周血涂片中可发现一些形态特殊的红细胞碎片，如盔甲形、星形、新月形等，称为裂体细胞。这些碎片由于脆性高，故容易发生溶血。

二、选择题

病理生理学应试向导

（一）单选题

1. D　　2. A　　3. E　　4. D　　5. B　　6. A　　7. C　　8. B　　9. C　　10. D　　11. B　　12. C
13. A　　14. E　　15. E　　16. E　　17. A　　18. C　　19. E　　20. C　　21. D　　22. E　　23. C
24. B　　25. B　　26. B　　27. C　　28. B　　29. C　　30. D

答案简析

题28. B　DIC出血的发生机制:凝血物质被消耗而减少;纤溶系统激活;FDP形成。
题30. D　DIC产生休克的机制有:①广泛的微血栓形成,使回心血量减少;②DIC时发生的出血使血容量减少;③受累心肌损伤,使心输出量减少;④DIC时补体及激肽系统激活和FDP大量形成,造成微血管舒张及通透性增高。

（二）多选题

1. BDE　　2. ABCDE　　3. ABCE　　4. BD　　5. ABCE　　6. AC　　7. ABCD　　8. ABC　　9. ABDE
10. ABCD

三、填空题

1. 血小板　血小板血栓　纤维蛋白凝块　　2. Ca^{2+}　凝血因子　酶原　　3. 细胞抗凝系统　体液抗凝系统
4. 丝氨酸蛋白酶抑制物　血栓调节蛋白-蛋白C系统　组织因子途径抑制物　　5. 纤溶酶原激活物　纤溶酶原　纤溶酶　纤溶抑制物　溶解纤维蛋白凝块　　6. 大量微循环血栓形成　　7. 感染性疾病　　8. 高凝状态
9. 胰蛋白酶入血　　10. ADP　　11. 凝血因子Ⅲ　　12. 促凝物质的清除减少　　13. 先高凝后转为低凝
14. 纤溶系统　凝血系统　　15. 失代偿型DIC　　16. 保持平衡状态　　17. 休克　出血　　18. 慢性DIC　DIC恢复期　　19. 凝血酶生成增加　　20. 凝血因子Ⅻa　　21. 凝血酶及凝血因子Ⅻa　　22. 纤维蛋白原
　　23. 纤维蛋白降解产物(FDP)　　24. 抗凝作用　　25. 组织凝血活酶(凝血因子Ⅲ)　Ca^{2+}　凝血因子Ⅶ
26. 凝血因子大量消耗　　27. 组胺　休克　　28. 微血管病性溶血性贫血　　29. 纤维蛋白丝　红细胞
30. 纤溶酶原激活剂

四、问答题

1. 试述DIC的发病机制?
答:DIC的发生始于凝血系统被激活,各种病因可通过下述机制导致DIC:①组织严重破坏,导致组织因子入血,触发外源性凝血过程,可导致DIC。②血管内皮细胞损伤,凝血、抗凝调控失调,形成DIC。③血细胞大量损伤,释放各种促凝及使血小板凝聚的物质,例如红细胞损伤,释放具有促凝作用的磷脂蛋白及促血小板凝聚的ADP,白细胞损伤可释放大量组织因子,激活血小板,参与凝血酶原及Ⅻ因子的激活,都可导致DIC。④其他促凝物质入血,也可引起DIC。

2. 血管内皮细胞损伤如何引起DIC?
答:缺氧、酸中毒、抗原-抗体复合物、严重感染、内毒素等原因,可损伤血管内皮细胞,内皮细胞受损可产生如下作用:①损伤的血管内皮细胞可释放TF,启动凝血系统,促凝作用增强。②血管内皮细胞的抗凝作用降低。③血管内皮细胞产生tPA减少,而PAI-1产生增多,使纤溶活性降低。④血管内皮损伤使NO、PGI₂、ADP酶等产生减少,抑制血小板黏附、聚集的功能降低,而胶原的暴露可使血小板的黏附、活化和聚集功能增强。⑤带负电荷的胶原暴露后可使血浆中的血浆激肽释放酶原PK-FⅫ-高分子激肽原(HK)复合物与FⅫ结合,一方面可通过FⅫ激活内源性凝血系统;另一方面PK-FⅫ-HK复合物中PK被FⅫa分解为激肽释放酶,可激活激肽系统,进而激活补体系统等。激肽和补体产物也可促进DIC的发生。

3. 革兰阴性细菌感染为何容易发生DIC?
答:严重的感染性疾病容易伴发DIC,革兰阴性细菌的内毒素是引发DIC的一个重要致病因素。内毒素引起DIC发生的机理主要有:①内毒素及严重感染时产生的TNFα、IL-1等细胞因子作用于内皮细胞可使TF表达增加;而同时又可使内皮细胞上的TM、PS的表达明显减少,这样一来,血管内皮细胞表面的原抗凝状态变为促凝状态。②内毒素可损伤血管内皮细胞,暴露胶原,使血小板黏附、活化、聚集并释放ADP、TXA₂等进一步促进血小板的活化、聚集,促进微血栓的形成。此外,内毒素也可通过激活PAF,促进血小板的活化、聚集。③严重感染时释放的细胞因子可激活白细胞,激活的白细胞可释放蛋白酶和活性氧等炎症介质,损伤血管内皮细胞,并使其抗凝功能降低。④产生的细胞因子可使血管内皮细胞产生tPA减少,而PAI-1产生增多。使生成的血栓溶解障碍,也与微血栓的形成有关。⑤内毒素损害单核吞噬细胞系统功能,使单核吞噬细胞系统不能及时清除凝血物质,更易诱发 DIC。

4. 试分析血细胞(红细胞、白细胞)大量破坏在 DIC 发病中的作用。

答:(1)血液中红细胞大量破坏时,由于释放大量 ADP,促进血小板黏附、聚集等,导致凝血。红细胞膜磷脂则可浓缩、局限Ⅶ、Ⅸ、Ⅹ及凝血酶原等凝血因子,导致大量凝血酶生成,促进 DIC 的发病。

(2)白细胞的破坏或激活:急性早幼粒细胞白血病患者,在化疗、放疗等致白细胞大量破坏时,释放 TF 样物质,可促进 DIC 的发生。血液中的单核细胞、中性粒细胞在内毒素刺激下,可诱导表达 TF,从而启动凝血反应。

5. 影响 DIC 发生发展的因素有哪些?

答:影响 DIC 发生发展的因素主要有以下几方面:①单核吞噬细胞系统功能受损。②肝功能严重障碍。③血液的高凝状态。④微循环障碍。⑤不恰当地应用纤溶抑制剂。

6. 试述 DIC 引起出血的机理及临床特点。

答:临床表现特点为多部位严重的出血倾向,皮肤出现瘀斑和紫癜,呕血和黑便,咯血,血尿,阴道出血,牙龈和鼻出血等。有时同时出现多部位出血,来势凶猛;但有时又以隐蔽轻微的形式出现,如伤口的渗血不止,注射针口处的持续渗血等。引起出血的机制有以下几种可能:

(1)凝血物质被消耗而减少:DIC 早期,血液呈高凝状态,广泛微血栓形成导致血小板及多种凝血因子被消耗,引起凝血障碍。

(2)纤溶系统激活:①内源性凝血系统激活时,激肽系统也被激活,从而激活了纤溶系统。②有些器官富含纤溶酶原激活物(如子宫、前列腺、肺),当其微血管形成大量微血栓时,导致缺血、缺氧、变性坏死时,可释放大量纤溶酶原激活物,激活纤溶系统。③应激、缺氧等原因可使血管内皮损伤,内皮细胞释放纤溶酶原激活物增多,从而激活纤溶系统,致大量纤溶酶生成。纤溶酶既可以溶解已形成血栓的纤维蛋白,引起血管损伤部位再出血,又可以水解凝血因子,造成低凝状态加重出血。

(3)FDP 形成:FDP 是纤维蛋白(原)降解产物的英文缩写,它是纤维蛋白(原)在纤溶酶作用下生成的具有抗凝作用的多肽碎片。继发性纤溶亢进时大量形成的 FDP 具有抗凝血酶、抑制血小板聚集及增加毛细血管通透性的作用,促进出血。

(4)微血管损伤:DIC 发生过程中,因缺氧、酸中毒、细胞因子自由基损伤微血管,也是 DIC 出血的机制之一。

7. 简述 DIC 时发生微血管病性溶血性贫血发生的机制。

答:微血管病性溶血性贫血除了具备一般溶血性贫血的特征外,外周血涂片中还可见到形态特殊的变形红细胞(裂体细胞)。这些碎片脆性高,易发生溶血。其主要是微血管内沉淀的纤维蛋白网割裂红细胞所致。在微血管内皮细胞间的裂隙,红细胞被"挤压"到血管外组织中去,同样也可使红细胞扭曲、变形和碎裂。除了机械作用外,红细胞自身的因素也参与形成碎片的机制。缺氧、酸中毒及内毒素造成的红细胞变形能力降低,使红细胞受到纤维蛋白网和血流冲击等作用时很容易破碎。

8. DIC 发生发展过程中为何易导致重要器官功能障碍?

答:DIC 时由于各种原因所致凝血系统被激活,全身微血管内微血栓形成,导致缺血性器官功能障碍。微血管中微血栓形成主要是阻塞局部的微循环,造成缺血,局部坏死。严重或持续时间较长可导致受累脏器功能衰竭。累及脏器不同,则临床表现不同。肾内微血栓导致肾功能衰竭;肺内广泛微血栓导致呼吸功能衰竭及右心衰竭;肾上腺微血栓常导致肾上腺皮质出血及坏死,产生急性肾上腺皮质功能衰竭,称沃-弗综合征(Waterhouse-Friderichsen syndrome);累及垂体发生坏死,可致希恩综合征(Sheehan's syndrome)。

DIC 时,由于凝血及纤溶的轻重程度不一,在不同的病人及病程的不同阶段可有不同的表现。此外,DIC 范围大小不一,所造成的后果也不同,轻者仅影响个别器官的部分功能,重者可引起一个或多个器官的功能衰竭即多器官功能衰竭,甚至造成死亡。

五、病例分析

答:病理过程:①DIC;②休克;③休克肺;④低张性缺氧。

发病机制:①DIC:化疗-大量白细胞破坏释放组织因子-启动外源性凝血,造成 DIC;②休克:DIC 致出血,使血容量减少等,引起休克;③休克肺:肺内 DIC 及休克,致肺淤血、水肿、出血、肺不张及透明膜形成等,造成休克肺;④低张性缺氧:休克肺使肺通气、换气功能障碍,从而引起低张性缺氧。

(李瑞峰 王建丽)

第十五章 心功能不全

【内容精析】

心功能不全是指各种原因引起心脏结构和功能的改变,使心室泵血排血量和(或)充盈功能低下,以至不能满足组织代谢需要的病理生理过程,在临床上表现为静脉淤血和心排血量减少的综合征。心功能不全包括代偿阶段和失代偿阶段,心力衰竭属于失代偿阶段。两者在本质上是相同的,只是在程度上有所区别,可以通用。

第一节 心功能不全的病因与诱因

一、心功能不全的病因

心功能不全是多种循环系统及非循环系统疾病发展到终末阶段的共同结果。主要病因可以归纳为心肌收缩性降低、心室负荷过重和心室舒张及充盈受限。

由于钠、水潴留和血容量增加,出现心腔扩大,静脉淤血及组织水肿的表现,称为充血性心力衰竭。心力衰竭的常见病因如下:

(1)心肌收缩性降低:心肌缺血或梗死,心肌炎,扩张性心肌病,药物毒性。

(2)心室前负荷过重:瓣膜关闭不全,房室间隔缺损。

(3)心室后负荷过重:高血压,主动脉缩窄,主动脉瓣狭窄,肺动脉高压,肺源性心脏病。

(4)心室舒张及充盈受限:左心室肥厚,限制性心肌病,心室纤维化。

二、心功能不全的诱因

凡能增加心脏负荷,使心肌耗氧量增加和(或)供血供氧减少的因素皆可成为心力衰竭的诱因。心力衰竭的常见诱因如下:

(1)代谢需要增加:感染或发热,贫血,心动过速,妊娠及分娩。

(2)前负荷增加:高钠饮食,过量输入液体,肾功能衰竭。

(3)后负荷增加:高血压控制不良,肺动脉栓塞。

(4)损伤心肌收缩性:使用负性肌力药物,心肌缺血或梗死,大量喝酒。

第二节 心力衰竭的分类

一、按心力衰竭的发生部位分类

1. 左心衰竭（left heart failure） 以心排血量减少和肺循环淤血、肺水肿为特征。

2. 右心衰竭（right heart failure） 以体循环淤血、静脉压升高,全身性水肿为特征。

3. 全心衰竭（whole heart failure） 左、右心室同时或先后发生衰竭,称为全心衰竭。

二、按心肌收缩与舒张功能障碍分类

1. 收缩性心力衰竭（systolic heart failure） 特点是左室射血分数减少,常见于冠心病和心肌病等,又称为低射血分数型心力衰竭（heart failure with a reduced ejection fraction，HF-REF）

2. 舒张性心力衰竭（diastolic heart failure） 特点是左心室射血分数正常,常见于左室肥厚和肥厚型心肌病等,又称为正常射血分数型心力衰竭（heart failure with preserved ejection fraction，HF-PEF）

三、按心排血量的高低分类

1. 低输出量性心力衰竭（low output heart failure） 常见于冠心病、高血压病及心肌炎等。

2. 高输出量性心力衰竭（high output heart failure） 主要见于严重贫血，妊娠，甲状腺功能亢进，动、静脉瘘及维生素 B1 缺乏症等。

四、按心功能不全的严重程度分类（表 15-1）

表 15-1   按心功能不全的严重程度分类

心功能不全分级（NYHA）	心功能不全分期（ACC/AHA）
Ⅰ级：无心力衰竭的症状，体力活动不受限	A 期：指将来可能发生心力衰竭的高危人群，如冠心病和高血压患者，但目前尚无心脏结构性损伤或心力衰竭症状
Ⅱ级：静息时无症状，体力活动轻度受限，日常活动可引起呼吸困难、疲乏和心悸等症状	B 期：有结构性心脏损伤，如既往有心肌梗死、瓣膜病，但无心力衰竭症状，相当于 NYHA 心功能Ⅰ级
Ⅲ级：在静息时无症状，轻度活动即感不适，体力活动明显受限	C 期：已有器质性心脏病，以往或目前有心力衰竭的临床表现，包括 NYHA 心功能Ⅱ、Ⅲ级和部分Ⅳ级
Ⅳ级：在静息时也有症状，任何活动均严重受限	D 期：难治性终末期心力衰竭，有进行性器质性心脏病，虽经积极的内科治疗，患者仍出现心力衰竭的表现

第三节 心功能不全时机体的代偿

一、神经-体液调节机制激活

神经-体液调节机制是心功能减退时介导心内与心外代偿与适应反应的基本机制，也是导致心力衰竭发生与发展的关键途径。

（一）交感神经系统激活

心排血量↓→激活压力感受器→激活交感-肾上腺髓质系统→心率↑，心肌收缩性↑，血流重分布。

（二）肾素-血管紧张素-醛固酮系统激活

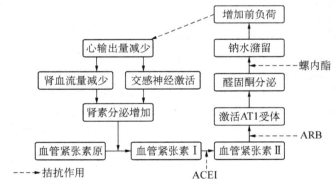

图 15-1 心功能不全时肾素-血管紧张素-醛固酮系统的作用

ACEI：血管紧张素转换酶抑制剂；ARB：血管紧张素受体拮抗剂

二、心脏本身的代偿反应

（一）心率加快

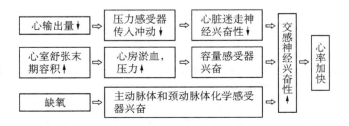

利：在一定范围内可提高心输出量，维持动脉压，保证对脑血管、冠脉的血供。

弊：①心率加快可使心脏耗氧量增加，加重病情；②当心率加快到一定限度（成人＞180 次/min）时，心脏舒张期过短，冠脉血流过少，心室充盈不足，使心输出量进一步下降。

（二）心脏紧张源性扩张

根据 Frank-Starling 定律，心肌收缩力和心搏出量在一定范围内随肌节长度的变化而定的：①当肌节长度＜2.2 μm 时，心肌收缩力随肌节长度的增加而增加。②当肌节长度＝2.2 μm 时，心肌收缩力达到最大值。③当肌节长度＞2.2 μm 时，心肌收缩力随着肌节长度的增加而减少。

正常情况下，心肌肌节初长度约为 1.7～2.1 μm，因此心室还有进一步扩张的余地，使之达到 L_{max}，以增强心肌收缩力，增加心输出量，这对心衰是一种有价值的代偿方式。心衰早期，心室扩张并伴有收缩力增强的心脏扩张，称为紧张源性扩张；若导致心衰的病因没有解除，心室继续扩张，当肌节长度超过 2.2 μm 时，心肌拉长不伴有收缩力增强，这种心脏扩张称为肌源性扩张。肌节过度拉长是心脏扩张从代偿转向失代偿的关键因素。

（三）心肌收缩性增强

心功能受损→交感-肾上腺髓质系统兴奋→儿茶酚胺↑→正性变力作用

利：心功能损害急性期时，心肌收缩性增强对于维持心排血量和血流动力学稳态是十分必要的代偿和适应机制。

弊：慢性心力衰竭时，心肌 β肾上腺素受体减敏，血浆中虽存在大量儿茶酚胺，但正性变力作用的效果显著减弱。

（四）心室重塑

1. 心肌细胞重塑

（1）心肌肥大（myocardial hypertrophy） 心肌细胞体积增大，在细胞水平上表现为细胞直径增宽，长度增加；在器官水平表现为心室质（重）量增加，心室壁增厚。可分为：①向心性肥大（concentric hypertrophy）：常见于高血压及主动脉瓣狭窄。机制为后负荷增加，收缩期室壁张力增加，肌节呈并联性增生，心肌细胞增粗。特征为心室壁增厚，心腔容积正常或减小，室壁厚度与心腔半径之比增大。②离心性肥大（eccentric hypertrophy）：常见于二尖瓣或主动脉瓣关闭不全。机制为前负荷增加，舒张期室壁张力增加，肌节呈串联性增生，心肌细胞增长，心腔容积增大。特征为心腔容积显著增大与室壁轻度增厚并存，室壁厚度与心腔半径之比基本正常。

利：①增加心肌的收缩力，有助于维持心输出量；②降低室壁张力，降低心肌氧耗量，有助于减轻心脏负担。

弊：肥大心肌不同程度缺氧；心肌收缩性减弱；能量代谢障碍等。

（2）心肌细胞表型改变 由心肌合成的蛋白质种类变化所引起的心肌细胞"质"的改变。

2. 非心肌细胞及细胞外基质的变化

许多促使心肌肥大的因素（血管紧张素Ⅱ、去甲肾上腺素和醛固酮等）都可促进非心肌细胞活化或增殖，分泌胶原及细胞外基质，同时合成降解胶原的间质胶原酶和明胶酶等，造成胶原合成与降解失衡，使胶原网络结构的生物化学组成（如Ⅰ型与Ⅲ型胶原的比值）和空间结构都发生改变，引起心肌间质的增生与重塑。

三、心脏以外的代偿

（一）血容量增加

1. 血容量增加的机制

（1）肾小球滤过率降低

$$
\left.
\begin{array}{l}
\text{BP}\downarrow\to\text{交感-肾上腺髓质兴奋} \\
\text{RAS 系统激活}\to\text{血管紧张素Ⅱ}\uparrow \\
\text{PGE}_2\text{ 合成酶活性}\downarrow\to\text{PGE}_2\text{ 合成}\downarrow
\end{array}
\right\}\text{肾动脉收缩}
$$

心输出量↓
肾血流量↓→肾小球滤过率↓

（2）肾小球对水钠的重吸收增加 机制：①肾内血流重新分布；②肾小球滤过分数↑；③醛固酮、抗利尿激素↑；④PGE$_2$、利钠激素合成↓。

2. 血容量增加的利弊

利：血容量增加引起心室充盈增加，使心脏发生紧张源性扩张，提高心输出量和维持 BP。

弊：引起心性水肿的潜在危险；心脏前、后负荷加大，心肌耗氧量增加。

（二）血流重分布

心力衰竭时，心输出量降低，引起交感-肾上腺髓质系统兴奋，使血流重新分布，表现为皮肤、骨骼肌、腹腔脏

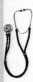

器等血管收缩,心、脑供血量增加。

利:防止血压下降,保证重要器官的血供。

弊:心脏后负荷增大;周围器官的缺血导致脏器的功能障碍如肝、肾功能不全。

（三）红细胞增多

心力衰竭时,机体缺氧刺激肾脏合成促红细胞生成素(EPO),促进骨髓造血功能,使血细胞增多。

利:增强血液携氧功能。

弊:引起血液黏度增大。

（四）组织利用氧能力增强

心力衰竭时,血液系统对周围组织的供氧减少,组织细胞通过自身机能、结构、代谢的调整来加以代偿。如线粒体数量增多,表面积增大,呼吸链相关酶活性增强等等。

第四节　心力衰竭的发生机制

一、正常心肌舒缩的分子基础

1. 收缩蛋白　包括肌球蛋白(myosin)与肌动蛋白(actin)。

2. 调节蛋白　包括向肌球蛋白(tropomyosin)与肌钙蛋白(troponin)。

3. 心肌的兴奋收缩耦联

4. 心肌的舒张

二、心力衰竭的发生机制

心力衰竭的发生机制:心肌收缩功能降低;心肌舒张功能障碍;心脏各部分舒缩活动不协调。

（一）心肌收缩功能降低

心肌收缩能力降低是造成心脏泵血功能减退的主要原因,可以由心肌收缩相关的蛋白改变、心肌能量代谢障碍和心肌兴奋收缩耦联障碍分别或共同引起。

1. 心肌收缩相关蛋白改变

（1）心肌细胞数量减少　多种心肌损害可导致心肌细胞变性、萎缩,严重者因心肌细胞死亡而使有效收缩的心肌细胞数量减少,造成原发性心肌收缩力降低。心肌细胞死亡可分为坏死和凋亡两种形式。①心肌细胞坏死:严重的缺血、缺氧、病毒感染和中毒等引起细胞坏死。②心肌细胞凋亡:凋亡是造成老年心脏心肌细胞数量减少的主要原因。细胞凋亡除可以直接引起心肌收缩能力降低外,还可由于心肌肥大与凋亡共存使心肌肥厚与后负荷不匹配,使室壁应力增大并进一步刺激重构与凋亡。

（2）心肌结构改变　①在分子水平上,胎儿期基因过表达;②在细胞水平上,肌原纤维排列紊乱;③在器官水平上,扩张的心室几何结构发生改变,横径增加使心脏由正常的椭圆形变成球形。

2. 心肌能量代谢障碍

（1）能量生成障碍　①缺血性心脏病、休克时心肌供血减少;②心肌过度肥大,供血供氧相对不足;③$VitB_1$缺乏,生物氧化过程障碍。

（2）能量储备减少　磷酸肌酸激酶同工型发生转换→磷酸肌酸激酶活性↓→储能形式的磷酸肌酸含量↓→能量储备↓。

（3）能量利用障碍　心肌调节蛋白改变(肌球蛋白轻链-1)的胎儿型同工型增加,肌钙蛋白 T 亚单位的胎儿型同工型增加)→肥大心肌肌球蛋白头部的 ATP 酶活性↓→利用 ATP 产生机械功能障碍→心肌收缩功能降低。

3. 心肌兴奋-收缩耦联障碍

（1）肌浆网钙转运功能障碍　①过度肥大或衰竭的心肌细胞中,肌浆网钙释放蛋白的含量或活性降低,Ca^{2+} 释放量减少;②肌浆网 $Ca^{2+}-ATP$ 酶含量或活性降低,使肌浆网摄取 Ca^{2+} 减少,一方面胞质内不能迅速降低 Ca^{2+} 浓度,使心肌舒张延缓,另一方面造成肌浆网贮存的 Ca^{2+} 量减少,供给心肌收缩的 Ca^{2+} 不足,抑制心肌收缩功能。

（2）胞外 Ca^{2+} 内流障碍　①心肌内去甲肾上腺素合成减少及消耗增多,导致去甲肾上腺素含量下降;②过度肥大的心肌细胞上 β 肾上腺素受体密度减少;③心肌细胞 β 肾上腺素受体对去甲肾上腺素的敏感性下降;④高钾血症时 K^+ 可阻止 Ca^{2+} 的内流,导致胞内 Ca^{2+} 的浓度降低。

（3）肌钙蛋白与 Ca^{2+} 结合障碍　酸中毒抑制 Ca^{2+} 与肌钙蛋白的结合。

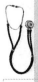

病理生理学应试向导

（二）心肌舒张功能障碍
1. 主动性舒张功能减弱

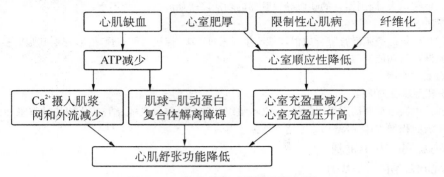

图 15－2　心肌舒张功能障碍的机制

2. 被动性舒张功能减弱　高血压及肥厚性心肌病时心室壁增厚,心肌炎症、纤维化及间质增生等均可引起心室壁成分改变,导致心室顺应性下降,心室在舒张末期容量减少,每搏输出量减少,而心室收缩末期容量无明显变化。

（三）心脏各部分舒缩活动不协调
病变呈区域性分布,病变轻的区域心肌舒缩活动减弱,病变重的心肌完全丧失收缩功能,非病变心肌功能相对正常,甚至代偿性增强,不同功能状态的心肌共处一室,特别是病变面积较大时必然使整个心脏的舒缩活动不协调,导致心排血量下降。

第五节　心功能不全时临床表现的病理生理基础
一、心排血量减少
（一）心脏泵血功能降低

①心排血量减少及心脏指数降低;②左室射血分数降低;③心室充盈受损;④心率增快。

（二）器官血流重新分配

①动脉血压随心排血量而变化;②器官血流重新分配:肾血流量减少,骨骼肌血流量减少,脑血流量减少,皮肤血流量减少。

二、静脉淤血
（一）体循环淤血

体循环淤血见于右心衰竭及全心衰竭,主要表现为体循环静脉系统的过度充盈、静脉压升高、内脏充血和水肿等。

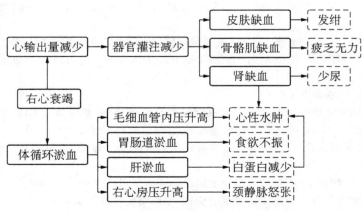

图 15－3　右心衰竭临床表现的病理生理基础

病理生理学应试向导

（二）肺循环淤血

肺循环淤血主要见于左心衰竭患者。当肺毛细血管楔压升高,首先出现肺循环淤血,严重时可出现肺水肿(pulmonary edema)。

肺淤血、肺水肿的共同表现是呼吸困难(dyspnea),患者有气短及呼吸费力的主观感觉。

1. 呼吸困难发生的基本机制 ①肺淤血、肺水肿导致肺顺应性降低;②支气管黏膜充血、肿胀及气道内分泌物导致气道阻力增大;③肺毛细血管压增高和间质水肿使肺间质压力增高,刺激肺毛细血管旁 J 受体(juxtacapillary J receptor),引起反射性浅快呼吸。

2. 呼吸困难的表现形式

（1）**劳力性呼吸困难** 劳力性呼吸困难是指病人随体力活动而发生的呼吸困难,休息后可减轻或消失,其发生的机制为:

① 体力活动→机体需氧增加→缺 O_2、CO_2 储留→刺激呼吸中枢产生气急症状

② 体力活动 → 心率加快 → 舒张期缩短 ⟨ 冠脉灌注不足 → 心肌缺氧加剧 / 左室充盈减少 → 肺淤血加重

③ 体力活动→回心血量增加→肺淤血加重→肺顺应性降低→通气做功增大

（2）**夜间阵发性呼吸困难**(paroxysmal nocturnal dyspnea) 患者夜间入睡后突感气闷被惊醒,称为夜间阵发性呼吸困难(paroxysmal nocturnal dyspnea)。其发生机制如下:①患者入睡后由端坐位改为平卧位,下半身静脉回流增多,水肿液吸收入血液循环也增多,加重肺淤血。②入睡后,迷走神经相对兴奋,使支气管收缩。③入睡后由于中枢神经系统处于相对抑制状态,反射的敏感性降低。

（3）**端坐呼吸**(orthopnea) 心衰病人平卧时感到呼吸困难加重而被迫采取端坐位或半卧位以减轻呼吸困难的状态称为端坐呼吸,提示患者已有明显的肺循环充血。端坐时减轻呼吸困难的机制有:①端坐时部分血液因重力关系转移到躯体下半部,使肺淤血减轻;②端坐时膈肌位置相对下移,胸腔容积增大,肺活量增加;③平卧位时身体下半部的水肿液吸收入血增多,而端坐位则可减少水肿液的吸收,肺淤血减轻。

（4）**急性肺水肿**(acute pulmonary edema) 肺水肿是急性左心衰竭最严重的表现,其发生机制是:①毛细血管静脉压升高;②毛细血管通透性增大:缺氧→毛细血管通透性增大;毛细血管流体静压升高→血管内皮细胞间隙增大→通透性增大;进入肺泡的水肿液可稀释肺泡表面活性物质→肺泡表面张力增大→毛细血管内液体成分被吸入肺泡中。

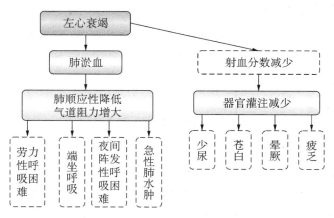

图 15-4 左心衰竭临床表现的病理生理基础

第六节 心功能不全防治的病理生理基础

一、调整神经-体液系统失衡及干预心室重塑

二、减轻心脏的前负荷和后负荷

三、改善心肌的收缩和舒张性能

【同步练习】

一、名词解释

1. 心力衰竭(heart failure) **2.** 充血性心力衰竭(congestive heart failure) **3.** 夜间阵发性呼吸困难

(paroxysmal nocturnal dyspnea) **4.** 心肌向心性肥大(myocardial concentric hypertrophy) **5.** 收缩性心力衰竭(systolic heart failure) **6.** 低输出量性心力衰竭(low output heart failure) **7.** 高输出量性心力衰竭(high output heart failure) **8.** 离心性肥大(eccentric hypertrophy) **9.** 劳力性呼吸困难(dyspnea on exertion) **10.** 端坐呼吸(orthopnea)

二、选择题

(一) 单选题

1. 心力衰竭最具特征性的血流动力学变化是( )

   A. 肺动脉循环充血   B. 动脉血压下降   C. 心输出量降低

   D. 毛细血管前阻力增大   E. 体循环静脉淤血

2. 下列哪种疾病可引起低输出量性心力衰竭( )

   A. 甲状腺功能亢进   B. 严重贫血   C. 心肌梗死

   D. 脚气病(维生素 B_1 缺乏)   E. 动-静脉瘘

3. 下列哪项是心肌向心性肥大的特征( )

   A. 肌纤维长度增加   B. 心肌纤维呈并联性增生   C. 心腔扩大

   D. 室壁增厚不明显   E. 室腔直径与室壁厚度比值大于正常

4. 下列哪个肌节长度收缩力最大( )

   A. $1.8\,\mu m$ B. $2.0\,\mu m$ C. $2.2\,\mu m$ D. $2.4\,\mu m$ E. $2.6\,\mu m$

5. 心力衰竭时心肌收缩性减弱与下列哪项因素**无关**( )

   A. ATP 供给不足   B. 心肌细胞坏死   C. 肌浆网 Ca^{2+} 摄取能力增强

   D. 肌浆网 Ca^{2+} 释放能力下降   E. 肌钙蛋白活性下降

6. 下列哪项因素与心室舒张功能障碍**无关**( )

   A. 甲状腺功能亢进   B. 心室舒张势能减弱   C. 心肌顺应性降低

   D. 心室僵硬度加大   E. 肌浆网 Ca^{2+} 释放能力下降

7. 下列哪种疾病可引起左心室后负荷增大( )

   A. 甲状腺功能亢进   B. 严重贫血   C. 心肌炎   D. 心肌梗死   E. 高血压病

8. 下列哪种情况可引起右心室前负荷增大( )

   A. 肺动脉高压   B. 肺动脉栓塞   C. 室间隔缺损

   D. 心肌炎   E. 肺动脉瓣狭窄

9. 下列哪项最符合心力衰竭的概念( )

   A. 心输出量低于正常

   B. 心脏每搏输出量降低

   C. 心输出量绝对或相对减少,难以满足全身组织代谢需要

   D. 由原发性心肌舒缩功能障碍引起的泵衰竭

   E. 心脏指数低于正常

10. 在高输出量性心衰中下列哪项是**错误**的( )

   A. 心输出量比心衰前有所降低   B. 心输出量高于正常   C. 外周血管扩张

   D. 动-静脉血氧含量差增大   E. 回心血量增多

11. 低心输出量性心衰时哪种变化**不可能**有( )

   A. 休息时心率加快   B. 心肌收缩力减弱   C. 心室残余血量增多

   D. 循环时间延长   E. 外周血管阻力降低

12. 下列哪项因素与心肌兴奋-收缩耦联障碍**无关**( )

   A. 肌钙蛋白活性下降   B. 肌球蛋白 ATP 酶活性下降

   C. 肌浆网 Ca^{2+} 释放能力下降   D. 肌浆网 Ca^{2+} 储存量下降

   E. Ca^{2+} 内流障碍

13. 下列哪种疾病伴有右心室后负荷明显加重( )

   A. 高血压病   B. 心肌梗死   C. 严重贫血

D．肺栓塞   E．心脏瓣膜关闭不全

14. 下列哪项是心脏离心性肥大的特点（   ）
    A．肌纤维变粗   B．室壁增厚   C．心腔无明显扩大
    D．心肌纤维呈串联性增大   E．室腔直径与室壁厚度比值小于正常

15. 下列哪种疾病引起的心力衰竭**不属于**低输出量性心力衰竭（   ）
    A．冠心病   B．心肌炎   C．二尖瓣狭窄
    D．甲状腺功能亢进   E．主动脉瓣狭窄

16. 下列哪项属于心力衰竭时肺循环淤血的表现（   ）
    A．肝颈静脉反流征阳性   B．夜间阵发性呼吸困难   C．下肢水肿
    D．肝肿大压痛   E．颈静脉怒张

17. 心功能不全时，下列哪项反应已失去代偿意义（   ）
    A．心率加快   B．心肌肥大   C．肌源性扩张   D．红细胞增多   E．血流重分布

18. 下列哪项**不是**心力衰竭时心输出量减少的表现（   ）
    A．皮肤苍白   B．脉压变小   C．端坐呼吸   D．尿少   E．嗜睡

19. 心力衰竭病人使用静脉扩张剂可以（   ）
    A．增强心肌收缩功能   B．改善心肌舒张功能   C．降低心脏后负荷
    D．降低心脏前负荷   E．控制水肿

20. 下列疾病哪种伴有左心室前负荷明显加重（   ）
    A．主动脉瓣关闭不全   B．心肌梗死   C．高血压病
    D．心肌炎   E．肥厚性心肌病

21. 维生素B_1缺乏引起心力衰竭的主要原因是（   ）
    A．兴奋-收缩偶联障碍   B．心肌能量储存障碍   C．心肌能量生成障碍
    D．心肌能量利用障碍   E．心肌收缩蛋白破坏

22. 贫血引起心力衰竭的主要机理是（   ）
    A．心肌能量生成障碍   B．心肌能量利用障碍   C．兴奋-收缩偶联障碍
    D．心肌收缩蛋白破坏   E．心肌能量储存障碍

23. 下列哪项可引起向心性心肌肥大（   ）
    A．高血压病   B．主动脉瓣关闭不全   C．二尖瓣狭窄
    D．严重贫血   E．心肌炎

24. 下列疾病中最易发生离心性肥大的是（   ）
    A．高血压病   B．主动脉瓣关闭不全   C．主动脉瓣狭窄
    D．肺动脉高压   E．以上都不是

25. 在心肌兴奋收缩中起耦联作用的电解质（   ）
    A．K^+ B．Na^+ C．Mg^{2+} D．Ca^{2+} E．Cl^-

26. 心力衰竭时血液灌流量减少最显著的器官是（   ）
    A．皮肤   B．肝脏   C．骨骼肌   D．脑   E．肾脏

27. 左心衰竭病人出现右心衰竭时表现出（   ）
    A．肺淤血继续存在   B．肺水肿继续存在   C．肺淤血减轻
    D．肺淤血合并体循环淤血   E．肺循环和体循环都恢复正常

28. 夜间阵发性呼吸困难发生的主要机制是（   ）
    A．平卧时回心血量增多   B．平卧时水肿液不易入血
    C．迷走神经紧张性降低   D．神经反射敏感性增高
    E．夜间周围血管紧张性增高

29. 下列哪项**不是**端坐呼吸的发病机制（   ）
    A．平卧时回心血量增多   B．平卧时心脏指数增加   C．平卧时水肿液容易入血
    D．平卧时胸腔容积变小   E．神经反射敏感性降低

（二）多选题

1. 酸中毒引起心肌收缩力减弱的机制是（ ）
   A．抑制钙离子内流
   B．氢离子与钙离子竞争与肌钙蛋白结合
   C．抑制肌质网摄取钙离子
   D．抑制肌质网释放钙离子
   E．心肌细胞中线粒体减少

2. 心肌能量代谢障碍见于（ ）
   A．冠状动脉粥样硬化
   B．心肌炎
   C．贫血
   D．维生素 B1 缺乏
   E．心肌肥大

3. 超过 180 次/分的心率诱发心衰的原因是（ ）
   A．心室充盈不足
   B．冠状动脉灌流量减少
   C．心肌缺血
   D．心肌耗氧量增加
   E．心脏每分输出量增加

4. 心脏紧张源性扩张的特点是（ ）
   A．心室舒张末期容积增大
   B．是一种失代偿方式
   C．心肌收缩力增强
   D．心输出量增加
   E．肌节长度超过 $2.2\mu m$

5. 心脏肌源性扩张的特点（ ）
   A．心室舒张末期容积增大
   B．是一种失代偿方式
   C．心肌收缩力增强
   D．心输出量增加
   E．肌节长度超过 $2.2\mu m$

6. 感染过程容易诱发心力衰竭是因为（ ）
   A．发热过程易伴发心动过速
   B．发热时心肌耗氧量增加
   C．毒素损害心肌
   D．血容量过多
   E．发热加重心脏负荷

7. 心室舒张功能异常的发生机制有（ ）
   A．钙离子复位延缓
   B．钙离子内流障碍
   C．肌球-肌动蛋白复合体解离障碍
   D．钙离子结合迟缓
   E．心室顺应性降低

三、填空题

1. 按照超负荷原因和心肌反应形式的不同,超负荷性心肌肥大分为_____肥大和_____肥大,前者心肌肌节呈_____增生,而后者心肌肌节呈_____增生。

2. 心肌扩张分为_____扩张和_____扩张,前者为心肌收缩力_____,后者为心肌收缩力_____。

3. 心力衰竭的常见诱因是_____、酸碱平衡失调及电解质代谢紊乱、_____和_____。

4. 左心衰竭引起的呼吸困难可有_____、_____、_____ 3 种形式。

5. 心力衰竭的发生机制包括_____、_____和心房、心室各部_____。

6. 心力衰竭时心脏本身的代偿方式包括:_____、_____、_____和心室重塑。

7. 心肌能量代谢障碍可表现为_____、_____和能量利用障碍 3 种形式。

8. 心力衰竭时心外代偿反应包括_____、_____、_____和组织利用氧的能力增加。

9. 心功能不全主要病因可以归纳为_____、_____和心室舒张及充盈受限 3 类。

10. 心力衰竭按发生部位可分为_____、_____和全心衰竭。

11. 心功能不全可通过多种途径引起内源性神经体液调节机制激活,其中最为重要的是_____系统和_____系统的激活。

12. 心功能不全引起心排血量减少,在临床上主要表现为_____和器官血流重新分布。

13. 心力衰竭所致静脉淤血的主要临床表现包括:_____、_____、_____和水肿。

14. 心功能不全的主要防治原则包括_____、_____和改善心肌的收缩和舒张性能。

四、问答题

1. 试述心肌梗死引起心力衰竭的发病机制。
   Please describe the pathogenesis of heart failure induced by myocardial infarction.

2. 试述长期高血压引起心力衰竭的发病机制。
   Please describe the pathogenesis of heart failure induced by long term hypertension.

3. 试述心功能不全时心脏的代偿反应。

病理生理学应试向导

Please describe the cardiac compensation in cardiac insufficiency

4. 试述感染诱发心衰的机制。

Please describe the mechanism of heart failure induced by infection.

5. 试述心力衰竭时兴奋-收缩偶联障碍的发生机制。

Please relate the mechanism of excitation-contraction coupling dysfunction in heart failure.

6. 试述心率过快促发心衰的机制。

Please relate the mechanism of heart failure induced by heart beat increasing.

7. 试述心功能不全时,心率加快和心肌肥大的优缺点。

Please relate the advantage and disadvantage of increasing heart beat and myocardial hypertrophy in cardiac insufficiency.

8. 试述心室舒张功能异常的主要发生机制。

Please relate the mechanism of the ventricular diastolic dysfunction.

9. 心力衰竭的临床表现有哪些?

What are the clinical manifestations of heart failure?

10. 心力衰竭时劳力性呼吸困难的发生机制是什么?

What is the mechanism of dyspnea on exertion in heart failure?

11. 心力衰竭时端坐呼吸的发生机制是什么?

What is the mechanism of orthopnea in heart failure?

12. 心力衰竭时夜间阵发性呼吸困难的发生机制是什么?

What is the mechanism of paroxysmal nocturnal dyspnea in heart failure?

【参考答案】

一、名词解释

1. **心力衰竭**　在各种致病因素的作用下心脏的收缩和(或)舒张功能发生障碍,即心泵功能减弱,使心输出量绝对或相对下降,以至不能满足机体代谢需要的病理生理过程或综合征称为心力衰竭。

2. **充血性心力衰竭**　是指当心力衰竭呈慢性经过时,由于钠、水潴留和血容量增加,出现静脉淤血和水肿的病理过程,患者心腔通常扩大。

3. **夜间阵发性呼吸困难**　患者夜间入睡后因突感气闷被惊醒,在端坐咳喘后缓解,称为夜间阵发性呼吸困难,这是左心衰竭的典型表现。

4. **心肌向心性肥大**　指当心脏在长期过度的压力负荷(后负荷)作用下,收缩期室壁张力持续增加,导致心肌肌节呈并联性增生,心肌纤维增粗,室壁增厚而心腔无明显增大的肥大类型。

5. **收缩性心力衰竭**　因心肌收缩性降低或心室后负荷过重而致泵血量减少引起的心力衰竭,特点是左室射血分数减少,常见于冠心病和心肌病等。

6. **低输出量性心力衰竭**　此类心衰发生时患者的心排血量低于正常群体的平均水平,常见于冠心病、高血压病及心肌炎等。

7. **高输出量性心力衰竭**　此类心衰发生时心输出量较发病前有所下降,但其值仍属正常,甚或高于正常,故称为高输出量性心力衰竭。主要由高动力循环状态引起。

8. **离心性肥大**　长期前负荷(容量负荷)增加,引起心肌纤维呈串联性增生,肌纤维长度增加,心腔明显扩大,室腔直径与室壁厚度的比值等于或大于正常。

9. **劳力性呼吸困难**　心力衰竭病人随体力活动而发生的呼吸困难,休息后可减轻或消失。

10. **端坐呼吸**　指心衰病人平卧可加重呼吸困难而被迫采取端坐或半卧体位,以减轻呼吸困难的状态。

二、选择题

(一)单选题

1. C	2. C	3. B	4. C	5. C	6. E	7. E	8. C	9. C	10. D	11. E	12. B
13. D	14. D	15. D	16. B	17. C	18. C	19. D	20. A	21. C	22. A	23. A	
24. B	25. D	26. E	27. C	28. A	29. B						

（二）多选题

1. ABD　　2. ABCDE　　3. ABCD　　4. ACD　　5. ABE　　6. ABCE　　7. ACE

三、填空题

1. 向心性　离心性　并联性　串联性　　2. 紧张源性　肌源性　增强　减弱　　3. 感染　心律失常　妊娠与分娩　　4. 劳力性呼吸困难　端坐呼吸　夜间阵发性呼吸困难　　5. 心肌收缩功能降低　心肌舒张功能障碍　舒缩活动不协调　　6. 心率加快　心脏紧张源性扩张　心肌收缩性增强　　7. 能量生成障碍　能量储备减少　　8. 增加血容量　血流重新分布　红细胞增多　　9. 心肌收缩性降低　心室负荷过重　　10. 左心衰竭　右心衰竭　　11. 交感-肾上腺髓质　血管紧张素-醛固酮　　12. 心脏泵血功能降低　　13. 静脉淤血和静脉压升高　肝肿大及功能损害　胃肠功能改变　　14. 调整神经体液系统失衡及干预心室重塑　减轻心脏的前后负荷

四、问答题

1. 试述心肌梗死引起心力衰竭的发病机制。

答：心肌梗死引起心力衰竭的发病机制主要有：①心肌坏死，收缩相关蛋白破坏；②能量代谢紊乱，能量生成障碍；③兴奋-收缩耦联障碍，包括肌浆网对 Ca^{2+} 摄取、储存、释放障碍，胞外 Ca^{2+} 内流障碍和肌钙蛋白与 Ca^{2+} 结合障碍；④心室舒张功能异常，包括 Ca^{2+} 复位延缓，肌球-肌动蛋白复合体解离障碍，心室舒张势能减少。

2. 试述长期高血压引起心力衰竭的发病机制。

答：长期高血压引起心力衰竭的发病机制主要涉及压力负荷过重引起的心肌肥大。过度的心肌肥大使之处于不平衡的生长状态，可由代偿转变为失代偿。①心肌交感神经分布密度下降，心肌去甲肾上腺素含量下降；②心肌线粒体数目增加不足，心肌线粒体氧化磷酸化水平下降；③心肌毛细血管数增加不足，微循环灌流不良；④心肌肌球蛋白 ATP 酶活性下降；⑤胞外 Ca^{2+} 内流和肌浆网 Ca^{2+} 释放异常。

3. 试述心功能不全时心脏的代偿反应。

答：心功能不全时心脏本身主要从三个方面进行代偿：①心率加快（发生机制及病理生理意义）；②紧张源性扩张（代偿原理及意义）；③心肌肥大（向心性肥大和离心性肥大及其病理生理意义）。

4. 试述感染诱发心衰的机制。

答：感染可通过多种途径加重心脏负担，削弱心肌的舒缩功能而诱发心衰，例如：①发热时交感神经兴奋，代谢率增高加重心脏负担；②内毒素直接抑制心肌收缩；③心率加快，增加心肌耗氧量，缩短心脏舒张期，心肌供血不足；④呼吸道感染加重右心负担，影响心肌供血供氧。

5. 试述心力衰竭时兴奋-收缩偶联障碍的发生机制。

答：(1)肌浆网钙转运功能障碍：①肌浆网释放 Ca^{2+} 减少；②肌浆网 Ca^{2+} - ATP 酶含量或活性降低，使肌浆网摄取 Ca^{2+} 减少，供给心肌收缩的 Ca^{2+} 不足。

(2) Ca^{2+} 内流受阻：①心肌内源性去甲肾上腺合成减少及消耗增多；②心肌细胞 β 肾上腺素受体密度相对减少或对去甲肾上腺素敏感性降低。

(3) 肌钙蛋白与 Ca^{2+} 结合障碍：酸中毒时 H^+ 与 Ca^{2+} 竞争结合肌钙蛋白，引起兴奋-收缩偶联障碍。

6. 试述心率过快促发心衰的机制。

答：①心率过快时，心肌耗氧量增加，加重能量代谢障碍，收缩力降低。②心率过快使心室充盈不足，心输出量减少。③心率过快时，舒张期过短，冠状动脉的血液灌流时间减少，加重心肌缺血缺氧。

7. 试述心功能不全时，心率加快和心肌肥大的优缺点。

答：心率加快：这是心脏快捷而有效的代偿方式。在一定范围内，心率加快可提高心输出量，对维持动脉压，保证对脑血管、冠脉的灌流有积极意义，但这种代偿也有一定的局限性，心率加快到一定的限度（成人＞180 次/min）时，耗氧量增加，舒张期过短，心室充盈不足和冠脉供血减少，反而使心输出量降低。

心肌肥大：心肌肥大是心脏长期处于负荷过度情况下而逐渐发展起来的一种慢性代偿机制。虽然单位重量肥大心肌的收缩力减弱，但由于整个心脏的重量增加，所以心脏总的收缩力增强。向心性肥大和离心性肥大都可以使心输出量和心脏做功增加，心肌在相当长的时间内处于功能稳定状态，不发生心力衰竭。优点是心肌肥大是一种缓慢持久、经济的代偿形式。但是代偿作用不是无限的，由于肥大心肌具有不平衡生长的特点，如果心肌过度肥大将出现功能性缺氧，能量代谢障碍，心肌收缩能力减弱，心输出量不能维持在代偿水平而转为失代偿发生心力衰竭。

病理生理学应试向导

8. 试述心室舒张功能异常的主要发生机制。

答：(1)主动性舒张功能减弱：①钙离子复位延缓：心衰时，ATP供应不足，舒张时肌膜上的钙泵不能迅速将胞浆内的 Ca^{2+} 排出，肌浆网钙泵不能将 Ca^{2+} 重摄回去，肌钙蛋白与 Ca^{2+} 仍处于结合状态，心肌无法充分舒张。另外，心衰时钠钙交换体与 Ca^{2+} 亲和力下降，Ca^{2+} 排出减少，导致舒张期胞浆内 Ca^{2+} 处于较高水平，不利于 Ca^{2+} 与肌钙蛋白的解离。②肌球-肌动蛋白复合体解离障碍：心衰时ATP不足使肌球-肌动蛋白复合体解离障碍，不能恢复到收缩前的位置，导致了心肌的舒张障碍。③心室舒张势能减少：心室舒张的势能来自心室的收缩，因此，凡是能削弱收缩性的病因也能影响心室的舒张。心室舒张期冠状动脉的充盈、灌流也是促进心室舒张的重要因素。冠状动脉粥样硬化，冠脉内血栓形成均可造成冠脉灌注不足，影响心室舒张。

（2）被动性舒张功能减弱：心室顺应性下降，心室的扩张充盈受限，导致心输出量减少。

9. 心力衰竭的临床表现有哪些？

答：①心排血量减少：心脏泵血功能降低及器官血流重新分配。②静脉淤血：主要表现为体循环静脉系统的过度充盈、静脉压升高、内脏充血和水肿等。③肺循环淤血：肺循环淤血主要见于左心衰竭患者。当肺毛细血管楔压升高，首先出现肺循环淤血，严重时可出现肺水肿。

10. 心力衰竭时劳力性呼吸困难的发生机制是什么？

答：①体力活动时机体需氧增加，但衰竭的左心不能提供与之相适应的心输出量，机体缺氧加剧，CO_2 潴留，刺激呼吸中枢产生气急的症状。②体力活动时，心率加快，舒张期缩短，一方面冠脉灌注不足，加剧心肌缺氧，另一方面左室充盈减少加重肺淤血。③体力活动时，回心血量增加，肺淤血加重，肺顺应性降低，通气做功增大，病人感到呼吸困难。

11. 心力衰竭时端坐呼吸的发生机制是什么？

答：①坐位可使血液部分转移到下肢，回心血量减少，肺淤血减轻。②坐位，膈肌下降，胸腔容积增大，增加肺活量。③端坐位可减少水肿液的吸收，肺淤血减轻。

12. 心力衰竭时夜间阵发性呼吸困难的发生机制是什么？

答：①卧位使回心血量增加，肺淤血加重。②卧位使膈肌上移，胸腔容积减少，不利于通气。③入睡后迷走神经相对兴奋，使支气管收缩，气道阻力增大。④入睡后中枢神经处于相对抑制状态，反射的敏感性降低，只有当肺淤血使氧分压下降到一定程度时，才刺激呼吸中枢兴奋，使通气增强，病人也随之被惊醒，并感到气促。

（时伟丽 郭晓笋）

第十六章 肺功能不全

【内容精析】

　　呼吸衰竭定义：指外呼吸功能严重障碍，导致在海平面，静息呼吸状态下，出现 PaO_2 降低伴有或不伴有 $PaCO_2$ 增高的病理过程。

　　诊断呼吸衰竭的主要血气标准：PaO_2 低于 60 mmHg，伴有或不伴有 $PaCO_2$ 高于 50 mmHg，而且排除外呼吸功能外的原因。当吸入气的氧浓度不是 20% 时，用呼吸衰竭指数（RFI）作为诊断呼吸衰竭的指标。$RFI = PaO_2 / FiO_2$，如 $RFI \leqslant 300$ 可诊断为呼吸衰竭。

　　根据 $PaCO_2$ 是否升高，可将呼吸衰竭分为低氧血症型（Ⅰ型）和伴有高碳酸血症型低氧血症（Ⅱ型）；根据发病机制不同，分为通气性和换气性；根据发病部位不同，分为中枢性和外周性；根据发病缓急，分为急性和慢性呼吸衰竭。

第一节　病因和发病机制

　　呼吸衰竭是肺通气或（和）肺换气功能严重障碍的结果。

$$外呼吸功能障碍 \begin{cases} 肺通气功能障碍 \begin{cases} 限制性通气功能障碍 \\ 阻塞性通气功能障碍 \end{cases} \\ 肺换气功能障碍 \begin{cases} 弥散障碍 \\ V/Q 比例失调 \\ 解剖分流增加 \end{cases} \end{cases}$$

一、肺通气功能障碍

　　当肺通气功能障碍使肺泡通气不足时可发生呼吸衰竭。肺通气障碍包括限制性和阻塞性通气不足。

　　（一）限制性通气不足

　　限制性通气不足：指吸气时肺泡的扩张受限引起的肺泡通气不足。其原因有：①呼吸肌活动障碍；②胸廓顺应性下降；③肺顺应性下降；④胸腔积液和气胸。

　　（二）阻塞性通气不足

　　阻塞性通气不足：指气道狭窄或阻塞所致的通气障碍。影响气道阻力的因素中最主要的是气道内径。生理情况下，气道阻力 80% 以上在直径大于 2 mm 的支气管与气管，不足 20% 位于直径小于 2 mm 的外周小气道。因此，气道阻塞可分为中央性和外周性。

　　1. 中央性气道阻塞　气管分叉处以上的气道阻塞。

　　阻塞位于胸外（声带麻痹、炎症、水肿等）——吸气性呼吸困难。

　　阻塞位于胸内——呼气性呼吸困难。

　　2. 外周性气道阻塞　COPD 等引起，主要表现为呼气性呼吸困难。气道内压与胸内压相等的气道部位称为"等压点"。

　　外周性气道阻塞引起呼气性呼吸困难的机制：用力呼气时胸内压和气道内压均高于大气压，呼出气道上,等压点下游端的气道内压低于胸内压,所以气道可能被压缩。正常人气道的等压点位于有软骨环支撑的大气道,因此不会使大气道闭塞。

慢性支气管炎时小气道阻塞,病人在用力呼气时,气体通过阻塞部位形成的压差较大,使阻塞部位以后的气道压低于正常,以致等压点由大气道移至无软骨支撑的小气道,在用力呼气时小气道外的压力大于小气道内的压力,使气道阻塞加重,甚至使小气道闭合。

肺气肿时,蛋白酶与抗蛋白酶失衡可导致细支气管与肺泡壁中弹性纤维降解,肺泡弹性回缩力下降,此时胸内负压降低(即胸内压升高),可压迫小气道导致小气道阻塞。肺气肿患者肺泡扩大而数量减少,使细支气管壁上肺泡的附着点减少,肺泡壁通过密布的附着点牵拉支气管壁是维持细支气管的形态和口径的重要因素,附着点减少则牵拉力减少,可引起细支气管缩小变形,阻力增加,气道阻塞。由于上述因素造成肺气肿患者胸内压力(气道外的压力)增高,用力呼气时使等压点移至小气道,引起小气道闭合而出现呼气性呼吸困难。

(三)肺泡通气不足时的血气变化

总肺泡通气量不足会使肺泡气 PaO_2 下降和肺泡气 $PaCO_2$ 升高,因而流经肺泡毛细血管的血液不能被充分动脉化,导致 PaO_2 下降和 $PaCO_2$ 升高,最终出现 II 型呼吸衰竭。$PaCO_2$ 的增值与 PaO_2 降值成一定比例关系,其比值相当于呼吸商。$PaCO_2$ 是反映总肺泡通气量变化的最佳指标。

二、肺换气功能障碍

肺换气功能障碍包括弥散障碍、肺泡通气与血流比例失调以及解剖分流增加。

(一)弥散障碍

肺泡膜面积减少或肺泡膜异常增厚和弥散时间缩短引起的气体交换障碍。

1. 弥散障碍的常见原因 ①肺泡膜面积减少:肺泡膜储备量大,所以只有当面积减少一半以上时,才会发生换气障碍。常见于肺实变、肺不张、肺叶切除等;②肺泡膜厚度增加:肺水肿、肺泡透明膜形成、肺纤维化及肺泡毛细血管扩张等导致血浆层变厚时,可因弥散距离增宽使弥散速度减慢。

2. 弥散障碍的血气变化 静息时一般不出现异常,只有在体力负荷增加时,血液和肺泡接触时间过于缩短,因而常导致低氧血症。但往往不会导致 $PaCO_2$ 升高。

(二)肺泡通气与血流比例失调

这是肺部疾患引起呼衰最常见和最重要的机制。

1. 部分肺泡通气不足 见于支气管哮喘、慢支、阻塞性肺气肿等引起阻塞性通气障碍,以及肺纤维化、肺水肿等引起的限制性通气障碍。

病变部分肺泡通气明显减少,血流却未相应减少(或增多),使 V_A/Q 显著降低,以致流经这部分肺泡的静脉血未经充分动脉化便掺入动脉血内,这造成类似动-静脉短路的表现,故称功能性分流,又称静脉血掺杂。

血气变化:PaO_2 下降,$PaCO_2$ 的变化则取决于代偿性呼吸增强的程度。

2. 部分肺泡血流不足 见于肺动脉栓塞、DIC、肺动脉炎、肺血管收缩等。

V_A/Q 显著大于正常,患者肺泡血流少而通气多,肺泡通气不能充分被利用,称为死腔样通气。正常人生理死腔约占潮气量的 30%。疾病时功能性死腔可高达 60%~70%。

血气变化:PaO_2 下降,$PaCO_2$ 的变化则取决于代偿性呼吸增强的程度。

(三)解剖分流增加

解剖分流正常情况下存在。解剖分流的血液未经过气体交换,故称为真性分流。

支气管扩张症时,伴有支气管血管扩张和动-静脉短路开放,使解剖分流增加,静脉血掺杂异常增多,而导致呼衰。肺实变和肺不张时,类似解剖分流,实际为功能性的分流。吸入纯氧可有效提高功能性分流的 PaO_2,而对真性分流无明显作用。

血气变化:PaO_2 下降,$PaCO_2$ 的变化则取决于代偿性呼吸增强的程度。

三、常见呼吸系统疾病导致呼吸功能衰竭的机制

1. 急性呼吸窘迫综合征(acute respiratory distress syndrome,ARDS)与呼吸衰竭

ARDS 是由急性肺损伤引起的一种急性呼吸衰竭。急性肺损伤病因涉及化学性因素、物理性因素、生物性因素和全身性病理过程。

急性肺损伤的病理生理基础是广泛的肺泡-毛细血管膜损伤。

急性肺损伤引起 I 型呼衰的机制:肺弥散功能障碍、肺内功能性分流和死腔样通气。通气血流比例失调是最主要的发病机制。

病理生理学应试向导

ARDS 患者通常发生 I 型呼吸衰竭；极端严重患者，由于肺部病变广泛，肺总通气量减少，引起 $PaCO_2$ 升高，从而导致 ARDS 患者从 I 型呼吸衰竭加重为 II 型呼吸衰竭。

2. 慢性阻塞性肺疾病（COPD）与呼吸衰竭

COPD 指由慢性支气管炎和肺气肿引起的慢性气道阻塞。COPD 的共同特征是管径小于 2 mm 的小气道阻塞和阻力增高。COPD 是引起慢性呼吸衰竭的最常见的原因。

其引起呼吸衰竭的机制涉及：①阻塞性通气障碍；②限制性通气障碍；③弥散功能障碍；④肺泡通气与血流比例失调。

血气变化：PaO_2 下降，$PaCO_2$ 升高，二者不呈一定比例关系。

四、临床常用肺通气功能评价指标

（1）每分钟通气量（minute ventilation，VE）

（2）每分钟肺泡通气量（minute alveolar ventilation，VA）

（3）用力肺活量（forced vital capacity，FVC）和一秒钟用力呼气容积（forced expiratory volume in one second，FEV1）

（4）最大通气量（maximal voluntary ventilation，MVV）

（5）最大呼气中段流量（maximal mid-expiratory flow curve，MMEF）

第二节 呼吸衰竭时主要的代谢功能变化

一、酸碱平衡及电解质紊乱

（一）代谢性酸中毒

严重缺氧→无氧代谢增强→乳酸等酸性产物增多
功能性肾功能不全→肾小管排酸保碱功能↓ } 代谢性酸中毒

其主要电解质变化是**高钾血症和高氯血症**。

（二）呼吸性酸中毒

II 型呼衰时，$PaCO_2$ 升高可引起呼吸性酸中毒，其主要的电解质变化是**高钾血症和低氯血症**。

（三）呼吸性碱中毒

I 型呼衰时，因 PaO_2 降低引起过度通气，可发生呼吸性碱中毒。此时其主要的电解质变化是**低血钾和高血氯**。

临床上，呼吸衰竭病人以混合型酸碱平衡紊乱较为常见。

二、呼吸系统变化（表 16 - 1）

表 16 - 1　　　　　呼衰时 PaO_2 下降，$PaCO_2$ 升高、H^+ 浓度下降对呼吸系统的调节

	PaO_2 ↓	$PaCO_2$ ↑	H^+ 浓度 ↓
呼吸中枢	抑制	大于 80 mmHg 时抑制	无作用
中枢化学感受器	无作用	兴奋	兴奋
外周化学感受器	兴奋	兴奋	兴奋

注：①当 PaO_2 低于 30 mmHg 时，其对呼吸中枢的直接抑制作用强于对外周化学感受器的兴奋作用；②中枢化学感受器在 CO_2 的通气反应中起主要作用，但是中枢化学感受器的反应较外周化学感受器缓慢。

三、循环系统变化（表 16 - 2）

表 16 - 2　　　　　PaO_2 下降、$PaCO_2$ 升高对循环系统的影响

	一定程度的 PaO_2 下降和 $PaCO_2$ 上升	严重的 PaO_2 下降和 $PaCO_2$ 上升
心血管中枢	兴奋	抑制
心脏活动	抑制	抑制

呼吸衰竭可累及心脏，引起肺源性心脏病（主要累及右心）。其发生的机制有：

1. 肺泡缺氧、CO_2 储留和 H^+ 浓度过高→肺小动脉收缩→肺动脉压升高→右心后负荷增加。
2. 肺小动脉长期收缩、缺氧→肺血管重塑→持久而稳定的肺动脉高压。
3. 肺毛细血管的大量破坏,造成肺循环阻力增大。
4. 长期缺氧引起代偿性红细胞增多,使血液黏度增加,增加肺血流阻力和右心的负荷。
5. 缺氧和酸中毒降低心肌舒、缩功能。
6. 呼吸困难时,可使胸内压发生异常变化,影响心脏的舒、缩功能。

四、中枢神经系统变化

中枢神经系统对缺氧最敏感,其临床表现与 PaO_2 降低程度密切相关(表 16 – 3)。

表 16 – 3　　　　　　　　　　　　　　　PaO_2 下降对中枢神经系统的影响

PaO_2	临　床　表　现
PaO_2 降至 60 mmHg	出现智力和视力轻度减退
PaO_2 降至 40～50 mmHg	出现头痛、不安、定向力障碍、精神错乱、嗜睡、惊厥和昏迷
PaO_2 降至 20 mmHg	可造成神经细胞不可逆性损伤

当 $PaCO_2$ 超过 80 mmHg 时,可出现 CO_2 麻醉现象。

由呼吸衰竭引起的脑功能障碍称为肺性脑病(pulmonary encephalopathy)。Ⅱ型呼衰患者引起肺性脑病的机制有:

(一)酸中毒和缺氧对脑血管的作用

酸中毒和缺氧 $\left\{\begin{array}{l}\text{脑血管扩张}\\\text{脑血管内皮细胞通透性增高}\end{array}\right.$ ——→脑间质水肿

(二)酸中毒和缺氧对脑细胞的作用

酸中毒和缺氧 $\left\{\begin{array}{l}\text{细胞 ATP 生成}\downarrow\ \rightarrow\ \text{钠泵功能障碍}\rightarrow\text{脑细胞水肿}\\\text{脑谷氨酸脱羧酶}\uparrow\ \rightarrow\ \gamma\text{-氨基丁酸}\uparrow\rightarrow\text{中枢抑制}\\\text{磷脂酶活性}\uparrow\rightarrow\text{溶酶体水解酶释放}\rightarrow\text{神经细胞的损伤}\end{array}\right.$

五、肾功能变化

呼吸衰竭时,肾功能障碍多为功能性肾衰竭,其发生机制是缺氧和高碳酸血症反射性地引起肾血管收缩,肾血流量严重减少所致。

六、胃肠变化

呼吸衰竭时可出现胃肠黏膜糜烂、坏死、出血与溃疡形成。其发生机制包括:①缺氧使胃黏膜的屏障作用减弱;②CO_2 潴留增强胃壁细胞碳酸酐酶活性,使胃酸分泌增多。

第三节　呼吸衰竭防治的病理生理基础

(1)防止与去除呼吸衰竭的原因
(2)提高 PaO_2
(3)降低 $PaCO_2$
(4)改善内环境及保护重要器官的功能

【同步练习】

一、名词解释

1. 呼吸衰竭(respiratory failure)　2. 功能性分流(functional shunt)　3. 死腔样通气(dead space like ventilation)　4. 真性分流(true shunt)　5. 急性呼吸窘迫综合征(acute respiratory distress syndrome)　6. 肺性脑病　7. Ⅰ型呼吸衰竭(hypoxemic respiratory failure)　8. Ⅱ型呼吸衰竭(hypercapnic respiratory failure)　9. 限制性通气不足(restrictive hypoventilation)　10. 阻塞性通气不足(obstructive hypoventilation)　11. 弥散障碍(diffusion impairment)　12. 通气与血流比例失调(ventilation-perfusion imbalance)　13. 肺源性心脏病(pulmonary heart disease)　14. 肺动脉高压(pulmonary hypertension)

二、选择题

（一）单选题

1. 呼吸衰竭是指（　　）

    A．外呼吸功能障碍　　　　　　　B．内呼吸功能障碍　　　　　　　C．内、外呼吸功能障碍

    D．血红蛋白携氧能力下降　　　　E．组织细胞利用氧障碍

2. 判断呼吸衰竭的标准是（　　）

    A．$PaO_2 < 60$ mmHg，伴有或不伴有 $PaCO_2 > 50$ mmHg

    B．$PaO_2 > 60$ mmHg，伴有或不伴有 $PaCO_2 > 50$ mmHg

    C．$PaO_2 < 60$ mmHg，伴有或不伴有 $PaCO_2 < 50$ mmHg

    D．$PaO_2 > 60$ mmHg，伴有或不伴有 $PaCO_2 > 50$ mmHg

    E．以上都不正确

3. 过量使用安眠药可出现（　　）

    A．限制性通气不足　　　　　　　B．阻塞性通气不足　　　　　　　C．弥散膜面积减少

    D．解剖分流增加　　　　　　　　E．弥散膜厚度增加

4. 下列哪项是造成限制性通气不足的原因（　　）

    A．一侧肺叶切除　　　　　　　　B．肺动脉栓塞　　　　　　　　　C．支气管哮喘

    D．气管异物　　　　　　　　　　E．肺泡表面活性物质减少

5. 下列哪项是造成阻塞性通气不足的原因（　　）

    A．过量使用麻醉药　　B．声带麻痹　　　　C．胸腔积液　　　　D．胸廓畸形　　　　E．低钾血症

6. 声带麻痹的患者表现为（　　）

    A．呼吸困难　　　B．吸气性呼吸困难　C．呼气性呼吸困难　D．进行性呼吸困难　E．毕奥呼吸

7. COPD 患者表现为（　　）

    A．呼吸困难　　　　B．吸气性呼吸困难　C．呼气性呼吸困难　D．进行性呼吸困难　E．潮式呼吸

8. 有关肺泡通气血流比例失调，下列哪一项**不正确**（　　）

    A．可以是部分肺泡通气不足

    B．可以是部分肺泡血流不足

    C．是肺部病变引起呼吸衰竭的最重要机制，此时肺总通气量可不减少

    D．患者 PaO_2 降低而 $PaCO_2$ 不升高

    E．可见于气道阻塞，总肺泡通气量降低而肺血流量未减少时

9. 肺泡功能性分流可见于（　　）

    A．肺动脉栓塞　　　　　　　　　B．弥散性血管内凝血　　　　　　C．肺动脉炎

    D．支气管哮喘　　　　　　　　　E．肺动脉收缩

10. 肺泡死腔样通气可见于（　　）

    A．支气管哮喘　　　B．肺不张　　　　　C．声道麻痹　　　　D．胸腔积液　　　　E．肺动脉栓塞

11. 肺泡解剖分流增加可见于（　　）

    A．支气管哮喘　　　B．支气管扩张　　　C．慢性支气管炎　　D．肺动脉炎　　　　E．肺不张

12. 急性肺损伤的病理生理基础是（　　）

    A．白细胞大量激活　　　　　　　B．肺泡内皮细胞广泛受损　　　　C．广泛的肺泡-毛细血管膜损伤

    D．肺内巨噬细胞大量激活　　　　E．急性肺水肿

13. 单纯性肺泡通气不足时的血气变化是（　　）

    A．$PaO_2 \downarrow$，$PaCO_2 \uparrow$　　　　　B．$PaO_2 \uparrow$，$PaCO_2 \uparrow$　　　　　C．$PaO_2 \downarrow$，$PaCO_2 \downarrow$

    D．$PaO_2 \uparrow$，$PaCO_2 \uparrow$　　　　　E．以上都不正确

14. 肺泡换气功能障碍时的血气变化是（　　）

    A．$PaO_2 \downarrow$，$PaCO_2 \uparrow$　　　　　　　　B．$PaO_2 \uparrow$，$PaCO_2 \uparrow$

    C．$PaO_2 \downarrow$，$PaCO_2 \downarrow$　　　　　　　　D．$PaO_2 \uparrow$，$PaCO_2 \uparrow$

    E．$PaO_2 \downarrow$，$PaCO_2$ 的变化则取决于代偿性呼吸增强的程度

15. 呼吸衰竭时影响全身各系统代谢和功能变化的根本原因是（　　）

  A．交感神经兴奋   B．血压升高   C．弥散性血管内凝血

  D．酸中毒   E．低氧血症和高碳酸血症

16. 呼吸衰竭引起酸碱平衡紊乱的类型多为（　　）

  A．代谢性酸中毒   B．呼吸性酸中毒   C．代谢性碱中毒

  D．呼吸性碱中毒   E．混合性酸碱平衡紊乱

17. 临床上出现二氧化碳麻醉时的 $PaCO_2$（　　）

  A．$PaCO_2 > 40$ mmHg   B．$PaCO_2 > 50$ mmHg   C．$PaCO_2 > 60$ mmHg

  D．$PaCO_2 > 70$ mmHg   E．$PaCO_2 > 80$ mmHg

18. 对 Ⅱ 型呼吸衰竭患者的吸氧原则是（　　）

  A．持续给较高浓度氧   B．间断给较高浓度氧   C．持续低浓度低流量吸氧

  D．给高压氧   E．呼气末正压给氧

19. 吸入纯氧 15～20 min 后 PaO_2 可达 550 mmHg，如达不到 350 mmHg，肺内可能发生（　　）

  A．真性分流增加   B．气体弥散障碍   C．功能分流增加

  D．气道阻塞   E．肺泡死腔样通气增加

20. 一肺不张患者，肺泡气 PO_2 13.6 kPa（102 mmHg），动脉 PO_2 8.00 kPa（60 mmHg），说明有（　　）

  A．阻塞性通气障碍   B．限制性通气障碍   C．肺泡萎陷

  D．弥散障碍   E．以上都不是

21. Ⅰ 型与 Ⅱ 型呼吸衰竭最主要的区别是（　　）

  A．动脉血氧分压   B．肺泡气氧分压   C．动脉血 pH 值

  D．动脉血二氧化碳分压 E．二氧化碳结合力

22. 功能性分流会出现（　　）

  A．肺动-静脉短路开放   B．部分肺泡 V/Q 比率增高 C．死腔气量增多

  D．部分肺泡 V/Q 比率降低 E．以上都不是

23. 死腔样通气是指（　　）

  A．肺泡通气分布严重不均

  B．部分肺泡 V/Q 比率增高

  C．各部分肺泡的 V/Q 比率自上而下递减

  D．肺泡通气与血流比例低于 0.8

  E．肺动-静脉短路开放

24. 神经肌肉麻痹所致呼吸衰竭时血气变化特点是（　　）

  A．$PaCO_2$ 升高比 PaO_2 降低明显   B．PaO_2 降低比 $PaCO_2$ 升高明显

  C．PaO_2 降低和 $PaCO_2$ 升高成比例加重 D．单纯 $PaCO_2$ 升高

  E．单纯 PaO_2 降低

25. 呼吸衰竭发生肾功能不全的最重要机制是（　　）

  A．缺氧直接损伤肾脏功能 B．反射性肾血管收缩   C．并发心功能不全

  D．并发 DIC   E．并发休克

26. 肺源性心脏病的最主要发病机制是（　　）

  A．用力呼气使胸内压升高影响心脏舒张 B．用力吸气使胸内压下降收缩受影响

  C．缺氧、酸中毒导致肺小动脉收缩   D．血液黏度增加

  E．肺毛细血管床大量破坏

27. 慢阻肺并发肺动脉高压的主要机制是（　　）

  A．缺氧和血液氢离子浓度增加 B．血液黏度增高   C．肺小静脉收缩

  D．心输出量增加   E．肺微血栓形成

28. 呼吸性酸中毒患者的人工呼吸过度可导致（　　）

  A．代谢性酸中毒 B．高钾血症   C．高钙血症   D．代谢性碱中毒   E．高镁血症

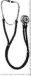

病理生理学应试向导

165

（二）多选题

1. 造成弥散障碍的原因有（　　）
   A．肺泡膜面积减少　B．肺泡膜厚度增加　C．肺血流加快　　　D．肺血流变慢　　　E．以上都不对

2. 呼吸衰竭发病的基本机制是（　　）
   A．肺通气功能严重障碍　　　　　B．肺泡通气血流比例失调　　　　　C．弥散障碍
   D．吸入气 PaO_2 过低　　　　　E．以上都不对

3. 部分肺泡通气血流比例失调常引起 PaO_2 下降而 $PaCO_2$ 不增加,这是因为（　　）
   A．此时体内 CO_2 生成减少
   B．部分肺泡 V/Q<0.8 时,另一部分肺泡可代偿性通气增加而 V/Q>0.8
   C．因氧解离曲线特点,通气增加的部分肺泡虽然可增高氧分压,但是血液氧饱和度和氧含量不能明显增加
   D．因 CO_2 解离曲线特点,通气增加的部分肺泡可增加 CO_2 排出量,所以可以代偿,而 $PaCO_2$ 不增加
   E．以上都不对

4. 呼吸衰竭合并肺性脑病的可能机制是（　　）
   A．缺氧和酸中毒导致脑间质水肿　　　　　B．缺氧导致脑细胞水肿
   C．脑内谷氨酸脱羧酶活性增高　　　　　D．脑内磷脂酶活性增强
   E．以上都不对

5. 肺泡通气与血流比例失调时,$PaCO_2$ 可能出现哪些变化（　　）
   A．$PaCO_2$ 正常　　　　　　　　　B．$PaCO_2$ 升高
   C．$PaCO_2$ 降低　　　　　　　　　D．$PaCO_2$ 降低值与 $PaCO_2$ 升高成比例
   E．以上都不对

6. 慢阻肺易产生用力呼气时呼气性呼吸困难的机制是（　　）
   A．小气道壁顺应性增高　　　　　B．胸内压增高　　　　　　　C．小气道管壁张力降低
   D．气道内压降低　　　　　E．大气道壁顺应性增高

7. 呼吸衰竭是指（　　）
   A．肺泡气与外界空气之间气体交换障碍　B．血液携带、释放障碍
   C．肺泡气与血液之间气体交换障碍　　　D．细胞利用氧障碍
   E．血液运输氧障碍

8. 声带炎症产生吸气性呼吸困难的原因是（　　）
   A．吸气时气流经病灶处引起气道内压↓　B．呼气时阻塞减轻
   C．吸气时气道内压明显低于大气压　　　D．呼气时气道内压大于胸内压
   E．呼气时气道内压等于胸内压

三、填空题

1. 根据引起呼吸衰竭的病变部位,分为_____呼吸衰竭和_____呼吸衰竭。

2. 换气障碍型呼吸衰竭的血气变化特点是_____,而一般不伴有_____。

3. 根据 $PaCO_2$ 是否升高,可将呼吸衰竭分为_____（Ⅰ型）和_____（Ⅱ型）。

4. 急性低氧血症初期血压_____,心跳_____,心输出量_____。

5. 呼吸衰竭引起的代谢性酸中毒时,血清钾浓度_____,血清氯浓度_____,碳酸氢根_____。

6. 呼吸衰竭通常是_____功能严重障碍。

7. 引起慢性呼吸衰竭最常见的原因是_____。

8. 呼吸衰竭根据发病机制特点,分为_____和换气性;根据发病的缓急,分为_____和_____。

9. 肺通气障碍包括_____和_____通气不足。

10. 中央性气道阻塞患者,若阻塞位于胸外,表现为_____呼吸困难;若阻塞位于胸内,表现为_____呼吸困难。外周性气道阻塞患者主要表现为_____呼吸困难。

11. 弥散障碍的常见原因包括_____和肺泡膜厚度增加。

12. Ⅱ型呼吸衰竭患者的肺性脑病的发病机制_____、_____和缺氧引起的脑水肿和神经元功能障碍有关。

四、问答题

1. 简述呼吸衰竭的发病机制。

Please describe the pathogenesis of respiratory failure.

2. 为什么弥散障碍只有 PaO_2 降低而无 $PaCO_2$ 升高？

Why does PaO_2 decrease without $PaCO_2$ increasing in diffusion impairment?

3. 如何鉴别真性分流与功能性分流，机制何在？

How do we distinguish true shunt from functional shunt，and what are their mechanisms?

4. 肺泡总通气量不足和部分肺泡通气不足引起的血气变化有何不同？

What are the differences between the blood gas changes caused by total alveolar ventilation insufficient and part of the alveolar ventilation insufficient?

5. 试述Ⅱ型呼吸衰竭引起肺性脑病的机制。

Please describe the mechanism of pulmonary encephalopathy caused by type Ⅱ respiratory failure?

6. 试述肺源性心脏病的发生机制。

Please describe the mechanism of pulmonary heart disease.

7. 试述呼吸衰竭的分型和血气改变特点。

Please describe the classification and the characteristics of the blood gas changes in respiratory failure.

8. 引起限制性通气不足的原因及机制是什么？

What are the causes and mechanism of restrictive hypoventilation?

9. Ⅰ型和Ⅱ型呼吸衰竭氧疗有何不同？为什么？

What is the difference between the oxygen therapy of typeⅠand Ⅱ respiratory failure？Why？

10. 试述肺泡通气不足与肺泡弥散障碍产生血气改变的特点，两者有何差异？为什么？

Please describe the changes of blood gas in alveolar hypoventilation and alveolar diffusion impairment. What is the difference between them？And why？

11. 部分肺泡血流不足的原因及血气变化的特点是什么？

What is the cause and the blood gas change of part of the alveolar hypoperfusion?

【参考答案】

一、名词解释

1. **呼吸衰竭** 指外呼吸功能严重障碍，导致在海平面、静息呼吸状态下，出现 PaO_2 降低伴有或不伴有 $PaCO_2$ 增高的病理过程。

2. **功能性分流** 慢性支气管炎、阻塞性肺气肿、支气管哮喘等病变使部分肺泡通气明显减少，而血流未相应减少，使 V/Q 显著降低，以致流经这部分肺泡的静脉血未经充分动脉化便掺入动脉血内，类似动静脉短路，称为功能性分流(functional shunt)。

3. **死腔样通气** 肺动脉栓塞、DIC、肺动脉炎等病变可使部分肺泡血流减少，V/Q 可显著大于正常，肺泡通气不能充分被利用，称为死腔样通气。

4. **真性分流** 正常情况下，肺内存在解剖分流，即一部分静脉血经支气管静脉和极少动-静脉交通支直接进入肺静脉。解剖分流的血液完全未经气体交换过程，称为真性分流。

5. **急性呼吸窘迫综合征** 是由急性肺损伤引起的一种急性呼吸衰竭，其特点是呼吸窘迫和 PaO_2 降低。

6. **肺性脑病** 是由呼吸衰竭引起的脑功能障碍称为肺性脑病。

7. **Ⅰ型呼吸衰竭** 只有低氧血症型呼吸衰竭，而无高碳酸血症。

8. **Ⅱ型呼吸衰竭** PaO_2 低于正常范围合有 $PaCO_2$ 增高的呼吸衰竭，这种呼吸衰竭有低氧血症，同时合并高碳酸血症。

9. **限制性通气不足** 吸气时肺泡的扩张受限制，所引起的肺泡通气不足，称为限制性通气不足。

10. **阻塞性通气不足** 指气道狭窄或阻塞所致的通气障碍。

11. **弥散障碍** 肺泡膜面积减少或肺泡膜异常增厚和弥散时间缩短引起的气体交换障碍。

12. **通气与血流比例失调** 血液流经肺泡时，能否获得足够的氧和充分地排出二氧化碳，使血液动脉化，还取决于肺泡通气量与血流量的比例。如肺的总通气量正常，但肺通气或（和）血流不均匀，造成部分肺泡通气与血流比例失调，也可引起气体交换障碍，导致呼吸衰竭。这是肺部疾患引起呼吸衰竭最常见最重要的机制。

病理生理学应试向导

13. **肺源性心脏病**　呼吸衰竭可累及心脏,引起右心肥大与衰竭,即肺源性心脏病。

14. **肺动脉高压**　肺泡缺氧和CO_2潴留致血液H^+浓度过高,引起肺小动脉收缩,使肺动脉压升高,称肺动脉高压。

二、选择题

(一) 单选题

1. A　2. A　3. A　4. E　5. B　6. B　7. C　8. E　9. D　10. E　11. B　12. C
13. A　14. E　15. E　16. E　17. E　18. C　19. A　20. D　21. D　22. D　23. B
24. C　25. B　26. C　27. A　28. D

(二) 多选题

1. ABC　2. ABCD　3. BCD　4. ABCD　5. ABC　6. BD　7. AC　8. ABC

三、填空题

1. 中枢性　外周性　2. 低氧血症　高碳酸血症　3. 低氧血症　伴有低氧血症的高碳酸血症　4. 升高　加快　增加　5. 升高　升高　降低　6. 外呼吸　7. 慢性阻塞性肺病　8. 通气性　急性　慢性　9. 限制性　阻塞性　10. 吸气性　呼气性　呼气性　11. 肺泡膜面积减少　12. 高碳酸血症　酸中毒

四、问答题

1. 简述呼吸衰竭的发病机制。

答:呼吸衰竭的基本发病机制为:①通气功能障碍:阻塞性通气障碍,限制性通气障碍;②弥散功能障碍;③肺泡通气与血流比例失调;④解剖分流增加。

2. 为什么弥散障碍只有PaO_2降低而无$PaCO_2$升高?

答:CO_2在水中的溶解度比O_2大,故弥散速度比O_2快,能较快地弥散入肺泡使PaO_2与$PaCO_2$取得平衡。只要病人肺泡通气量正常,就可保持PaO_2与$PaCO_2$正常。

3. 如何鉴别真性分流与功能性分流,机制何在?

答:吸入纯氧可有效地提高功能性分流的PaO_2,而对真性分流的PaO_2则无明显作用,因为真性分流的血液完全未经气体交换。

4. 肺泡总通气量不足和部分肺泡通气不足引起的血气变化有何不同?

答:肺泡总通气量降低则PaO_2降低,$PaCO_2$升高。部分肺泡通气不足时,健存肺泡代偿性通气增加,可排出潴留的CO_2,使$PaCO_2$正常,过度通气则$PaCO_2$降低;根据氧解离曲线特性,代偿通气增加的肺泡CaO_2无明显增加,所以部分肺泡通气不足患者血气变化为PaO_2降低,$PaCO_2$正常或降低。

5. 试述Ⅱ型呼吸衰竭引起肺性脑病的机制?

答:Ⅱ型呼衰引起肺性脑病的机制:①酸中毒和缺氧扩张脑血管,脑间质水肿、脑细胞水肿、颅内压增高,血管内凝血;②酸中毒和缺氧对脑细胞的作用:增加谷氨酸脱羧酶的活性,使γ-氨基丁酸增多,导致中枢抑制;增强磷脂酶活性,使溶酶体水解酶释放,引起神经细胞和组织的损伤。

6. 试述肺源性心脏病的发生机制。

答:①肺泡缺氧和二氧化碳滞留所致血液H^+浓度过高,可引起肺小动脉压升高,增加右心负荷。②肺小动脉长期收缩和缺氧导致肺血管壁增厚和硬化,管腔变窄。③长期缺氧引起代偿性红细胞增多症可使血液的黏稠度增高,增加血流阻力加重右心负荷。④肺部病变如肺小动脉炎、肺毛细血管的大量破坏、肺栓塞等也能成为肺动脉高压的原因。⑤缺氧和酸中毒减低心肌舒缩功能。⑥呼吸困难时,胸内压的改变也可促使右心衰竭发生。

7. 试述呼吸衰竭的分型和血气改变特点。

答:呼吸衰竭根据$PaCO_2$是否升高可分为低氧血症型和伴有低氧血症的高碳酸血症型。Ⅰ型呼吸衰竭只有PaO_2降低,Ⅱ型呼吸衰竭不仅有PaO_2降低,而且伴有PaO_2升高。

8. 引起限制性通气不足的原因及机制是什么?

答:(1) 呼吸肌活动障碍:①中枢及周围神经的器质性病变;药物抑制呼吸中枢。②呼吸肌本身收缩障碍。因胸廓及肺扩张的动力不足,使肺泡扩张受限,造成肺泡通气量不足。

(2) 胸廓和肺的顺应性降低:各种胸廓病变,肺水肿、纤维化、肺泡表面活性物质减少等。因胸廓和肺泡扩张的弹性阻力增加,使肺泡扩张受限,造成肺泡通气量不足。

(3) 胸腔积液和气胸:压迫肺脏,使肺泡扩张受限,造成肺泡通气量不足。

9. Ⅰ型和Ⅱ型呼吸衰竭氧疗有何不同？为什么？

答：Ⅰ型呼吸衰竭吸高浓度的氧，慢性Ⅱ型呼吸衰竭吸低浓度的氧。

Ⅰ型呼吸衰竭仅有氧分压下降，无二氧化碳潴留。吸高浓度氧可尽快提高血氧分压。

慢性Ⅱ型呼吸衰竭时，呼吸中枢对二氧化碳潴留不敏感，只靠缺氧刺激呼吸中枢，若吸高浓度氧会因缺氧解除而抑制呼吸中枢，使 CO_2 排出更加减少，进而加重高碳酸血症，使病情恶化。

10. 试述肺泡通气不足与肺泡弥散障碍产生血气改变的特点，两者有何差异？为什么？

答：肺泡通气不足造成氧分压下降，二氧化碳分压升高。肺泡弥散障碍只造成氧分压下降，二氧化碳分压不升高甚至有可能下降。

两者的差别在于二氧化碳分压的改变不同。原因：①肺泡通气不足使 O_2 吸入减少，同时 CO_2 排出也减少。②因为 CO_2 的弥散速度比 O_2 的弥散速度大 20 倍，因此肺泡弥散障碍只造成氧分压下降。③若有代偿性过度通气，CO_2 有可能排出增多。

11. 部分肺泡血流不足的原因及血气变化的特点是什么？

答：部分肺泡血流不足的原因：肺动脉栓塞、DIC、肺动脉炎、肺血管收缩等。

患部肺泡血流少而通气多，肺泡通气不能充分被利用，必然导致 V_A/Q 显著大于正常，流经的血液 PaO_2 显著升高，但其含氧量却增加很少，而健康肺区却因血流量增加而使其 V_A/Q 低于正常，这部分血液不能充分动脉化，其氧分压与氧含量均显著降低，$PaCO_2$ 与含量均明显增高，混合的 PaO_2 降低，$PaCO_2$ 取决于代偿性呼吸增强的程度，可降低、正常或增高。

（杨一华　郭晓笋　于　莉）

第十七章 肝功能不全

【大纲要求】
　　掌握:肝性脑病的概念;肝性脑病的发病机制。
　　熟悉:肝功能不全时机体的功能、代谢变化;肝性脑病的诱因。
　　了解:肝功能不全的病因及分类;肝性脑病的分期;肝性脑病防治的病理生理基础;肝肾综合征。

▲重点难点提示:掌握肝性脑病的发病机制

【内容精析】
　　各种致肝损伤因素损害肝脏细胞,使其代谢、合成、解毒、分泌、生物转化及免疫等功能严重障碍,机体可出现黄疸、出血、感染、肾功能障碍及肝性脑病等临床综合征,称为肝功能不全。肝功能不全晚期一般称为肝功能衰竭,主要临床表现为肝性脑病及肝肾综合征。

第一节　病因及分类

一、肝功能不全的常见病因
　　生物性因素、药物及肝毒性物质、免疫性因素、营养性因素、遗传性因素。

二、分类
　　急性肝功能不全起病急骤,进展迅速,发病数小时后出现黄疸,很快进入昏迷状态,具有明显的出血倾向,常伴发肾功能衰竭。
　　慢性肝功能不全病程较长,进展缓慢,呈迁延性过程。临床上常因上消化道出血、感染、碱中毒、服用镇静剂等诱因的作用使病情突然恶化,进而发生昏迷。

第二节　肝功能不全时机体的功能、代谢变化

一、代谢障碍
　　1. 糖代谢障碍　肝脏是合成和储存糖原、氧化葡萄糖和产生能量的重要场所,当肝功能障碍时,可导致低血糖,其机制为:
　　(1)肝细胞大量坏死使肝糖原储备明显减少。
　　(2)受损肝细胞内质网葡萄糖-6-磷酸酶活性降低,糖原转变为葡萄糖过程障碍。
　　(3)肝细胞灭活胰岛素功能降低,使血中胰岛素含量增加,出现低血糖。
　　2. 脂类代谢障碍　当肝功能障碍时,磷脂及脂蛋白的合成↓→肝内脂肪↑;胆固醇酯化↓转运能力↓胆固醇转化为胆汁酸↓→血浆胆固醇↑。
　　3. 蛋白质代谢障碍　肝功能障碍时,可引起某些蛋白质合成减少,比如白蛋白、多种运载蛋白。

二、水、电解质代谢紊乱
　　(一)肝性腹水
　　1. 门脉高压　原因有:①肝硬化时增生的肝内纤维组织和再生的肝细胞结节压迫门静脉分支;②肝内肝动脉-门静脉间异常吻合支形成,动静脉短路。
　　2. 血浆胶体渗透压降低　白蛋白合成减少。
　　3. 淋巴循环障碍
　　4. 钠水潴留　肝脏损害及门脉高压等原因使血液淤积,有效循环血量↓→①肾小球滤过率↓;②肾血流量↓→激活肾素-血管紧张素-醛固酮系统↑,醛固酮灭活↓→钠水重吸收↑;③抗利尿激素↑,心房钠尿肽↓→钠水潴留。

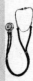

（二）电解质代谢紊乱

1. 低钾血症

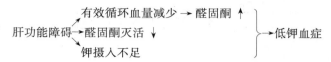

2. 低钠血症

三、胆汁分泌和排泄障碍

肝功能障碍时,胆红素代谢障碍,引起高胆红素血症或黄疸。某些药物可影响胆汁酸代谢,导致肝内胆汁淤积,体内毒性物质蓄积。

四、凝血功能障碍

肝功能障碍时可致机体凝血与抗凝平衡紊乱,严重时可诱发 DIC。

五、生物转化功能障碍

药物代谢、解毒功能、激素灭活功能障碍。

六、免疫功能障碍

肝功能不全时,库普弗细胞功能障碍及补体水平下降,常伴有免疫功能低下,易发生肠道细菌移位及感染等。库普弗细胞功能严重障碍可导致肠源性内毒素血症,其主要原因为:①内毒素入血增加;②内毒素清除减少。

第三节 肝性脑病

一、概念、分类与分期

肝性脑病(hepatic encephalopathy,HE)是指在排除其他已知脑疾病前提下,继发于肝功能障碍的一系列严重的神经精神综合征,可表现为人格改变、智力减弱、意识障碍等特征,并且这些特征为可逆的。肝性脑病晚期发生不可逆性肝昏迷,甚至死亡。

肝性脑病分为三类:A 型为急性肝衰竭相关性脑病、B 型为无内在肝病的门体旁路相关性脑病、C 型为肝硬化伴门脉高压或门体分流相关性脑病。其中 C 型又分为三个亚型,即间歇型、持续型及轻微型。

肝性脑病临床分四期:一期(前驱期):轻微的神经精神症状;二期(昏迷前期):嗜睡、定向理解力减退等,有明显的扑翼性震颤;三期(昏睡期):明显精神错乱,昏睡;四期(昏迷期):神志丧失,不能唤醒,无扑翼样震颤。

二、肝性脑病的发病机制

肝性脑病时脑内并无明显的特异性结构变化,主要是由于脑组织的功能和代谢障碍所引起。肝性脑病的发病机制尚不完全清楚。目前主要有以下学说:①氨中毒学说;②假性神经递质学说;③血浆氨基酸失衡学说;④γ-氨基丁酸(GABA)学说。

（一）氨中毒学说

提出该学说的依据:①临床上约 80% 的肝性脑病患者血及脑脊液中氨水平升高;②采用各种降血氨的治疗措施有效。

1. 氨的代谢 正常人血氨浓度不超过 59 μmol/L,血氨的生成和清除维持着动态平衡。

（1）氨的来源

肠源性:①肠道里的蛋白质经消化变成氨基酸,在肠道细菌的作用下产生氨;②经肠—肝循环弥散入肠道的尿素,在细菌释放的尿素酶作用下生成氨。

肾源性:肾上管上皮细胞的谷氨酰胺酶作用下分解产氨。

其他:肌肉、血管壁、肠黏膜和脑也可产氨,但甚少。

（2）氨的去处 ①在肝脏进入鸟氨酸循环,生成尿素,排出体外;②以铵盐形式由尿排出;③转化为谷氨酸和谷氨酰胺。

2. 血氨增高的原因

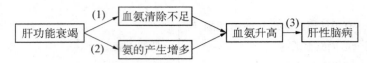

（1）在肝功能严重障碍时，引起血氨清除不足的机制有：

> 由于代谢障碍，供给鸟氨酸循环的 ATP 不足
> 鸟氨酸循环的酶系统严重受损
> 参与鸟氨酸循环的各种基质缺失

（2）在肝功能严重障碍时，引起血氨产生增多的机制有：

① 门脉血流受阻，肠黏膜淤血、水肿，肠蠕动减弱以及胆汁分泌减少等，使消化吸收功能降低，导致肠道细菌活跃。②消化吸收功能降低，导致蛋白质吸收降低，未被消化吸收的蛋白质在肠道潴留，使肠内氨基酸增多。③若合并有肾功能障碍，尿素排出减少，弥散入肠道的尿素增加，导致产氨增加。④若合并有上消化道出血，则由于肠道内血液蛋白质的增多，也可经细菌分解产氨增多。⑤肝功能障碍患者伴有呼吸性碱中毒或应用碳酸酐酶抑制剂利尿可产氨增多。⑥肝性脑病患者昏迷前，出现明显的躁动不安，震颤等肌肉活动增强的表现，肌肉的腺苷酸分解代谢增强，使肌肉产氨增多。

3. 氨对脑的毒性作用

（1）脑内神经递质发生改变　①脑内氨水平增高可直接影响谷氨酸水平及谷氨酸能神经传递；②增强抑制性神经元活动；③可使中枢兴奋性递质乙酰胆碱减少。此外，还可引起脑内多巴胺及去甲肾上腺素等神经递质水平发生变化。

（2）干扰脑细胞能量代谢　①抑制丙酮酸脱氢酶的活性，妨碍丙酮酸的氧化脱羧过程，使 NADH 和乙酰辅酶 A 生成减少，进而三羧酸循环过程停滞，可使 ATP 产生减少；②抑制 α-酮戊二酸脱氢酶，使三羧酸循环反应过程不能正常进行，使 ATP 产生减少；③α-酮戊二酸经转氨基生成谷氨酸过程，消耗大量 NADH，其大量消耗使 ATP 产生减少；④大量氨与谷氨酸合成谷氨酰胺时，消耗大量 ATP；⑤$Na^+ - K^+ -$ATP 酶活化，消耗 ATP。

（3）氨对神经细胞膜的影响　氨可与钾离子竞争通过细胞膜上的钠泵进入细胞内，造成细胞缺钾；另外还可以干扰神经细胞膜上的钠泵活性。细胞内外 Na^+、K^+ 分布异常直接影响膜电位、细胞的兴奋及传导等活动。

（二）假性神经递质学说

提出该学说的依据：应用左旋多巴可以明显改善肝性脑病的病情。

脑干网状结构上行激动系统具有唤醒功能，为保持机体觉醒状态所必需。正常时，脑干网状结构中的神经递质种类较多，其中主要的有去甲肾上腺素和多巴胺。正常机体摄入的蛋白质，经消化在肠道内生成多种氨基酸。其中芳香族氨基酸——**苯丙氨酸和酪氨酸**，一部分直接吸收入血，在肝脏进行代谢脱氨，另一部分在肠道内细菌脱羧酶的作用下，分别生成**苯乙胺和酪胺**。在肝功能正常情况下，后者大部分在肝脏经单胺氧化酶的作用氧化解毒，也有极小部分经血进入中枢神经系统。

当肝功能严重障碍时，肝脏的解毒功能低下，使血中苯乙胺、酪胺浓度增加，使其进入脑内增多。在脑干网状结构的神经细胞内，苯乙胺和酪胺分别在 β-羟化酶作用下，生成**苯乙醇胺和羟苯乙醇胺**，这两种物质在化学结构上与正常神经递质——去甲肾上腺素和多巴胺相似，但其生物学活性却远较正常神经递质弱。因此当其增多时，可与正常神经递质竞争结合于神经突触后膜，使脑干网状结构的唤醒功能不能维持。

（三）血浆氨基酸失衡学说

提出该学说的依据：①肝性脑病患者 BCAA/AAA 较正常人显著下降；②纠正 BCAA/AAA，患者中枢神经功能能得到改善。

在生理状况下，芳香族氨基酸（AAA）与支链氨基酸（BCAA）借同一转运系统通过血-脑屏障进入脑内。正常状况下，BCAA/AAA 的值为 3～3.5，当肝功能障碍时，BCAA 减少而 AAA 增多（BCAA/AAA 的值可下降到 0.6～1.2），使与 BCAA 竞争进入脑内的 AAA 增多，从而引起肝性脑病。

1. 血浆氨基酸不平衡的原因

（1）AAA 增多的原因

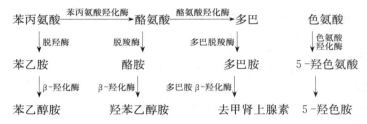

（2）BCAA 减少的原因

肝功能障碍→胰岛素灭活减少→胰岛素↑→血中 BCAA 含量↓

2. 芳香族氨基酸与肝性脑病　进入脑内的芳香族氨基酸主要是：苯丙氨酸、酪氨酸和色氨酸。

（1）芳香族氨基酸的代谢途径　正常时，脑神经细胞内的绝大多数苯丙氨酸和酪氨酸在一系列酶的作用下生成去甲肾上腺素，少数可在脱羧酶和羟化酶的作用下生成苯乙醇胺和羟苯乙醇胺，其代谢途径如下：

$$
\begin{array}{cccc}
苯丙氨酸 \xrightarrow{苯丙氨酸羟化酶} & 酪氨酸 \xrightarrow{酪氨酸羟化酶} & 多巴 & 色氨酸 \\
\downarrow 脱羧酶 & \downarrow 脱羧酶 & \downarrow 多巴脱羧酶 & \downarrow 色氨酸羟化酶 \\
苯乙胺 & 酪胺 & 多巴胺 & 5\text{-}羟色氨酸 \\
\downarrow \beta\text{-}羟化酶 & \downarrow \beta\text{-}羟化酶 & \downarrow 多巴胺\ \beta\text{-}羟化酶 & \downarrow \\
苯乙醇胺 & 羟苯乙醇胺 & 去甲肾上腺素 & 5\text{-}羟色胺
\end{array}
$$

（2）脑内苯丙氨酸增多的效应

$$苯丙氨酸\uparrow \begin{cases} 酪氨酸羟化酶活性\downarrow \rightarrow 正常神经递质生成\downarrow \\ 苯乙胺\uparrow \rightarrow 苯乙醇胺\uparrow \end{cases}$$

（3）脑内酪氨酸增多的效应

酪氨酸↑→酪胺↑→羟苯乙醇胺↑

（4）色氨酸增多的效应　5-羟色胺是抑制性神经递质，同时也可作为一种假性神经递质而被肾上腺素能神经元摄取、储存和释放。

$$色氨酸\uparrow \rightarrow \begin{cases} 5\text{-}羟色胺\uparrow \\ 抑制酪氨酸转变为多巴胺 \end{cases}$$

与假性神经递质学说相比，该学说强调假性神经递质不单纯来自肠道，也可由芳香族氨基酸在脑内代谢生成，并强调真性神经递质减少的作用，是假性神经递质的补充和发展。

（四）γ-氨基丁酸（GABA）学说

提出的依据：①实验性肝性脑病家兔外周血 GABA 水平增高；②肝性脑病患者脑内 GABA 受体增加。

GABA 属于抑制性神经递质。神经细胞内 GABA 主要是由谷氨酸在谷氨酸脱羧酶作用下脱羧产生的。血中 GABA 主要是由肠道细菌作用于肠内容物而产生的。

正常时，肠道内生成的 GABA 吸收入血后进入肝脏进行进一步代谢，而且 GABA 正常时不能通过血-脑屏障，不至于使脑内的 GABA 增高。当肝功能障碍时，由于 GABA 分解减少或通过侧支循环绕过肝脏，血中的 GABA 升高，而且肝功能障碍时血-脑屏障通透性增加，使 GABA 进入脑内，在突触间隙产生抑制作用。

（五）其他神经毒质在肝性脑病发病中的作用：

血中硫醇增多，从呼吸道排出，气味难闻，称为肝臭，其毒性是抑制尿素合成而干扰氨的解毒；抑制线粒体的呼吸过程等。锰中毒导致星形胶质细胞病变，影响谷氨酸摄取和能量代谢。短链脂肪酸增多，抑制脑能量代谢及氨的分解代谢。酪氨酸增多经肠道细菌作用可产生酚，色氨酸经肠道细菌可产生吲哚、甲基吲哚等，这些物质均由于肝解毒功能障碍而产生毒性作用，此与肝性脑病的发生也可能有一定关系。

三、肝性脑病的诱因

1. 氮负荷增加　这是诱发肝性脑病的最常见的原因。

外源性负荷过度：上消化道出血、过量蛋白饮食、输血等。

内源性负荷过度：氮质血症、碱中毒、便秘、感染等。

2. 血脑屏障通透性增加 细胞因子水平增高、能量代谢障碍等可增强血脑屏障通透性。肝性脑病患者合并的高碳酸血症、脂肪酸以及饮酒等都可使通透性增强。

3. 脑敏感性增高 肝性脑病患者的脑对药物或氨等毒性物质的敏感性增强。因此使用止痛、镇静、麻醉以及氯化铵等药物时，易诱发肝性脑病。感染、缺氧、电解质紊乱也可以增高脑对毒性物质的敏感性。

四、肝性脑病防治的病理生理基础

1. 防止诱因，预防肝性脑病的发生

减少氮负荷：严格控制蛋白质摄入量，减少氮负荷

给予软食，防止上消化道出血；避免便秘，减少有毒物质进入体内

用药慎重，防止诱发肝性脑病的发生

2. 降低血氨

（1）口服乳果糖降低肠道 pH 值，减少肠道产氨和利于氨的排出。

（2）应用谷氨酸或精氨酸降血氨。

（3）口服新霉素等抑制肠道菌群，减少产氨。

（4）纠正水、电解质和酸碱平衡紊乱（特别注意碱中毒）

3. 其他治疗措施

（1）口服或静注以 BCAA 为主的氨基酸混合液。

（2）给予左旋多巴。

（3）保护脑细胞功能。

4. 肝移植

第四节 肝肾综合征

一、病因和分型

肝肾综合征（hepatorenal syndrome，HRS） 是指肝硬化失代偿期或急性重症肝炎时，继发于肝功能衰竭基础上的功能性肾功能衰竭，故又称为肝性功能性肾功能衰竭。

HRS 时，主要是引起肾动脉收缩，使肾血流量、肾小球滤过率降低所致的急性功能性肾功能衰竭。

二、发病机制

1. 肾交感神经张力增高 肝硬化晚期大量腹水形成或放腹水、消化道大出血、大量利尿剂应用、周围血管扩张以及门脉高压所致的大量血液瘀滞在门脉系统的血管床内，这些均可导致有效循环血量减少→交感肾上腺髓质系统兴奋→儿茶酚胺↑→肾动脉收缩，肾血流减少，肾小球滤过率降低，发生肾功能衰竭。

2. RAS 激活

肾血流减少→肾素释放↑　　RAS 激活→肾血管收缩，GFR↓
肝功能衰竭→肾素灭活↓　⇒　醛固酮↑→尿钠重吸收↑

3. ADH 释放 ADH 水平增高促进水潴留，同时明显增强肾血管阻力，肾血流减少，促进肾功能衰竭发生。

【同步练习】

一、名词解释

1. 肝功能不全（hepatic insufficiency）　　**2.** 肝性脑病（hepatic encephalopathy）　　**3.** 肝肾综合征（hepatorenal syndrome）　　**4.** 假性神经递质（false neurotransmitter）　　**5.** 急性肝功能衰竭（acute hepatic failure）　　**6.** 慢性肝功能衰竭（chronic hepatic failure）　　**7.** 氨中毒学说（amino toxication）

二、选择题

（一）单选题

1. 肝功能不全是指（　　　）

A．肝脏分泌功能障碍   B．肝脏解毒功能障碍

C．肝脏合成功能障碍   D．肝脏各种细胞功能障碍所致的临床综合征

E．肝脏代谢功能障碍

2. 肝性脑病是指（   ）

A．严重肝病所继发的脑水肿   B．严重肝病所继发的昏迷   C．严重肝病所继发的精神症状

D．严重肝病继发的神经症状   E．严重肝病所继发的神经精神综合征

3. 肝性脑病的症状有（   ）

A．睡眠节律变化   B．轻微性格改变和行为异常   C．精神错乱

D．昏迷   E．以上均可出现

4. 血氨是指（   ）

A．液体内的 NH_4^+ 浓度   B．液体内的 NH_3 浓度

C．液体内的 NH_2 浓度   D．液体内的 NH_4^+、NH_3、NH_2 浓度

E．液体内的 NH_4OH 浓度

5. 正常人的血氨来源主要是（   ）

A．血内尿素进入肠腔分解产氨   B．肾小管上皮细胞产氨

C．蛋白质食物在肠道分解产氨   D．人体组织蛋白质分解产氨

E．肌肉活动产氨

6. 肝性脑病时血氨增高的主要原因是（   ）

A．谷氨酰胺合成障碍   B．鸟氨酸循环障碍

C．肠道细菌产生的尿素酶增多   D．肠道细菌产生的氨基酸氧化酶增多

E．γ-氨基丁酸合成障碍

7. 肝性脑病常见的诱因是（   ）

A．胃肠蠕动增强   B．上消化道出血   C．脂肪摄入增多

D．糖类摄入增多   E．肠道内细菌活动减弱

8. 血氨升高引起肝性脑病的主要机制是（   ）

A．影响大脑皮质的兴奋及传导功能   B．使乙酰胆碱产生过多

C．干扰脑细胞的能量代谢   D．使脑干网状结构不能正常活动

E．使去甲肾上腺素作用减弱

9. 下述哪项**不是**肝细胞功能障碍时发生低血糖的原因（   ）

A．胰岛素灭活障碍   B．肝糖原转变为葡萄糖的过程障碍

C．胰高血糖素灭活障碍   D．肝细胞内质网葡萄糖-6-磷酸酶活性降低

E．肝糖原贮备减少

10. 假性神经递质是指（   ）

A．苯乙胺和酪胺   B．多巴胺和苯乙醇胺   C．苯乙胺和苯乙醇胺

D．酪胺和羟苯乙醇胺   E．苯乙醇胺和羟苯乙醇胺

11. 在肝性脑病的发病机制中假性神经递质的毒性作用是（   ）

A．干扰乙酰胆碱的功能   B．干扰去甲肾上腺素和多巴胺的功能

C．干扰三羧酸循环   D．干扰糖酵解

E．干扰 γ-氨基丁酸的功能

12. 正常人血浆中支链氨基酸/芳香族氨基酸的比值接近（   ）

A．1：1.5   B．2：2.5   C．3：3.5   D．4：4.5   E．5：5.5

13. 肝性脑病患者服用肠道抗生素的主要目的是（   ）

A．防治胃肠道感染   B．预防肝胆系统感染   C．抑制肠道对氨的吸收

D．防止腹水感染   E．抑制肠道细菌而减少毒性物质的产生和吸收

14. 关于肝肾综合征的发病机制,下列说法**错误**的是（   ）

A．肾交感神经张力增高   B．肾素-血管紧张素-醛固酮系统激活

C．激肽系统激活的产物增多　　　　　　D．内皮缩血管肽增多

E．内毒血症

15. 胃肠道内妨碍氨吸收的主要因素是（　　　）

　　A．血液尿素浓度下降　　　　　　B．肠道细菌受抑制　　　　　　C．肠内 pH 值＜5

　　D．胆汁分泌减少　　　　　　E．蛋白质摄入减少

16. 氨中毒患者脑内能量产生减少的主要机制是（　　　）

　　A．糖酵解过程障碍　　　　　　B．三羧酸循环障碍　　　　　　C．磷酸肌酸分解障碍

　　D．脂肪氧化障碍　　　　　　E．酮体利用障碍

17. 肝性脑病时脑组织乙酰胆碱的变化是（　　　）

　　A．由于肝脏合成胆碱酯酶减少、乙酰胆碱分解减少而使其增加

　　B．血氨升高抑制乙酰胆碱合成而使其减少

　　C．分解减少与合成减少共同作用，其含量正常

　　D．血氨使乙酰胆碱分解加速，其含量减少

　　E．以上都不对

18. 氨对神经细胞膜离子转运的影响是（　　　）

　　A．细胞内钾增多　　　　　　B．细胞内钾缺乏　　　　　　C．细胞内钠增多

　　D．细胞内钠缺乏　　　　　　E．细胞内钙增多

19. 肝性脑病患者出现扑翼样震颤的机制是（　　　）

　　A．氨对脑组织的毒性作用　　　　　　B．γ-氨基丁酸减少

　　C．假性神经递质取代多巴胺　　　　　　D．乙酰胆碱减少

　　E．谷氨酸、天门冬氨酸减少

20. 肝性脑病病人血中支链氨基酸浓度降低的机制是（　　　）

　　A．支链氨基酸合成蛋白质　　　　　　B．支链氨基酸经肠道排出

　　C．支链氨基酸经肾脏排出　　　　　　D．肌肉等组织摄取、分解、利用支链氨基酸增多

　　E．支链氨基酸进入中枢神经系统

21. 肝功能严重损害时血浆芳香族氨基酸含量增加的机制是（　　　）

　　A．芳香族氨基酸合成加速　　　　　　B．芳香族氨基酸异生增多

　　C．芳香族氨基酸排出减少　　　　　　D．芳香族氨基酸降解减少

　　E．芳香族氨基酸利用减少

22. 肝性脑病时芳香族氨基酸入脑增多的机制是（　　　）

　　A．血氨浓度增加　　　　　　B．血短链脂肪酸增加　　　　　　C．血脑屏障破坏

　　D．血硫醇含量增多　　　　　　E．血支链氨基酸减少

23. 肝性脑病病人血液芳香族氨基酸含量增多的毒性影响是（　　　）

　　A．支链氨基酸浓度减少　　　　　　B．能源物质减少　　　　　　C．羟苯乙醇胺增多

　　D．引起酸中毒　　　　　　E．二羟苯丙氨酸增多

24. 色氨酸在肝性脑病发病中的作用是（　　　）

　　A．对抗去甲肾上腺素　　　　　　B．对抗乙酰胆碱　　　　　　C．直接抑制中枢神经系统

　　D．直接兴奋中枢神经系统　　　　　　E．转变成 5-羟色胺

25. 治疗肝性脑病的措施中下述哪一项是**不恰当的**（　　　）

　　A．静脉点滴谷氨酸钠　　　　　　B．给予足量碱性药物纠正酸中毒

　　C．补充葡萄糖　　　　　　D．补充钾盐纠正低钾血症

　　E．给予左旋多巴

26. 下述哪一项**不是**肝性腹水的形成原因（　　　）

　　A．肾小管重吸收增加，门静脉高压　　　　　　B．肾小球滤过率增加

　　C．血浆胶体渗透压下降　　　　　　D．排钠激素活性下降

　　E．醛固酮灭活减弱

27. 脑对神经毒质的敏感性增高与下列哪些诱因有关（　　）

    A．镇静剂　　　　　　B．氨　　　　　　C．硫酸　　　　　　D．脂肪酸　　　　　　E．饮酒

（二）多选题

1. 假性神经递质是指（　　）

    A．苯乙醇胺　　　　B．5-羟色胺　　　　C．羟苯乙醇胺　　　　D．酪胺　　　　　　E．以上都不对

2. 血氨升高引起肝性脑病的机制是（　　）

    A．竞争抑制多巴胺　　　　　　B．抑制神经细胞膜　　　　　　C．干扰脑能量代谢

    D．产生假性神经递质　　　　E．以上都不对

3. 肝功能障碍引起血氨升高的原因包括（　　）

    A．食物消化吸收不良，在细菌作用下产氨增多

    B．上消化道出血，血液蛋白质在肠道产氨

    C．肾功能障碍，尿素弥散至肠道产氨

    D．肌肉活动增加产氨

    E．以上都不对

4. 血浆氨基酸失衡学说中的支链氨基酸是指（　　）

    A．亮氨酸　　　　B．异亮氨酸　　　　C．缬氨酸　　　　D．色氨酸　　　　E．以上都不对

5. 肝硬化腹水的发生与下列哪些因素有关（　　）

    A．糖尿　　　　B．低蛋白血症　　　　C．醛固酮分泌减少　　D．门静脉高压　　　E．凝血功能障碍

6. 肝性脑病时血浆氨基酸失衡的表现是（　　）

    A．血浆中胰岛素水平增加　　　　　　B．血浆支链氨基酸含量降低

    C．血浆芳香族氨基酸含量增加　　　　D．血浆胰高血糖素增加

    E．以上均不对

7. 肝性脑病病人可以出现（　　）

    A．意识淡漠，烦躁不安　　　　B．语无伦次，哭笑失常　　　　C．嗜睡，昏迷

    D．运动不协调，扑翼样震颤　　　E．肌张力减弱

三、填空题

1. 肝脏疾病的常见病因包括_____、_____、_____、_____和_____。

2. 肝功能不全病人摄入葡萄糖后，会出现_____。

3. 失代偿性肝硬化时，_____降低的同时_____增加，从而导致钠水在体内潴留，为腹水的形成与少尿的发生提供了条件。

4. 肝性脑病是继发于_____的_____综合征。

5. 血 NH_3 升高，引起肝性脑病的发生机制是干扰_____、使_____发生改变和对_____的抑制作用。

6. 乳果糖可以_____肠道 pH 值，一方面_____肠道细菌活性，控制肠道_____的生成；另一方面吸引血液中的_____向肠道扩散以治疗肝性脑病。

7. 肝性脑病时，兴奋性神经递质是：_____、_____，抑制性神经递质是_____、_____。

8. 肝性脑病时，假性神经递质是指_____和_____，真性神经递质是指_____和_____。

9. 假性神经递质作用于神经系统中如下部位_____。

10. 肝性脑病时，血浆氨基酸比例失衡表现为_____，_____，_____。

11. 引起肝性脑病的芳香族氨基酸主要是_____、_____和_____。

12. 肝功能严重障碍或有门-体分流时可因_____血症，而增强_____组织对支链氨基酸的摄取和分解，导致血浆支链氨基酸浓度_____。

13. 肝性脑病中 γ-氨基丁酸与其受体结合促进如下何种离子内流使神经元呈超极化状态：_____。

14. 针对氨中毒学说临床给予_____和_____降血氨，前者可以结合氨形成_____，后者可以维持_____以促进尿素合成。

15. 诱发肝性脑病最常见的因素是_____。

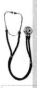

四、问答题

（一）简答题

1. 肝性脑病时，血氨升高的原因是什么？

   Why does blood ammonia increase in hepatic encephalopathy?

2. 简述肝性脑病时，假性神经递质的产生及导致昏迷的机制。

   Please describe the mechanism of false neurotransmitter production in hepatic encephalopathy? Why does false neurotransmitter lead to coma?

3. 简述肝性脑病时，血浆氨基酸不平衡的原因及引起昏迷的机制。

   Please describe the cause of plasma amino acid imbalance in hepatic encephalopathy and the mechanism of coma caused by plasma amino acid imbalance.

4. 肝性脑病时，血中 GABA 增多的原因及导致中枢神经系统功能障碍的机制如何？

   Why does GABA increase in hepatic encephalopathy? Why does GABA lead to the central nervous system dysfunction?

5. 减少肝性脑病诱因的常用措施有哪些？

   What are the common measures to reduce the precipitating factor of hepatic encephalopathy?

6. 降低血氨的常用措施有哪些？

   What are the common measures to decrease blood ammonia?

7. 简述肝肾综合征时，肾血管收缩的可能因素。

   What are the possible factors to induce renal vasoconstriction in hepatorenal syndrome?

8. 肝硬化引起腹水的机制是什么？

   What is the mechanism of ascites caused by liver cirrhosis?

9. 简述血氨升高对脑组织的毒性作用。

   What are the toxic effects of the increasing blood ammonia on brain?

10. 肝性脑病发生的诱因有哪些？

    What are the precipitating factors of hepatic encephalopathy?

11. 简述肝性脑病防治的病理生理学基础。

    Please describe the pathophysiology basis of prevention and treatment of hepatic encephalopathy.

（二）论述题

1. 试述肝性脑病发病机制中的假性神经递质学说。

   Please describe the false neurotransmitter hypothesis in hepatic encephalopathy.

2. 试述肝性脑病发病机制中的血浆氨基酸失衡学说。

   Please describe the amino acid imbalance hypothesis in hepatic encephalopathy.

【参考答案】

一、名词解释

1. 肝功能不全　各种病因严重损害肝脏细胞，使其代谢、分泌、合成、解毒、免疫等功能严重障碍，机体可出现黄疸、出血、感染、肾功能障碍及肝性脑病等临床综合征，称为肝功能不全。

2. 肝性脑病　肝功能衰竭的患者，在临床上常会出现一系列神经精神症状，最后进入昏迷状态。这种在严重肝病时所继发的神经精神综合征，称为肝性脑病。

3. 肝肾综合征　是指肝硬化失代偿期或急性重症肝炎时，继发于肝功能衰竭基础上的功能性肾功能衰竭。急性重症肝炎有时也可引起急性肾小管坏死，也属肝肾综合征。应注意同一病因同时作用于肝和肾而引起的肾功能衰竭，不属肝肾综合征。

4. 假性神经递质　指化学结构与正常递质相似，可竞争性与正常递质的受体结合，但其生物学效应却远较正常递质为弱的一类物质。

5. 急性肝功能衰竭　起病急骤，进展迅速，发病数小时后出现黄疸，很快进入昏迷状态，具有明显的出血倾向，常伴有肾功能衰竭。

6. 慢性肝功能衰竭　病程较长,进展缓慢,呈迁延性过程。临床上常因上消化道出血、感染、碱中毒、服用镇静剂等诱因的作用使病情突然恶化,进而发生昏迷。

7. 氨中毒学说　血氨的生成增多而清除不足时可致血氨升高,增高的血氨通过血脑屏障入脑,使脑代谢和功能障碍,导致肝性脑病。

二、选择题

(一)单选题

1. D　2. E　3. E　4. B　5. C　6. B　7. B　8. C　9. C　10. E　11. B　12. C
13. E　14. C　15. C　16. B　17. B　18. B　19. C　20. D　21. D　22. E　23. C
24. E　25. B　26. B　27. A

(二)多选题

1. AC　2. BC　3. ABCD　4. ABC　5. BD　6. ABCD　7. ABCD

三、填空题

1. 生物性因素　理化性因素　遗传性因素　免疫性因素　营养性因素　　2. 血糖持续性升高　　3. 肾小球滤过率　肾小管重吸收　　4. 严重肝病　神经精神　　5. 脑细胞的能量代谢　脑细胞神经递质　神经细胞膜　6. 降低　抑制　氨　氨　　7. 谷氨酸　乙酰胆碱　谷氨酰胺　γ-氨基丁酸　　8. 苯乙醇胺　羟苯乙醇胺　去甲肾上腺素　多巴胺　　9. 网状结构　　10. 血浆芳香族氨基酸含量增高　支链氨基酸下降　BCAA/AAA 低于正常　　11. 苯丙氨酸　酪氨酸　色氨酸　　12. 高胰岛素　骨骼肌　减少　　13. Cl⁻　　14. 谷氨酸　精氨酸　谷氨酰胺　鸟氨酸循环　　15. 上消化道出血

四、问答题

(一)简答题

1. 肝性脑病时,血氨升高的原因是什么?

答:血氨升高的原因包括血氨清除不足和血氨产生过多两方面:

(1)在肝功能严重障碍时,引起血氨清除不足的机制有:①由于代谢障碍,供给鸟氨酸循环的 ATP 不足;②鸟氨酸循环的酶系统严重受损;③参与鸟氨酸循环的各种基质缺失。

(2)在肝功能严重障碍时,引起血氨产生增多的机制有:①门脉血流受阻,肠黏膜淤血、水肿,肠蠕动减弱以及胆汁分泌减少等,使消化吸收功能降低,导致肠道细菌活跃。②消化吸收功能降低,导致蛋白质吸收降低,未被消化吸收的蛋白质在肠道储留,使肠内氨基酸增多。③若合并有肾功能障碍,尿素排除减少,弥散入肠道的尿素增加,导致产氨增加。④若合并有上消化道出血,则由于肠道内血液蛋白质的增多,也可经细菌分解产氨增多。

2. 简述肝性脑病时,假性神经递质的产生及导致昏迷的机制。

答:食物中蛋白质在消化道中经水解产生氨基酸,其中芳香族氨基酸-苯丙氨酸和酪氨酸,经肠道细菌释放的脱羧酶的作用,分别被分解为苯乙胺和酪胺。正常时,苯乙胺和酪胺被吸收后进入肝脏,在肝脏的单胺氧化酶作用下,被氧化分解而解毒。当肝功能严重障碍时,由于肝脏的解毒功能低下,或经侧支循环绕过肝脏直接进入体循环,血中苯乙胺和酪胺浓度增高。尤其是当门脉高压时,由于肠道淤血,消化功能降低,使肠内蛋白腐败分解过程增强时,将有大量苯乙胺和酪胺入血。血中苯乙胺、酪胺增多使其进入脑内增多。在脑干网状结构的神经细胞内,苯乙胺和酪胺分别在 β-羟化酶作用下,生成苯乙醇胺和羟苯乙醇胺,这两种物质在化学结构上与正常神经递质-去甲肾上腺素和多巴胺相似。因此,当其增多时,可取代去甲肾上腺素和多巴胺被肾上腺素能神经元所摄取,并储存在突触小体的囊泡中。但其被释放后的生理效应则远较去甲肾上腺素和多巴胺弱。因而脑干网状结构上行激动系统的唤醒功能不能维持,从而发生昏迷。

3. 简述肝性脑病时,血浆氨基酸不平衡的表现、原因及引起昏迷的机制。

答:血浆氨基酸失平衡,即芳香族氨基酸(AAA)增多,而支链氨基酸(BCAA)减少。两者比值(BCAA/AAA)下降。原因是:肝功能严重障碍时,肝细胞灭活胰岛素和胰高血糖素的功能降低,使两者浓度均增高,但以胰高血糖素的增多更显著,使体内的分解代谢增强,致使大量芳香族氨基酸由肝和肌肉释放入血。芳香族氨基酸主要在肝脏降解,肝功能严重障碍,一方面,芳香族氨基酸的降解能力降低;另一方面,肝脏的糖异生作用障碍,使芳香族氨基酸转为糖的能力降低,这些均可使血中芳香族氨基酸含量增高。而支链氨基酸的代谢主要在骨骼肌中进行,胰岛素可促进肌肉组织摄取和利用支链氨基酸。肝功能严重障碍,血中胰岛素水平增高,支

病理生理学应试向导

链氨基酸进入肌肉组织增多,因而使其血中含量减少。

引起昏迷的机制:生理情况下,芳香族氨基酸与支链氨基酸同属电中性氨基酸,借同一载体转运系统通过血-脑屏障并被脑细胞摄取。血中芳香族氨基酸的增多和支链氨基酸的减少,使芳香族氨基酸进入脑细胞增多,其中主要是苯丙氨酸、酪氨酸和色氨酸。增多的苯丙氨酸可抑制酪氨酸羟化酶的活性,使正常神经递质的生成减少;增多苯丙氨酸和酪氨酸并在芳香族氨基酸脱羧酶和β-羟化酶作用下,生成假性神经递质苯乙醇胺和羟苯乙醇胺。

进入脑内色氨酸增多的原因,除前述原因外,还与严重肝病时血浆白蛋白减少有关,与白蛋白结合的色氨酸不能通过血-脑屏障,而游离的色氨酸可进入脑内,在脑内,增多的色氨酸在色氨酸羟化酶作用下,生成5-羟色胺(5-HT)。因而,脑内可产生大量的5-羟色胺。5-羟色胺是抑制性神经递质,同时也可作为一种假性神经递质而被肾上腺素能神经元摄取、储存和释放。另外,5-羟色胺也可抑制酪氨酸转变为多巴胺。

由此可见,血中氨基酸的失平衡使脑内产生大量假性神经递质,并使正常神经递质的产生受到抑制。最终导致昏迷。

4. 肝性脑病时,血中 GABA 增多的原因及导致中枢神经系统功能抑制的机制如何?

答:血中 GABA 主要由肠道细菌作用于肠内容物而产生。正常时,GABA 可进入肝脏进行进一步代谢。肝性脑病时,患者血中 GABA 可增多,其原因为:①当肝脏功能严重障碍时,由于 GABA 分解减少或通过侧支循环绕过肝脏,使其在血中含量增加;②如果伴有上消化道出血时,由于血液是细菌形成 GABA 的良好底物,来自肠道的 GABA 更多。使血中 GABA 浓度明显增多。正常时 GABA 并不能通过血-脑屏障进入脑内,但在由于严重肝病所引起血-脑屏障通透性增高时,则 GABA 可进入脑内,GABA 即是突触后抑制递质,又是突触前抑制递质,因而在突触间隙产生抑制作用,导致中枢神经系统功能抑制,产生肝性脑病。

5. 减少肝性脑病诱因的常用措施有哪些?

答:减少肝性脑病诱因的常用措施有:①严格控制蛋白摄入量,减少氮负荷;②避免饮食粗糙质硬,防止上消化道大出血;③防止便秘,以减少肠道有毒物质进入体内;④注意利尿、放腹水、低血钾等情况,防止诱发肝性脑病;⑤由于患者血-脑屏障通透性增强、脑敏感性增高。因此,肝性脑病患者用药要慎重,特别是要慎用止痛、镇静、麻醉等药物,防止诱发肝性脑病。

6. 降低血氨的常用措施有哪些?

答:降低血氨的常用措施有:①降低肠道 pH 值。口服乳果糖等使肠道 pH 值降低,减少肠道生成 NH_3 并促进 NH_3 转变为 NH_4^+ 排出;②由于谷氨酸可结合 NH_3 生成谷氨酰胺以减少 NH_3 的毒性,所以临床上应用谷氨酸或精氨酸以降血氨;③纠正水、电解质和酸碱平衡紊乱,特别是要注意纠正碱中毒。

7. 简述肝肾综合征时,肾血管收缩的可能因素。

答:肝肾综合征时肾血管收缩可能与下列因素有关:①肾交感神经张力增高:肝硬化晚期大量腹水形成或放腹水、利尿或因上消化道大出血、门静脉压增高等可致有效循环血量减少,引起儿茶酚胺释放增多,肾小动脉收缩;②肾素-血管紧张素-醛固酮系统激活:肾血流量减少,肾素-血管紧张素-醛固酮系统激活,促进肾血管收缩;③激肽系统活动异常:缓激肽可舒张肾血管,肝肾综合征时,激肽释放酶-激肽系统异常,舒血管物质不足;④前列腺素、白三烯的作用:肝病时 LTS 及 TXA_2 增多可使肾血管收缩;⑤内皮素-1 的作用:ET-1 在肝肾综合征时生成增多,可使肾血管、肾小球系膜细胞收缩,GFR 减少;⑥内毒素血症:肝硬化伴肝肾综合征时血浆内毒素水平增高,对肝肾综合征的发生有一定作用;⑦假性神经递质的作用:肝性脑病时,假性神经递质增多,也可能对肝肾综合征的发生有一定作用。

总之,重症肝病患者由于腹水和门脉高压等原因,引起有效循环血量的减少,导致肾血流量的减少,同时交感-肾上腺髓质系统、肾素-血管紧张素-醛固酮系统的活性增强;加之,肝功能严重障碍所致的假性神经递质、内皮缩血管肽、内毒素以及 TXA_2 等物质的产生增多或清除减少。这些可使肾血管收缩、GFR 降低,引起肝肾综合征的发生。

8. 肝硬化引起腹水的机制是什么?

答:①肝硬化时,肝内纤维组织增生和肝细胞结节状再生,压迫门静脉分支,使门静脉压增高;肝内形成肝动脉-门静脉间异常吻合支,动脉血流入门静脉,使门静脉压升高。门静脉压升高使肠系膜毛细血管压增高,液体漏入肠腔增多,产生腹水。②肝功能降低,白蛋白合成减少,血浆胶体渗透压降低,促进液体漏入腹腔增多。③肝静脉受压扭曲、闭塞,引起肝窦内压升高,由肝窦漏入肝组织间隙的血浆成分增加,超过淋巴回流的能力,漏出

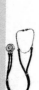

的血浆成分从肝表面漏入腹腔,形成腹水。④门脉高压等原因使血液淤滞在肠、胃、脾等脏器,使有效循环血量减少,肾血流量减少,一方面使肾小球滤过率降低,另一方面肾素分泌增加,肾素-血管紧张素-醛固酮系统激活,醛固酮产生增多,同时肝脏对醛固酮的灭活减少,也使醛固酮过多。肝功能障碍时,心房钠尿肽减少,而心房钠尿肽可抑制肾小管重吸收钠。以上作用均可导致机体水、钠排泄异常,发生钠水潴留,促进腹水形成。

9. 简述血氨升高对脑组织的毒性作用。

答:(1)脑内神经递质发生改变:①脑内氨水平增高可直接影响谷氨酸水平及谷氨酸能神经传递;②增强抑制性神经元活动;③可使中枢兴奋性递质乙酰胆碱减少。此外,还可引起脑内多巴胺及去甲肾上腺素等神经递质水平发生变化。

(2)干扰脑细胞能量代谢:①抑制丙酮酸脱氢酶的活性,妨碍丙酮酸的氧化脱羧过程,使 NADH 和乙酰辅酶 A 生成减少,进而三羧酸循环过程停滞,可使 ATP 产生减少。②抑制 α-酮戊二酸脱氢酶,使三羧酸循环反应过程不能正常进行,使 ATP 产生减少。③α-酮戊二酸经转氨基生成谷氨酸过程,消耗了大量 NADH,其大量消耗使 ATP 产生减少。④大量氨与谷氨酸合成谷氨酰胺时,消耗了大量 ATP。⑤Na^+-K^+-ATP 酶活化,消耗 ATP。

(3)氨对神经细胞膜的影响:氨可与钾离子竞争通过细胞膜上的钠泵进入细胞内,造成细胞缺钾;另外还可以干扰神经细胞膜上的钠泵活性。细胞内外 Na^+、K^+ 分布异常直接影响膜电位、细胞的兴奋及传导等活动。

10. 肝性脑病发生的诱因有哪些?

答:①氮负荷增加:肝硬化病人发生的上消化道出血,过量蛋白饮食、输血等外源性负荷过度以及肝肾综合征等所致的氮质血症、低钾性碱中毒或呼吸性碱中毒、便秘、感染等内源性氮负荷过度均可诱发肝性脑病。②血脑屏障通透性增强:血脑屏障通透性增高,外周血液循环中原来通不过血脑屏障的一些神经活性物质(如 γ-氨基丁酸)或毒物得以进入脑内,同时脑内正常的神经递质也可能漏入血浆,从而影响神经细胞的正常代谢与生物电活动,诱发脑病发生。因此,血脑屏障通透性改变是诱发脑病发生的前提条件。实验证明,高碳酸血症、缺血、缺氧、碱中毒、感染、内毒素血症、高渗溶液、硫醇、胺盐、脂肪酸、饮酒以至精神过度紧张等都会使血脑屏障通透性增加,使神经毒质进入脑内而诱发昏迷。③脑的敏感性增高:严重肝病患者,体内各神经毒质增多,在毒性物质的作用下,脑对药物或氨等毒性物质的敏感性增高,因此当使用止痛、镇静、麻醉以及氯化铵等药物时,易诱发肝性脑病。感染、缺氧等也可增强脑对毒性物质的敏感性而诱发肝性脑病。

11. 简述肝性脑病防治的病理生理学基础。

答:①防止诱因:减少氮负荷;防止上消化道出血、便秘;注意预防因利尿、放腹水、低血钾等情况而诱发肝性脑病;慎重用药,防止药物诱发肝性脑病。②降低血氨:口服乳果糖降低肠道 pH 值,减少肠道产氨和促进氨的排出;应用谷氨酸或精氨酸降血氨;纠正水、电解质和酸碱平衡紊乱;口服新霉素抑制肠道细菌。③其他:口服或静注以支链氨基酸为主的氨基酸混合液,纠正氨基酸的不平衡。可给予左旋多巴。可选择肝移植。

(二)论述题

1. 试述肝性脑病发病机制中的假性神经递质学说。

答:该学说认为,肝性脑病的发生是由于假性神经递质在网状结构的神经突触部位堆积,使神经突触部位冲动的传递发生障碍,从而引起神经系统的功能障碍而导致昏迷的。

脑干网状结构上行激动系统能激动整个大脑皮质的活动,维持其兴奋性,使机体处于醒觉状态。上行激动系统在网状结构中多次更换神经元,通过的突触多。突触在传递信息时需要多种神经递质,其中主要有去甲肾上腺素、多巴胺,二者在维持脑干网状结构上行激动系统的唤醒功能中具有重要作用。

假性神经递质的产生:正常时蛋白质在消化道中分解成氨基酸,其中的芳香族氨基酸,如苯丙氨酸和酪氨酸在肠道细菌脱羧酶的作用下转变为苯乙胺和酪胺,经门静脉输送到肝,经单胺氧化酶作用而被分解清除。当肝功能严重障碍或有门体侧支循环时,肝脏对苯乙胺和酪胺的清除作用减弱;发生门脉高压时,肠道淤血,消化功能降低,肠内蛋白质腐败分解过程增强,苯乙胺和酪胺产生增加,二者均会导致血中的苯乙胺和酪胺浓度增加。血中苯乙胺和酪胺的增加,使其进入脑内增加,在脑细胞 β-羟化酶作用下苯乙胺和酪胺被羟化,形成苯乙醇胺和羟苯乙醇胺。苯乙醇胺和羟苯乙醇胺的化学结构与真性神经递质去甲肾上腺素和多巴胺极为相似,但其释放后生理效能却远较去甲肾上腺素和多巴胺为弱,故称之为假性神经递质。当假性神经递质增多时,在脑干网状结构激动系统中可竞争性的取代去甲肾上腺素和多巴胺,使脑干网状结构上行激动系统功能失常,以致大脑功能发生抑制,出现意识障碍乃至昏迷。

2. 试述肝性脑病发病机制中的血浆氨基酸失衡学说。

答：肝性脑病与血浆支链氨基酸(BCAA)/芳香族氨基酸(AAA)比值的下降有关。

　　血浆氨基酸比值失衡的原因是：①支链氨基酸减少：由于肝功能严重障碍或门体侧支循环形成，致使胰岛素在肝内灭活能力减弱，形成高胰岛素血症。后者可增强骨骼肌和脂肪组织对支链氨基酸的摄取和分解，故血浆的 BCAA 水平下降。②芳香族氨基酸增加：肝功能衰竭时，胰岛素和胰高血糖素的降解都减低，因而血中浓度均升高，但胰高血糖素较胰岛素的升高更为显著，致使胰岛素/胰高血糖素比值下降，体内分解代谢大于合成代谢，大量 AAA 从肌肉和肝蛋白质被分解出来，使 AAA 产生增加；同时又由于肝功能受损，AAA 的降解能力降低及糖异生作用减弱，血中 AAA 明显增多。

　　血浆氨基酸比值失衡的后果：生理条件下，BCAA 和 AAA 由同一个载体转运，因此通过血脑屏障时相互之间会发生竞争。氨基酸比值失衡时，AAA 过多而优先进入脑内。脑内芳香族氨基酸酪氨酸、苯丙氨酸、色氨酸增多时，可抑制酪氨酸羟化酶，使真性神经递质多巴胺和去甲肾上腺素合成减少。同时在芳香族氨基酸脱羧酶作用下，生成大量的假性神经递质苯乙醇胺和羟苯乙醇胺。

（郭晓笋　王建丽　于　莉）

第十八章　肾功能不全

【大纲要求】
　　掌握：急性肾功能衰竭的概念、分类、发病机制以及少尿期的功能代谢变化；慢性肾功能衰竭的概念、功能代谢变化以及肾脏疾患的常见的独立风险因子；尿毒症的概念以及特征性功能代谢变化。
　　熟悉：肾功能不全的基本发病环节；慢性肾功能不全的病因和发病机制。
　　了解：肾功能不全的防治原则。

▲**重点难点提示**：掌握急性肾衰的发病机制以及少尿期的功能代谢变化，慢性肾衰的功能代谢变化

【内容精析】
　　肾脏的生理功能：①排泄功能：排出体内代谢产物、药物和毒物；②调节功能：调节水、电解质和酸碱平衡以及维持血压；③内分泌功能：产生肾素、促红细胞生成素、$1,25-(OH)_2D_3$ 和前列腺素，灭活甲状旁腺素和胃泌素等。
　　当各种病因引起肾功能严重障碍时，会出现多种代谢产物、药物和毒物在体内蓄积，水、电解质和酸碱平衡紊乱，以及肾脏内分泌功能障碍的临床表现，这一临床综合征为肾功能不全（renal insufficiency）。肾功能衰竭是肾功能不全的晚期阶段。

第一节　肾功能不全的基本发病环节
　　肾小球滤过、肾小管重吸收及肾的内分泌与生物代谢活动是肾脏发挥调节与排泄作用的基本环节。肾功能不全的基本发病环节包括三个方面。
　　一、肾小球滤过功能障碍
　　1. 肾小球滤过率降低　　主要与以下因素有关：肾血流量减少，肾小球有效滤过压降低、肾小球滤过面积减少。
　　2. 肾小球滤过膜通透性改变　　炎症、损伤和免疫复合物可破坏滤过膜的完整性或降低其负电荷而导致通透性增加。
　　二、肾小管功能障碍
　　1. 近曲小管功能障碍　　可导致肾性糖尿、氨基酸尿、钠水潴留和肾小管性酸中毒等，可引起尿中对氨基马尿酸、酚红、青霉素以及某些用于泌尿系统造影的碘剂排泄的减少。
　　2. 髓袢功能障碍　　破坏肾髓质的高渗环境，原尿浓缩障碍，可出现多尿、低渗或等渗尿。
　　3. 远曲小管和集合管功能障碍　　远曲小管功能障碍，可导致钠、钾代谢障碍和酸碱平衡失调。集合管功能障碍可出现肾性尿崩症。
　　三、肾脏内分泌功能障碍
　　肾素-血管紧张素-醛固酮系统、激肽释放酶-激肽系统功能障碍，前列腺素、促红细胞生成素、$1,25-(OH)_2-D_3$ 合成不足等，会引起相应的肾功能障碍。

第二节　急性肾功能衰竭
　　急性肾功能衰竭（acute renal failure，ARF）是指各种原因在短期内引起肾脏泌尿功能急剧障碍，以致机体内环境出现严重紊乱的病理过程，临床表现有水中毒、氮质血症、高钾血症和代谢性酸中毒。
　　一、分类和病因
　　1. 肾前性肾功能衰竭　　由于有效循环血量减少、心输出量下降及引起肾血管收缩的因素导致肾血液灌流不足，肾小球滤过率减少而发生的急性肾功能衰竭。见于各种休克早期。
　　2. 肾性急性肾功能衰竭　　是指各种原因引起的肾脏的实质性病变而导致的急性肾功能衰竭，又称器质性肾功能衰竭。主要病因包括：①肾小球、肾间质和肾血管疾病；②急性肾小管坏死是引起肾性急性肾

功能衰竭的最重要原因,最常见于肾缺血和再灌注损伤、各种内/外源性肾毒物引致的急性肾小管损伤。

3. 肾后性急性肾功能衰竭　是指肾以下尿路梗阻所致的肾功能急剧下降为肾后性肾功能衰竭。常见于双侧输尿管结石、盆腔肿瘤和前列腺肥大等引起的尿路梗阻。

二、发病机制

(一)肾血管及血流动力学异常

1. 肾灌注压下降

2. 肾血管收缩

交感-肾上腺髓质系统兴奋
RAS 系统激活
激肽和前列腺素合成减少
内皮素合成增加

$\left.\begin{array}{l}\ \\ \ \\ \ \\ \ \end{array}\right\}$ →入球小动脉收缩→GFR↓

3. 肾毛细血管内皮细胞肿胀

肾血管内皮细胞膜钠泵失灵
大量自由基产生→血管内皮细胞损伤 $\left.\begin{array}{l}\ \\ \ \end{array}\right\}$ →内皮细胞肿胀

4. 肾血管内凝血　急性肾功能衰竭患者血液黏度增高、血和尿中纤维蛋白降解产物增加、肾小球毛细血管内有纤维蛋白和血小板沉积。

(二)肾小管损伤

肾小管细胞损伤机制与细胞能量代谢和膜转运系统功能的变化密切相关,各种损伤因素引起肾小管细胞的重吸收与分泌功能紊乱以及肾小管细胞的坏死性损伤和凋亡性损伤。

1. 肾小管阻塞　临床上可见于异型输血、挤压综合征等引起的急性肾小管坏死,脱落的上皮细胞碎片、肌红蛋白、血红蛋白等所形成的管型阻塞肾小管腔,一方面使原尿不易通过引起少尿,同时管腔内压升高使有效滤过压下降,导致肾小球滤过率(GFR)减少。

2. 原尿回漏　原尿经受损的肾小管管壁处返漏入间质,可直接造成尿量减少,还可引起肾间质水肿,压迫肾小管,使囊内压升高,GFR 减少,出现少尿。

3. 管-球反馈机制失调　管-球反馈是在肾单位水平上的自身调节。在急性肾小管坏死时,近曲小管对钠和氯的重吸收减少,远曲小管内液中的氯化钠浓度持续升高,可致管-球反馈异常激活,入球小动脉收缩,GFR 降低。

(三)肾小球滤过系数降低

三、发病过程及功能代谢变化

急性肾功能衰竭按发病时尿量是否减少,可分为少尿型和非少尿型 ARF。

(一)少尿型急性肾功能衰竭

少尿型急性肾衰竭的发展过程可分为少尿期、移行期、多尿期和恢复期 4 个阶段。

1. 少尿期

(1)尿变化　①少尿(<400 ml/24 h)或无尿(<100 ml/24 h):其发生机制与肾血流减少、肾小管损害及滤过系数降低等因素有关。②低比重尿:与肾小管损害引起的尿液浓缩稀释障碍有关。③尿钠高:与肾小管上皮重吸收钠的功能障碍有关。④血尿、蛋白尿,管型尿:由于肾小球滤过障碍和肾小管受损所致。

功能性与器质性急性肾衰竭尿变化的比较,见表 18-1。

表 18-1　　　　　　　　　　**功能性与器质性 ARF 尿变化的不同特点**

	功能性肾衰 (肾前性肾衰)	功能性肾衰 (ATN 少尿期)
尿比重	>1.020	<1.015
尿蛋白	阴性或轻微	+~++++
尿钠(mmol/L)	<20	>40

续 表

	功能性肾衰 （肾前性肾衰）	功能性肾衰 （ATN 少尿期）
尿渗透压（mmol/L）	>700	<250
尿/血肌酐比值	>40：1	<20：1
尿沉渣镜检	轻微	显著
甘露醇利尿效应	佳	差

（2）水中毒

少尿
分解代谢加强，内生水↑ →水潴留→稀释性低钠血症→细胞水肿
输液过多

（3）高钾血症

尿钾排出↓
组织破坏，细胞内钾释放
代酸致细胞内钾外移 →高钾血症（最严重并发症）
输入库存血、摄入高钾食物

（4）代谢性酸中毒

酸性产物排出↓
肾小管泌 H^+、NH_4^+↓，HCO_3^- 重吸收↓ →代谢性酸中毒
分解代谢加强，固定酸生成↑

（5）氮质血症　血中尿素、肌酐、尿酸等非蛋白氮含量显著升高，称为氮质血症。

GFR↓→蛋白质代谢产物排出↓
组织破坏→蛋白质分解代谢↑ →血中非蛋白氮（尿素、肌酐、尿酸等）↑

2. 移行期　尿量增加到每日大于 400 ml 时标志着病人已经进入移行期，提示肾小管上皮细胞开始修复增生，是好转的信号，但是内环境紊乱还无法立即改善。

3. 多尿期　尿量增加到 3 000 ml 或更多时，表示已进入多尿期。

多尿的机制：①肾血流量和肾小球滤过功能渐恢复正常；②新生肾小管上皮细胞功能重吸收尚不成熟；③肾间质水肿消退，肾小管内管型被冲走，阻塞解除；④渗透性利尿。

早期尿素氮等仍明显增高，后期由于尿量明显增加易致脱水、低钾、低钠。

4. 恢复期　尿量逐渐恢复正常，血中非蛋白氮含量下降，水、电解质和酸碱平衡紊乱得到纠正。

（二）非少尿型急性肾功能衰竭

非少尿型的肾内病变和临床表现比少尿型轻，病程较短，预后较好。特点：①尿量不减少；②尿比重低而固定，尿钠含量也低；③氮质血症。

四、急性肾衰防治的病理生理基础

1. 治疗原发病　控制致病因素。

2. 纠正内环境紊乱　①纠正水和电解质紊乱；②处理高钾血症；③纠正代谢性酸中毒；④控制氮质血症；⑤透析疗法。

3. 抗感染和营养支持

4. 针对发生机制用药

第三节　慢性肾功能衰竭

慢性肾功能衰竭（chronic renal failure，CRF）：各种慢性肾脏疾病，随着病情恶化，肾单位进行性破坏，以

病理生理学应试向导

致残存肾单位不足以充分排出代谢废物和维持内环境稳定,进而发生泌尿功能障碍和内环境紊乱,引起代谢废物和毒物的潴留,水、电解质和酸碱平衡紊乱、内分泌功能障碍,并伴有一系列临床症状的病理过程。

一、病因

任何泌尿系统疾病能破坏肾的正常结构和功能者,均可引起肾衰。

二、发展过程(见表18-2)

表18-2　　　　　　　　　　　　慢性肾功能不全的不同发展阶段

发展阶段		内生肌酐清除率	氮质血症	临　床　表　现
代偿期		正常值的30%以上	无	无临床症状,但肾脏储备能力降低
失代偿期	功能不全期	正常值的25%~30%	轻度	可有多尿、夜尿和贫血等
	功能衰竭期	正常值的20%~25%	较重	酸中毒、高磷血症、低钙血症、严重贫血、多尿、夜尿等,伴部分尿毒症症状
	尿毒症期	正常值的20%以下	严重	明显的水、电解质和酸碱平衡紊乱以及多系统功能障碍;尿毒症症状

三、发病机制

(一)原发病的作用

各种慢性肾脏疾病和继发于全身性疾病的肾损害可导致肾单位破坏,有些以肾小球损伤为主,有些则以损害肾小管及破坏肾间质为主。

(二)继发性进行性肾小球硬化

1. 健存肾单位血流动力学的改变　健存肾单位学说认为:慢性肾脏疾病时,损害因素造成病变严重部分的肾单位功能丧失,另一部分损伤较轻或未受损的肾单位加倍工作进行代偿。随着病情发展,健存肾单位数目逐渐减少,当少到不足以维持正常的泌尿功能时,机体就出现内环境紊乱。另外,健存肾单位血流量和血管内流体静压增高,形成肾小球高压力、高灌注和高滤过的"三高"状态,从而导致肾小球纤维化和硬化,进一步破坏健存肾单位,称为肾小球过度滤过学说。

矫枉失衡学说:某些引起毒性作用的体液因子浓度增高并非都是清除减少所致,与肾小球滤过率降低时机体的代偿过程或"矫枉"过程密切相关。

2. 系膜细胞增殖和细胞外基质产生增多　这是肾小球纤维化和硬化的关键。

(三)肾小管-间质损伤

肾小管-间质损伤是多种病理因素综合作用的结果,主要包括慢性炎症、慢性缺氧和肾小管高代谢等。

(四)加重慢性肾功能衰竭的因素

多种因素可以加重慢性肾功能衰竭的进展,主要包括:蛋白尿、高血压、高血脂、尿毒症毒素、营养不良和高血糖等。

四、功能代谢变化

(一)尿的变化

1. 尿量　早期出现夜尿、多尿、低渗尿,晚期出现少尿。

多尿的机制:①肾血流集中在健存肾单位,使其GFR增高,原尿生成增多,原尿流速快,肾小管来不及充分重吸收。②渗透性利尿:健存肾单位滤出的原尿中溶质(如尿素)含量代偿性增高,产生渗透性利尿。③髓质高渗环境形成障碍。

2. 尿渗透压　早期出现低渗尿,晚期出现等渗尿。

3. 尿成分　尿中出现蛋白、红细胞、白细胞、管型等。

(二)氮质血症

由于肾小球滤过率下降导致含氮的代谢终产物在体内蓄积,进而引起血中非蛋白氮含量增高,称为氮质血症。主要表现血中非蛋白氮(NPN)(尿素、肌酐、尿酸等)升高。

在肾功能衰竭早期,血浆尿素氮和血浆肌酐浓度变化均不明显。血浆尿素氮还受内源性与外源性尿素负荷的影响。临床上常采用内生肌酐清除率来判断病情的严重程度,因为它与 GFR 的变化呈平行关系。

（三）水、电解质和酸碱平衡紊乱

1. 钠水代谢障碍 CRF 时,肾脏对钠水负荷的调节适应能力减退。水摄入增加时,可发生水潴留,引起肺水肿、脑水肿和心力衰竭;严格限制水摄入时,可发生脱水;过多限制钠的摄入,易引起低钠血症;当钠摄入过多时,易造成钠水潴留,加重心脏负荷。

CRF 患者失钠的机制:①渗透性利尿;②甲基胍蓄积抑制肾小管对钠的吸收。

2. 钾代谢障碍 早期,血钾浓度多正常。

低钾血症见于:①厌食;②呕吐、腹泻失钾过多;③长期应用排钾利尿剂,尿钾排出增多。

晚期可发生高钾血症,机制为:①少尿排钾减少;②长期应用保钾利尿剂;③酸中毒;④感染等使分解代谢增强;⑤溶血;⑥含钾饮食或药物摄入过多。

3. 镁代谢障碍 CRF 晚期伴少尿时可引起高镁血症。

4. 钙磷代谢障碍

（1）高磷血症 CRF 早期,GFR 降低,肾脏排磷减少,血磷暂时性升高并引起低钙血症,后者可导致甲状旁腺激素(PTH)分泌增多。PTH 抑制健存肾单位肾小管对磷的重吸收,肾脏排磷增多,血磷可恢复正常。随病情进展,健存肾单位太少,继发性 PTH 分泌增多已不能维持磷的充分排出,发生高血磷。

（2）低钙血症 血液中钙磷浓度之间有一定关系,当血磷浓度升高时,血钙浓度就会降低;$1,25-(OH)_2VD_3$ 生成不足,肠钙吸收减少;磷酸根在肠内与食物中的钙结合形成难溶解的磷酸钙;肾毒物损伤肠道,影响肠道钙磷吸收。

5. 代谢性酸中毒 CRF 晚期因受损肾单位增多,可出现代谢性酸中毒:①GFR 降低到 20 ml/min 时,酸性产物滤过减少;②继发性 PTH 分泌增多,抑制近曲小管上皮细胞碳酸酐酶活性,近曲小管排氢和重吸收碳酸盐减少;③肾小管上皮细胞产 NH_3 减少,H^+ 排出障碍。

（四）肾性骨营养不良

肾性骨营养不良是 CRF 尤其是尿毒症的严重并发症,亦称肾性骨病。包括儿童的肾性佝偻病和成人的骨质软化、纤维性骨炎、骨质疏松、骨囊性纤维化。发病机制包括:

1. 高血磷、低血钙与继发性甲状旁腺功能亢进 由于 PTH 的溶骨作用,增加了骨质脱钙,导致骨质疏松。同时局部钙磷乘积可大于 70,形成局部钙结节。血钙降低可使骨质钙化障碍。

2. 维生素 D_3 活化障碍 活性维生素 D_3 生成减少,使骨盐沉着障碍和肠道吸收钙减少,引起骨软化。

3. 酸中毒 酸中毒可促进骨盐溶解,还可干扰 $1,25-(OH)_2-D_3$ 的合成以及肠吸收钙。

（五）肾性高血压

肾性高血压的机制:

水钠潴留
肾素血管紧张素—醛固酮系统激活 ⎫
肾单位大量破坏→激肽、PGE_2 和 PGA_2 ↓ ⎭ →高血压

（六）出血倾向

主要表现为皮下淤斑和黏膜出血,如鼻出血、胃肠道出血等。这主要是由于体内蓄积的毒性物质抑制血小板的功能所致。血小板功能障碍表现为:①血小板第 3 因子的释放受到抑制,凝血酶原激活物生成减少;②血小板的黏着和聚集功能减弱,因而出血时间延长。

（七）肾性贫血

CRF 患者大多伴有贫血,且贫血程度与肾功能损害程度往往一致。肾性贫血的发生机制:①促红细胞生成素生成减少导致骨髓红细胞生成减少;②体内蓄积的毒性物质对骨髓造血功能的抑制;③毒性物质抑制血小板功能所致的出血;④毒性物质使红细胞破坏增加引起溶血;⑤肾毒物可引起肠道对铁和蛋白等造血原料的吸收减少或利用障碍。

第四节 尿毒症

尿毒症(uremia)是急、慢性肾衰竭的最严重阶段,除水、电解质和酸碱平衡紊乱及肾脏内分泌功能失调外,还出现内源性毒性物质蓄积而引起的一系列自身中毒症状。

一、尿毒症毒素

1. 尿毒症毒素的来源　①正常代谢产物在体内蓄积；②外源性毒物未经机体解毒、排泄；③毒性物质经机体代谢又产生新的毒性物质；④正常生理活性物质浓度持续升高。

2. 尿毒症毒素分类　根据分子量大小可分为小分子毒素（分子量小于 500）、中分子毒素（分子量 500～5 000）和大分子毒素。

3. 常见的尿毒症毒素　包括 PTH、胍类化合物、尿素、多胺、未知中分子量物质等。

二、尿毒症时的功能代谢变化（表 18 - 3）

表 18 - 3　　　　　　　　　　尿毒症的功能代谢变化

	功能代谢变化
神经系统	中枢神经系统功能紊乱：头痛、头昏、烦躁等，严重时出现尿毒症性脑病；周围神经病变：乏力、足部发麻、腱反射减退，甚至麻痹
消化系统	出现最早，厌食、恶心、呕吐等，这些与肠道细菌的尿素酶分解尿素，产氨增多和促胃液素灭活减少，导致胃肠道黏膜发生溃疡有关
心血管系统	充血性心力衰竭和心律失常，晚期出现尿毒症性心包炎
呼吸系统	Kussmaul 呼吸，呼出气有氨味，严重者出现肺水肿和纤维素性胸膜炎或肺钙化
免疫系统	明显抑制细胞免疫；体液免疫变化不大
皮肤变化	出现皮肤瘙痒，干燥，脱屑等，瘙痒可能与毒性物质刺激皮肤感觉神经末梢及继发性甲状腺功能亢进所导致皮肤钙沉积有关
代谢障碍	糖代谢：糖耐量降低 蛋白质代谢：负氮平衡 脂肪代谢：高脂血症

三、慢性肾衰竭及尿毒症的治疗原则

包括：①防治原发病；②消除加重肾损伤原因；③饮食控制与营养疗法；④透析疗法；⑤肾移植。

【同步练习】

一、名词解释

1. 急性肾功能衰竭（acute renal failure，ARF）　**2.** 肾前性急性肾功能衰竭（prerenal acute renal failure）　**3.** 肾性急性肾功能衰竭（renal aeute renal failure）　**4.** 肾后性急性肾功能衰竭（postrenal acute renal failure）　**5.** 管-球反馈（tubuloglomerular feedback）　**6.** 少尿（oliguria）　**7.** 无尿（anuria）　**8.** 氮质血症（azotemia）　**9.** 慢性肾功能衰竭（chronic renal failure）　**10.** 健存肾单位学说（intact nephron hypothesis）　**11.** 肾小球过度滤过假说（glomerular hyperfiltration hypothesis）　**12.** 夜尿（nocturia）　**13.** 肾性骨营养不良（renal osteodystrophy）　**14.** 尿毒症（uremia）

二、选择题

（一）单选题

1. 属于肾前性肾功能衰竭的病因是（　　）

　　A. 急性肾炎　　　　B. 肾血栓形成　　　　C. 汞中毒　　　　D. 尿路梗阻　　　　E. 休克

2. 以下哪项**不是**肾性急性肾衰竭的病因（　　）

　　A. 急性肾小球肾炎　　B. 尿路梗阻　　　　C. 急性肾中毒　　　　D. 溶血性疾病　　　　E. 持续肾缺血

3. 属于肾后性急性肾衰竭的病因是（　　）

　　A. 药物中毒　　　　B. 挤压伤　　　　C. 高胆红素血症　　　　D. 前列腺肥大　　　　E. 血红蛋白性肾病

4. 肾小管原尿回漏的原因是（　　）

　　A. 原尿流速缓慢　　　　　　B. 肾小管阻塞　　　　　　C. 肾间质水肿

病理生理学应试向导

D．尿量减少　　　　　　　　　　E．肾小管上皮细胞坏死脱落

5. 下述哪项**不是**急性肾衰竭的发病机制（　　）
A．肾内 DIC　　　　　　　　B．原尿返流　　　　　　　　C．肾血管收缩
D．肾缺血-再灌注损伤　　　　E．肾单位进行性肥大

6. 急性肾小管坏死的尿液变化中**没有**以下哪一项（　　）
A．尿渗透压<250 mOsm/L　　B．尿钠含量<20 mmol/L　　　C．尿比重<1.015
D．蛋白尿、管型尿　　　　　　E．尿/血肌酐<20：1

7. 急性肾功能衰竭少尿期致死的主要原因是（　　）
A．高钾血症　　B．低钾血症　　　C．高磷血症　　D．高钠血症　　E．低钠血症

8. ARF 发病的中心环节是（　　）
A．肾小管原尿返流　　B．GFR 降低　　　C．肾血流量减少　　D．肾小管阻塞　　E．以上都不对

9. 关于 ARF 多尿期的发生机制，下述正确的是（　　）
A．近曲小管功能障碍　　　　　B．原尿回漏减少　　　　　　C．肾小球滤过功能障碍
D．新生肾小管尿液浓缩功能不全　E．远曲小管功能障碍

10. **不属于** ARF 临床表现的是（　　）
A．高钾血症　　　　　　　　　B．水中毒　　　　　　　　　C．代谢性酸中毒
D．氮质血症　　　　　　　　　E．高磷血症、低钙血症

11. ARF 少尿期如果输入大量水分会导致（　　）
A．水肿　　　　　B．水中毒　　　C．低渗性脱水　　D．高渗性脱水　　E．等渗性脱水

12. CRF 时病人有出血倾向的主要原因是（　　）
A．血小板数量下降　　　　　　B．血小板功能障碍　　　　　C．血小板寿命缩短
D．骨髓造血功能障碍　　　　　E．与肾性高血压的发生有关

13. 与肾性骨营养不良发病**无关**的是（　　）
A．酸中毒　　　　　　　　　　B．维生素 D_3 缺乏　　　　　C．PTH 增多
D．肾小管磷重吸收增加　　　　E．以上全对

14. CRF 在迅速纠正酸中毒后会发生手足搐搦，是因为（　　）
A．游离钙浓度降低　　　　　　B．促进肠道形成磷酸钙　　　C．抑制骨骼脱钙
D．肠道钙吸收减少　　　　　　E．促进血磷浓度增高

15. CRF 时的钙磷代谢障碍是（　　）
A．血磷升高，血钙升高　　　　B．血磷升高，血钙降低　　　C．血磷降低，血钙升高
D．血磷降低，血钙降低　　　　E．血磷正常，血钙降低

16. 肾性贫血的主要原因与下述哪项有关（　　）
A．氮质血症　　B．酸中毒　　　C．维生素 D_3 缺乏　　D．EPO 减少　　E．PTH 增多

17. 符合慢性肾衰尿变化的表现是（　　）
A．多尿—少尿　　　　　　　　B．夜尿、多尿—少尿　　　　C．少尿—多尿
D．夜尿、少尿—多尿　　　　　E．都不符合

18. 尿毒症时最早出现和最突出的症状是（　　）
A．神经系统症状　　　　　　　B．消化系统症状　　　　　　C．心血管系统症状
D．呼吸系统症状　　　　　　　E．血液系统症状

19. 下述与尿毒症病人发生消化系统溃疡有关的是（　　）
A．酸中毒　　　　　　　　　　B．肠道产氨过多　　　　　　C．消化道细菌繁殖
D．酮体增多，丙酮呼出过多　　E．胃泌素分泌减少

20. 非少尿型 ARF 尿液变化的特点**不包括**（　　）
A．相对密度较低　　　　　　　B．尿沉渣中细胞较多　　　　C．尿量较多
D．尿浓缩功能障碍　　　　　　E．尿钠含量低

21. 近曲小管功能障碍时会出现（　　）

A．低渗尿 　　　　　B．氨基酸尿 　　　　　C．多尿 　　　　　D．等渗尿 　　　　　E．肾性尿崩症

22. 慢性肾衰时最常见的酸碱平衡紊乱是（　　）
   A．代谢性酸中毒 　　　　　B．代谢性碱中毒 　　　　　C．呼吸性酸中毒
   D．呼吸性碱中毒 　　　　　E．混合性酸碱平衡紊乱

23. 肾脏髓祥功能障碍时会出现（　　）
   A．肾性糖尿 　　　　　B．肾性尿崩症 　　　　　C．磷酸盐尿
   D．多尿 　　　　　E．肾小管性酸中毒

24. 集合管损害易发生（　　）
   A．肾性糖尿 　　　　　B．氨基酸尿 　　　　　C．肾小管性蛋白尿
   D．磷酸盐尿 　　　　　E．肾性尿崩症

25. 肾素释放增加是由于（　　）
   A．神经抑制 　　　　　B．血容量增多 　　　　　C．动脉血压升高
   D．肾动脉狭窄 　　　　　E．血管紧张素原减少

26. 肾功能衰竭是指（　　）
   A．发生氮质血症的各种疾病
   B．以血尿、蛋白尿为主的病理过程
   C．少尿、无尿超过5h的病理过程
   D．肾功能障碍引起代谢产物蓄积、水电解质酸碱紊乱及肾脏内分泌障碍
   E．各种肾实质疾病引起的病理过程

27. 异型输血引起急性肾功能衰竭时首先出现的变化是（　　）
   A．肾内血流分布异常 　　　　　B．白细胞变形能力降低 　　　　　C．肾小管阻塞
   D．原尿回漏 　　　　　E．合成前列腺素减少

28. 关于急性肾功能衰竭多尿期，下述项概念是**错误**的（　　）
   A．早期肾小球滤过率仍低于正常 　　B．肾小管上皮细胞功能不完善 　　C．进入多尿期氮质血症立即被纠正
   D．多尿期可发生脱水 　　　　　E．多尿期可发生低钾血症

29. 在肾前性急性肾功能衰竭中，下述哪项是**错误**的（　　）
   A．尿渗透压升高 　　　　　B．尿比重下降 　　　　　C．可见氮质血症
   D．可伴高钾血症 　　　　　E．可有代谢性酸中毒

30. 关于急性肾小管坏死多尿期，下述哪项原因是**错误**的（　　）
   A．肾血流量恢复 　　　　　B．肾小管阻塞解除 　　　　　C．渗透性利尿
   D．肾小球滤过率明显高于正常 　　E．肾小管上皮细胞重吸收能力低下

31. 关于非少尿型ARF，下述说法**错误**的是（　　）
   A．尿量在400～1 000 ml/d 　　　　B．尿钠含量低 　　　　　C．无氮质血症
   D．低比重尿 　　　　　E．预后比少尿型的要好

32. 判断慢性肾功能衰竭程度的最佳指标是（　　）
   A．血压高低 　　　　　B．贫血程度 　　　　　C．血液pH值
   D．血清NPN 　　　　　E．内生肌酐清除率

33. 内生肌酐清除率降至正常的20%～25%，有典型的临床表现，表示慢性肾功能衰竭已发展到（　　）
   A．肾储备能力降低阶段 　　　　B．肾功能不全阶段 　　　　　C．肾功能衰竭阶段
   D．终末尿毒症阶段 　　　　　E．以上都不是

34. 慢性肾衰晚期尿渗透压接近血浆渗透压的原因是（　　）
   A．肾小球滤过障碍 　　　　　B．ADH分泌异常 　　　　　C．肾脏浓缩能力降低
   D．肾脏浓缩和稀释能力均丧失 　　E．肾小管阻塞

35. 关于血肌酐浓度下述哪项是**错误**的（　　）
   A．受肌肉代谢影响 　　　　　B．受肾脏排泄量影响 　　　　C．受外源性蛋白摄入量影响
   D．在CRF早期变化不明显 　　E．血肌酐值>178 μmol/L，表明肾脏进入失代偿期

36. 尿毒症脑病的发病机制涉及（   ）

    A．血中尿毒症毒素蓄积　　　　B．脑代谢障碍　　　　C．水、电解质平衡失调

    D．代谢性酸中毒　　　　E．以上都对

37. 伴随尿毒症发生的口臭是由于（   ）

    A．尿素分解产生的氨增多　　　　B．过度换气时呼出的二氧化碳　　　　C．细菌在咽部繁殖

    D．硫醇所致　　　　E．酮体增多，丙酮排出

38. 在 CRF 与尿毒症病人的饮食中，下述哪项是**错误**的（   ）

    A．低磷饮食　　　　B．高热量饮食　　　　C．适当矿物质与微量元素

    D．高蛋白饮食　　　　E．高必需氨基酸

（二）多选题

1. 可以引起急性肾前性衰竭的因素有（   ）

    A．严重伤烧　　　B．挤压伤　　　C．低钾血症　　　D．休克　　　E．感染

2. 急性肾衰竭少尿期可出现（   ）

    A．水中毒　　　B．高钾血症　　　C．代谢性酸中毒　　　D．高钙血症　　　E．氮质血症

3. 急性肾衰竭引起水中毒的原因有（   ）

    A．醛固酮分泌增多　　　　B．肾排水减少　　　　C．体内代谢分解增强，内生水增多

    D．高钠血症　　　　E．抗利尿激素分泌增多

4. 下列说法符合非少尿期急性肾衰竭临床特征的有（   ）

    A．尿钠增多　　　　B．尿量正常或增多　　　　C．临床症状较轻，预后好

    D．氮质血症　　　　E．代谢性酸中毒

5. 关于肾性贫血的发生机制，正确的有（   ）

    A．血液中毒性物质抑制红细胞生成　　　　B．铁的再利用障碍

    C．出血　　　　D．红细胞破坏增多

    E．促红素生成减少

6. 慢性肾衰竭患者发生代谢性酸中毒主要由于（   ）

    A．呕吐丢失大量碱性物质　　　　B．肾脏泌 H^+、NH_4^+ 减少

    C．硫酸根、磷酸根蓄积　　　　D．肾小管上皮细胞碳酸酐酶活性受抑制

    E．酸性代谢产物的蓄积

7. 关于急性肾衰竭多尿期正确的是（   ）

    A．可发生休克　　　　B．新生肾小管代偿性增加钠水重吸收

    C．可发生脱水　　　　D．可发生低钾血症

    E．肾小管阻塞被解除

8. 对急性肾衰竭处理正确的是（   ）

    A．纠正代谢性酸中毒　　　　B．预防和治疗并发感染　　　　C．处理高钾血症

    D．严格控制水钠的摄入　　　　E．控制氮质血症

9. 肾脏的内分泌功能包括（   ）

    A．分泌肾素　　　　B．分泌促红细胞生成素　　　　C．分泌 PGE_2、PGI_2、PGF_2

    D．生成 $1,25-(OH)_2-D_3$　　　　E．分泌抗利尿激素

10. 肾性高血压的发病机制包括（   ）

    A．钠水潴留　　　　B．肾血管收缩　　　　C．肾脏降压物质减少

    D．酸中毒　　　　E．血浆肾素浓度增加

三、填空题

1. 急性肾功能衰竭根据发病原因可分为_____、_____、_____3 类。

2. 少尿型急性肾衰竭一般可分为_____、_____、_____和_____4 个阶段。

3. 慢性肾衰的病程是进行性加重的，可分为_____、_____、_____和_____4 个阶段。

4. 少尿期出现的_____是病人死亡的最主要的原因，严重者需采用_____疗法以清除体内代谢产物及有害

病理生理学应试向导

191

物质。

5. 尿毒症患者最早和最突出的症状是_____系统症状,早期表现为_____。

6. 急性肾衰竭少尿期可出现_____、_____、_____、_____及_____等表现。

四、问答题

(一)简答题

1. 简述肾功能不全时肾脏内分泌功能障碍的表现及其发生机制。

Please describe the manifestaion and pathogenesis of renal endocrine dysfunction in renal insufficiency briefly.

2. 简述功能性肾衰和器质性肾衰的鉴别。

Please relate the discrimination between the functional renal failure and parenchymal renal failure.

3. 简述急性肾功能衰竭时发生代谢性酸中毒的主要机制。

Please describe the pathogenesis of metabolic acidosis in acute renal failure.

4. 急性肾功能衰竭少尿期最危险的并发症是什么?简述其机制。

What is the most serious complication of acute renal failure? Describe its pathogenesis.

5. 试述急性肾功能衰竭多尿发生的机制。

Please describe the pathogenesis of polyuria in ARF.

6. 慢性肾功能衰竭钾怎么变化?机制是什么?

How does potassium change in CRF and what is the pathogenesis for it?

7. 试述慢性肾功能衰竭尿变化的特点及其机制。

Please describe the change of urine in chronic renal failure and its mechanism.

8. 尿毒症时所蓄积毒性物质的主要来源是什么?

What are the sources of uremic toxins in uremia?

9. 尿毒症神经系统功能紊乱的主要表现及其机制是什么?

What is the manifestation of nervous system dysfunction in uremia? What is the pathogenesis for it?

(二)论述题

1. 简述急性肾功能衰竭发生的原因与分类。

Please describe the etiological factors and classification of acute renal failure.

2. 简述肾小球损伤引起急性肾功能衰竭的机制。

Please relate the pathogenesis of acute renal failure induced by glomerular injury.

3. 简述肾小管损伤引起急性肾功能衰竭的机制。

Please relate the pathogenesis of acute renal failure induced by renal tubular injury.

4. 慢性肾功能衰竭伴发高血压的机制是什么?

What is the pathogenesis of hypertension in chronic renal failure?

5. 慢性肾功能衰竭肾性骨营养不良的发病机制是什么?

What is the pathogenesis of renal osteodystrophy in chronic renal failure?

6. 慢性肾功能衰竭肾性贫血的发生机制是什么?

What is the pathogenesis of renal anemia in chronic renal failure?

五、病例分析

男性患者,35岁,发生车祸而导致右腿发生严重挤压伤,送入医院。

体格检查:神志清楚,表情淡漠,血压 65/40 mmHg,脉搏 110 次/min,呼吸 26 次/min,伤腿发冷发绀,并出现肿胀。行导尿有 250 ml 尿液。立即静脉补液和甘露醇脱水,血压升至 110/75 mmHg,但仍无尿。入院时查血 K^+ 5.3 mmol/L,输液后再查血 K^+ 8.5 mmol/L。立即予以截肢。入院 72 h 内,总尿量为 250 ml,呈酱油色,内含有肌红蛋白。在继续观察的 20 d 中,病人仍然无尿,进行持续腹膜透析。因腹膜透析并发腹膜炎,右下残肢发生部分坏死。入院 21 d,测 BUN 7.9 mmol/L,血清肌酐 389 μmol/L,血 K^+ 6.6 mmol/L,pH 值 7.20,$PaCO_2$ 30 mmHg,HCO_3^- 10.6 mmol/L。尿中有蛋白和颗粒细胞管型。虽然经过多方治疗,但病人一直少尿或无尿,于入院后 25 d 死亡。

问题:

病理生理学应试向导

（1）简述该患者发生急性肾衰的类型、原因和机制。

（2）解释该患者的临床表现。

【参考答案】

一、名词解释

1. **急性肾功能衰竭** 简称急性肾衰竭，是由于各种原因引起肾脏在短时间内泌尿功能急剧障碍，以至机体内环境出现严重紊乱的病理过程，表现为水中毒、氮质血症、高钾血症和代谢性酸中毒。大多数病人有少尿或无尿，少数 ARF 病人尿量可正常。

2. **肾前性急性肾功能衰竭** 肾脏血液灌流量急剧降低所引起的急性肾功能衰竭。肾脏无器质性病变，一旦肾脏血液灌流量得以恢复，则肾脏功能可迅速恢复，故这种急性肾功能衰竭又称为功能性肾功能衰竭或肾前性氮质血症。

3. **肾性急性肾功能衰竭** 由于各种致病原因引起的肾脏实质病变而导致的急性肾功能衰竭，又称为器质性肾衰，以肾缺血和肾中毒引起的急性肾小管坏死最常见。

4. **肾后性急性肾功能衰竭** 由于肾以下尿路梗阻引起的急性肾功能衰竭。常见于双侧尿路结石、盆腔肿瘤和前列腺肥大和前列腺肿瘤引起的尿路梗阻。早期并无肾实质损害，若及时解除梗阻，肾泌尿功能可以恢复。

5. **管-球反馈** 在肾单位水平的自身调节，当肾小管液中的溶质浓度和流量改变时，其信号通过致密斑和肾小球旁器感受、放大和传递，从而改变肾小球的灌流和 GFR，达到平衡。

6. **少尿** 每 24 h 总尿量低于 400 ml。

7. **无尿** 每 24 h 总尿量低于 100 ml。

8. **氮质血症** 血中尿素、尿酸、肌酐等非蛋白氮含量显著升高（NPN＞28.6 mmol/L）。

9. **慢性肾功能衰竭** 各种慢性肾脏疾病，使肾单位发生进行性、不可逆性破坏，残存的肾单位不能充分排出代谢废物和维持恒定的内环境，导致代谢废物和毒物在体内积聚，水、电解质与酸碱平衡的紊乱，以及肾脏内分泌功能的障碍，称之为慢性肾功能衰竭。

10. **健存肾单位学说** 各种损害肾脏的因素持续不断地作用于肾脏，造成病变严重部分的肾单位功能丧失，而另一部分损伤较轻或未受损的健存肾单位加倍工作以代偿。随着疾病发展，健存肾单位/受损肾单位的比值逐渐变小，当健存肾单位代偿不足以维持正常的泌尿功能时，机体就出现内环境紊乱。

11. **肾小球过度滤过假说** 部分肾单位遭破坏后，健存肾单位血流量和血管内流体静压升高，使 GFR 增高以代偿。但健存肾单位的过度灌注和过度滤过导致肾小球纤维化和硬化，进一步破坏健存肾单位。

12. **夜尿** 患者夜间尿量与白天尿量相近甚至超过白天尿量。

13. **肾性骨营养不良** 在慢性肾功能衰竭时，由于钙磷及维生素 D 代谢障碍、PTH 分泌增多、酸中毒、铝积聚等因素引起的肾性骨病，包括儿童的肾性佝偻病和成人的骨质软化症、纤维性骨炎、骨质疏松、骨囊性纤维化。

14. **尿毒症** 急性或慢性肾衰竭发展到严重阶段，以致代谢终末产物和内源性毒性物质滞留在体内，引起水、电解质和酸碱平衡紊乱以及肾脏内分泌机能失调，出现一系列自体中毒症状，称为尿毒症。

二、选择题

（一）单选题

1. E   2. B   3. D   4. E   5. E   6. B   7. A   8. B   9. D   10. E   11. B   12. B
13. B   14. A   15. B   16. D   17. B   18. B   19. B   20. B   21. B   22. A   23. D
24. E   25. D   26. D   27. C   28. C   29. B   30. D   31. C   32. E   33. C   34. D
35. C   36. E   37. A   38. D

答题简析：

题2. B 尿路梗阻是肾后性急性肾衰竭

题3. D 其余属于肾性 ARF

题7. A 高钾血症严重可引起室颤和心脏停搏

题10. E 高磷低钙见于 CRF

题14. A 慢性肾衰竭患者常有酸中毒，使血中结合钙解离，维持血钙浓度，同时氢离子对神经肌肉的应激性具有直接抑制作用，若过快纠酸，使游离钙转为结合钙，使血钙浓度降低而出现手足搐搦

题20. B 非少尿型 ARF 尿沉渣中细胞较少，管型较少

病理生理学应试向导

（二）多选题

1. ABDE　　2. ABCE　　3. ABCE　　4. BCDE　　5. ABCDE　6. BDE　　7. ACDE　　8. ABCDE
9. ABCD　　10. ABCE

三、填空题

1. 肾前性急性肾功能衰竭　肾性急性肾功能衰竭　肾后性急性肾功能衰竭　　2. 少尿期　移行期　多尿期
恢复期　　3. 代偿期　肾功能不全期　肾功能衰竭期　尿毒症期　　4. 高钾血症　透析　　5. 消化系统　厌
食　　6. 少尿或无尿　水中毒　高钾血症　代谢性酸中毒　氮质血症

四、问答题

（一）简答题

1. 简述肾功能不全时肾脏内分泌功能障碍的表现及其发生机制。

答：(1) 高血压：①肾素生成释放增多，血管紧张素Ⅱ水平增高；②肾素-血管紧张素-醛固酮系统激活；③前列腺素
　　产生减少；④肾激肽释放酶-激肽系统活性降低，激肽生成减少。

　　(2) 贫血：肾衰时 EPO 产生减少。

　　(3) 钙、磷代谢紊乱和肾性骨营养不良：严重肾衰时，肾内 1α-羟化酶减少，维生素 D_3 活化障碍，从而导致维生
　　素 D_3 减少以及肠道钙吸收障碍。引起肾性骨营养不良。

　　(4) 消化性溃疡：严重肾衰时胃泌素灭活减少，胃酸分泌增多，导致溃疡发生。

2. 简述功能性肾衰和器质性肾衰的鉴别。

答：

	器质性肾衰	功能性肾衰
尿比重	<1.015	>1.020
尿沉渣镜检	显著，褐色颗粒管型，红白细胞及变形上皮细胞	轻微
尿渗透压(mmol/kg)	<350	>400
尿钠含量(mmol/L)	>30	<20
尿蛋白	＋～＋＋＋＋	阴性或微量
尿/血肌酐比值	<10：1	>40：1
补液原则	严格控制入液量	迅速扩容
补液后反应	尿量持续↓，症状恶化	尿量↑，症状改善

3. 简述急性肾功能衰竭时发生代谢性酸中毒的主要机制。

答：①GFR 降低，酸性代谢产物排出减少；②肾小管泌 H^+ 和 NH_3 的能力下降，碳酸氢钠重吸收减少；③分解代谢
　　增强，体内固定酸产生增多。

4. 急性肾功能衰竭少尿期最危险的并发症是什么？简述其机制。

答：急性肾功能衰竭少尿期最危险的并发症是高钾血症，可因室颤或心搏骤停而死亡，其发生机制为：①少尿使
　　排钾减少；②组织损伤和分解代谢增强，使细胞内钾释放到细胞外增加；③酸中毒时细胞外 H^+ 与细胞内 K^+
　　进行交换；④低钠血症，远曲小管钠钾交换减少；⑤外源性钾摄入过多。

5. 试述急性肾功能衰竭多尿期多尿发生的机制。

答：①肾血流量和肾小球滤过功能逐渐恢复正常；②新生肾小管上皮细胞功能尚未完全恢复，钠水重吸收能力仍
　　低下；③肾间质水肿消退，肾小管阻塞解除；④少尿期潴留的尿素等代谢产物代偿性经肾小管滤过，发生渗透
　　性利尿。

6. 慢性肾功能衰竭钾怎么变化？机制是什么？

答：CRF 早期，由于尿量没有减少，血钾浓度可正常。可表现低钾血症，机制为：①厌食而摄食不足；②呕吐、腹泻
　　使钾丢失过多；③长期应用排钾利尿剂，尿钾排出增多。

　　晚期可发生高钾血症，机制为：①尿量减少，排钾减少；②长期应用保钾利尿剂；③酸中毒；④感染使分解代谢

增强;⑤溶血;⑥含钾饮食或药物摄入过多。

7. 试述慢性肾功能衰竭尿变化的特点及其机制。

答:①尿量:早期,患者表现多尿(24 h 尿量超过 2 000 ml),夜尿(夜间排尿增多)。多尿的机制:健存肾单位血流代偿性增加,原尿滤过量增加,流速快,妨碍肾小管重吸收;原尿中溶质含量代偿性增高,产生渗透性利尿;肾髓质高渗环境形成障碍,浓缩功能降低。晚期,由于肾单位大量破坏,肾小球滤过率极度减少,出现少尿。②尿比重:早期,尿浓缩功能降低而稀释功能正常,出现低比重尿;晚期,尿浓缩和稀释功能同时受损,出现等渗尿。③尿成分:出现蛋白尿,由于肾小球损伤导致大量蛋白滤过,同时伴有肾小管重吸收功能收缩,因此可以出现蛋白尿。由于肾小球基底膜断裂,受损红细胞通过肾小管各段又受到不同渗透压的作用,因此可出现变形红细胞尿。蛋白质在肾小管内凝固,故尿中出现管型。

8. 尿毒症时所蓄积毒性物质的主要来源是什么?

答:①在体内蓄积的正常代谢产物,如尿素、胍、多胺等;②外源性毒物未经机体解毒,如铝的潴留;③毒性物质经体内代谢产生新的毒性物质;④正常生理活性物质浓度持续升高,如 PTH。

9. 尿毒症神经系统功能紊乱的主要表现及其机制是什么?

答:中枢神经系统功能紊乱的主要表现有头痛、头昏、烦躁不安、理解力和记忆力减退等,严重时可出现神经抑郁、嗜睡甚至昏迷,称为尿毒症性脑病。周围神经病变表现有乏力、足部发麻、腱反射减弱或消失,最后可发生麻痹。发生机制主要包括:①毒性物质的蓄积可引起神经细胞变性;②电解质和酸碱平衡紊乱;③肾性高血压所致的脑血管痉挛、缺氧和毛细血管通透性增高,可引起脑神经细胞变性和脑水肿。

(二)论述题

1. 请分析急性肾功能衰竭(ARF)发生的原因与分类。

答:引起急性肾功能衰竭的主要原因可分为肾前性、肾性和肾后性 3 类。

(1)肾前性因素:各种可以引起有效循环血量减少和肾血管强烈收缩,而引起肾血液灌流量和 GFR 显著降低的因素,常见于各型休克早期。肾前性因素引起的肾功能衰竭称为肾性急性肾功能衰竭。

(2)肾性因素:由于各种原因引起肾实质病变而产生的急性肾功能衰竭,称为肾性肾功能衰竭。最常见的为急性肾小管坏死,引起急性肾小管坏死的原因包括:持续性的肾脏缺血或休克好转后的再灌注损伤;某些肾毒物如重金属、某些抗生素、磺胺类药物、某些有机化合物、蛇毒、鱼胆等可以直接损害肾小管,引起肾小管上皮细胞变性、坏死。另外,肾脏本身的疾病如肾小球肾炎、狼疮性肾炎等肾小球损伤、急性间质性肾炎、药物过敏等导致的肾间质损伤、肾小球毛细血管血栓形成和微血管闭塞等微血管疾病以及肾动脉狭窄等大血管病变也可引起弥漫性肾实质损害,导致肾性急性肾功能衰竭。

(3)肾后性因素:指肾以下尿路梗阻引起的肾功能急剧下降称肾后性急性肾功能衰竭,常见于双侧尿路结石、盆腔肿瘤和前列腺肥大、前列腺癌等引起的尿路梗阻。

2. 简述肾小球损伤引起急性肾功能衰竭的机制。

答:肾缺血和肾小球本身病变均可以影响肾小球滤过功能,使 GFR 下降,导致急性肾功能衰竭。

(1)肾血管和血流动力学改变:①肾灌注压下降:当动脉血压低于 80 mmHg 时,肾血流失去自我调节能力,肾小球灌流压下降,有效滤过压减少,GFR 降低。②肾血管收缩:这是休克、毒物等引起 ARF 初期的机制。肾血管收缩的机制:交感肾上腺髓质系统兴奋,儿茶酚胺增多;肾素分泌增加,肾素-血管紧张素系统激活;激肽和前列腺素合成减少;内皮素合成增加。以上因素可使入球小动脉收缩,肾小球有效滤过压下降,GFR 降低;③肾缺血、缺氧及中毒可损伤血管内皮细胞,使肾毛细血管内皮细胞肿胀和管腔狭窄;④肾血管内凝血,机制包括:血液黏度增高;红细胞聚集和变形能力降低;血小板聚集;白细胞黏附、嵌顿。血管内凝血可以引起肾内 DIC 的发生,阻塞血管。

(2)肾小球滤过系数降低:肾缺血、中毒可以直接损伤肾小球,使肾小球滤过面积减少,滤过膜通透性下降,从而使 GFR 下降,引起急性肾功能衰竭。

3. 简述肾小管损伤引起急性肾功能衰竭的机制是什么?

答:(1)肾小管阻塞:肾缺血、肾中毒引起肾小管坏死时的细胞碎片、异型输血时的血红蛋白、挤压综合征时的肌红蛋白可在肾小管内形成各种管型,阻塞肾小管管腔。肾小管阻塞,一方面使原尿不易通过肾小管,引起少尿;另一方面使肾小管腔内压升高,有效滤过压降低,GFR 减少,引起少尿。

(2)原尿回漏:持续肾脏缺血和肾中毒,肾小管上皮细胞变性、坏死、脱落,原尿经破损的肾小管管壁返漏入肾

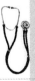

间质,一方面直接使尿量减少;另一方面使肾间质水肿,间质高压,并压迫肾小管和肾小管周围的毛细血管,使肾小管囊内压升高,GFR减少,出现少尿。

(3) 管-球反馈机制失调:在急性肾小管坏死时,近曲小管对钠和氯的重吸收减少,远曲小管内液中的氯化钠浓度持续升高,可致管-球反馈异常激活,入球小动脉收缩,GFR降低。

4. 慢性肾功能衰竭伴发高血压的机制是什么?

答:①钠水潴留:慢性肾功能衰竭时,由于肾排钠、排水功能降低,钠、水在体内潴留,引起血容量增加和心输出量增大;动脉灌注压升高,反射性引起血管收缩,外周阻力增加;长时间血管容量扩张可刺激血管平滑肌细胞增生,血管壁增厚,血管阻力增加。此种高血压称之为钠依赖性高血压。②肾素分泌增加:在某些肾疾病患者,由于肾相对缺血,激活了肾素-血管紧张素系统,Ang Ⅱ直接收缩小动脉,使外周阻力增加,醛固酮增多又可引起钠水潴留,引起高血压,称之为肾素依赖性高血压。③肾脏分泌的抗高血压物质减少:肾单位大量破坏,生成激肽、前列腺素 A_2 和 E_2 等降压物质明显减少。

5. 慢性肾功能衰竭肾性骨营养不良的发病机制是什么?

答:①钙磷代谢障碍和继发性甲状旁腺功能亢进:慢性肾功能衰竭患者由于高血磷导致血钙水平下降,后者刺激甲状旁腺引起继发性甲状旁腺功能亢进,分泌大量 PTH。PTH 的溶骨作用,增加骨质脱钙,导致骨质疏松,同时局部钙磷乘积可大于 70,形成局部钙结节。血钙降低可使骨质钙化障碍。②维生素 D_3 活化障碍:慢性肾功能衰竭患者由于 $1,25-(OH)_2-D_3$ 合成减少,致使肠对钙吸收发生障碍,出现胶原蛋白合成减少、低钙血症和骨质钙化障碍。病变如发生在生长中的骨骼,则为肾性佝偻病;病变发生在成年人,则为骨软化症。③酸中毒:酸中毒可使骨动员加强,促进骨盐溶解,引起骨质脱钙。此外,酸中毒还可干扰 $1,25-(OH)_2-D_3$ 的合成,抑制肠对钙磷的吸收。④铝积聚:慢性肾功能衰竭时,肾排铝减少,铝可以直接抑制骨盐沉着,干扰骨质形成,导致骨软化,还可抑制成骨细胞功能,使骨质形成受阻。

6. 慢性肾功能衰竭肾性贫血的发生机制是什么?

答:①促红细胞生成素生成减少:由于肾实质破坏,促红素产生减少,从而使骨髓红细胞生成减少。②体内蓄积的毒性物质如甲基胍可抑制骨髓造血功能。③毒性物质抑制血小板功能所致的出血。④毒性物质使红细胞破坏增加引起溶血。⑤肾毒物可引起肠道对铁和蛋白质等造血原料吸收减少或利用障碍。

五、病例分析

答:(1) 该病人右腿发生严重挤压伤,尿中有肌红蛋白,说明肌红蛋白释放入血,导致肾小管损伤。

类型:由于静脉补液和甘露醇治疗后仍然无尿,故属于急性肾性肾衰竭。

机制:该患者膀胱导尿导出 250 ml,入院 72 h,病人总尿量为 250 ml,呈酱油色,内含肌红蛋白,证明发生肾性ARF。其主要机制是大量肌红蛋白释放入血,沉积于肾小管。肌红蛋白属于内源性毒物,沉积于肾小管后,导致肾小管上皮细胞脱落。脱落的细胞和沉积的肌红蛋白在肾小管内形成各种管型,阻塞肾小管管腔,阻塞上方的管腔内压升高,有效滤过压降低,导致 GFR 减少,出现无尿或少尿。

(2) 该患者的临床表现属于发生 ARF 后的机体的功能代谢变化。

尿的变化:少尿、无尿;尿中有蛋白和颗粒、细胞管型。

高钾血症:血钾高至 8.6 mmol/L。

代谢性酸中毒:pH 值 7.20, $PaCO_2$ 30 mmHg, HCO_3^- 10.5 mmol/L。

氮质血症:BUN 7.9 mmol/L,血清肌酐 389 μmol/L。

(薛 冰 郭晓笋 于 莉)

第十九章　脑功能不全

【内容精析】

　　1. 脑细胞的组成　由神经元和神经胶质细胞构成，前者主要实施脑的各项功能，后者主要对神经元起营养和保护作用。

　　2. 脑功能不全　表现为：①脑对脏器功能活动调节和感觉、运动异常。②语言文字、学习记忆、思维意识、认知情感等高级功能异常。

　　3. 脑功能不全的常见原因　①脑血管性疾病（包括：缺血性和出血性脑血管性疾病）；②感染性疾病；③神经退行性疾病，如阿尔茨海默病（Alzheimer's disease, AD）和帕金森综合征（Parkinson's disease）；④创伤：有脑实质损伤和脑膜损伤；⑤肿瘤：包括原发性颅内肿瘤和转移性肿瘤；⑥其他：遗传性疾病（有单基因、多基因、线粒体遗传病及染色体病）、代谢性疾病、中毒、先天性疾病和脱髓鞘性疾病等。

　　4. 脑功能不全的特点　①病因的多样性；②病情的复杂性；③症状的多样性；④体征的繁杂性；⑤疾病的难治性。

第一节　认知障碍

　　认知（cognition）也称之为认识，认知是指机体认识和获取知识的智能加工过程，是脑的高级功能，涉及学习、记忆、语言、思维、精神、情感、时间空间定向能力等一系列心理和社会行为。认知障碍（cognitive disorder）是指与学习记忆以及思维判断有关的大脑高级智能加工过程出现异常，从而引起严重的学习、记忆障碍，同时伴有失语、失用或失认等改变的病理过程。认知障碍诊治困难，而学习记忆功能障碍是其中最重要的表现形式。

　　一、认知障碍的临床表现

　　（一）学习、记忆障碍和痴呆

　　1. 学习（learning）　学习是获取外界信息过程；记忆是信息获取、贮存及巩固、再现和读出的神经过程。记忆障碍有不同分类方法，如按时间长短可分瞬时记忆、短期记忆和长期记忆；根据内容分为形象记忆、动作记忆等。

　　2. 痴呆（dementia）　是一种获得性、持续性智能损害综合征，至少包括以下3项精神障碍：语言、记忆、视空间能力、情感、人格和其他认知功能障碍；可分为早、中、晚期3个阶段，患者常死于感染或脏器功能障碍等并发症。

　　（二）失语（aphasia）

　　失语是后天获得性的、由于脑损伤引起的语言理解和表达能力障碍。患者在意识清晰、无精神和严重智能障碍、无视觉与听觉缺损，亦无口、咽、喉发音器官瘫痪及共济失调等情况下，听不懂别人及自己的讲话，说不出要表达的意思，不理解也写不出病前会读、会写的句子。主要类型有：①运动性失语；②感觉性失语；③混合性失语。

　　（三）失用（apraxia）

　　失用是指脑部疾病时，患者在无运动和感觉障碍、无意识与智能障碍情况下，无法在全身动作的配合下，正确使用部分肢体功能去完成习惯动作。但患者可在不经意情况下完成该动作。主要类型有：①观念性失

病理生理学应试向导

用;②观念运动性失用;③运动性失用;④结构性失用;⑤穿衣性失用。

（四）失认（agnosia）

失认是指患者在无视觉、听觉和触觉障碍,无意识与智能障碍情况下,不能通过某一种感觉辨认熟知物体,但可通过其他感觉认识。主要类型有:①触觉性失认;②视觉性失认;③听觉性失认;④身体体位性失认。

（五）其他精神、神经活动的改变

（六）不同脑区损害产生的认知障碍的特点

认知的结构基础是大脑皮质,有严密的形态结构和功能定位,其由主区与辅助区组成,具体不同脑区损害产生的认知障碍见表 19-1。

表 19-1　　　　　　　　　　不同脑区损害时认知障碍的表现

脑区	脑区功能	损伤表现
额叶	创造性思维与判断、自主运动、书写、情节记忆和回忆	长时程情节记忆障碍
6 区		失写症
9 区和 12 区		额叶性痴呆
44 区和 45 区		运动性失语
大脑颞叶	听觉信息处理	新记忆形成障碍
海马和蓝斑	编码空间记忆信息	空间或情感记忆障碍
杏仁核	情感记忆的形成和贮存	情感记忆障碍
枕叶	视觉刺激	
17 区	感受与接受视觉刺激	视野缺陷
18 区和 19 区	整合视觉信息与内容	不能识别物体
顶叶	感觉信息高级整合与加工	
1~3 区		对侧感觉障碍
39 区		感觉性失读症
40 区		触觉缺失
优势侧顶叶	经特定感觉辨认以往熟悉物体、空间定位	失认和空间定位障碍

二、认知障碍原因

（一）颅脑外伤

认知障碍尤其是学习记忆障碍,是颅脑外伤后常见问题,影响患者躯体、行为和情绪等方面健康。

（二）脑缺血性损伤

1. 能量耗竭和酸中毒　缺血缺氧状态下,ATP 生成减少,能量消耗。无氧酵解增强,引起代酸,加重缺血损伤。

2. 脑细胞内 Ca^{2+} 超载　Ca^{2+} 超载干扰氧化磷酸化,能量产生障碍;激活细胞内 Ca^{2+} 依赖性酶,导致细胞成分异常分解;激活磷脂酶使膜磷脂降解,产生血栓素、白三烯等,激活血小板,促进微血栓形成。

3. 自由基损伤　自由基产生和清除失衡导致自由基增多,脑缺血导致氮氧自由基增加。

4. 谷氨酸兴奋性毒性　谷氨酸对神经元有极强的兴奋作用,被称为兴奋性氨基酸(EAA)。兴奋性毒性是指脑缺血缺氧造成的能量代谢障碍直接抑制细胞膜上的 $Na^+ - K^+ - ATP$ 酶的活性,使胞外 K^+ 浓度显著增高,神经元去极化,EAA 在突触间隙大量释放,过度激活 EAA 受体,使突触后神经元过度兴奋并最终死亡的病理过程。

5. 炎症细胞因子失衡损害　脑缺血或退行性变可产生 IL-1、IL-6,TNF-α 和 TGF-β 等,直接或间接造成神经元损伤。如 AD 患者,小胶质细胞释放 IL-1 和 IL-6 诱发神经元损伤。

（三）脑组织中蛋白质异常聚集积聚

1. 基因变异后的蛋白异常聚集　脑神经细胞退行性变性疾病中阿尔茨海默病脑损伤区 Aβ-淀粉肽异常聚集，是受损脑区老人斑的主要成分。Aβ-淀粉肽的神经毒性表现在：①低血糖和兴奋性氨基酸等毒性效应的放大；②直接细胞毒性：破坏细胞钙稳态、促进自由基产生和使 tau 蛋白过度磷酸化。

2. 蛋白合成后的异常修饰　蛋白质合成后的正常加工修饰，赋予蛋白质不同的结构和功能，是蛋白质结构和功能多样性的基础。蛋白质的异常修饰，可导致其结构异常、功能降低或丧失。如 AD 患者，tau 蛋白可被异常磷酸化、糖基化和泛素化，从而使细胞骨架受到损害，干扰轴浆运输，影响神经末梢和突触传递。糖基化是指在特定糖基转移酶的作用下，将糖基以共价键的形式连接到蛋白质分子形成糖蛋白的过程。泛素是与蛋白质降解有关的一种小分子蛋白质，在微管蛋白被蛋白酶降解的过程中，可与靶蛋白共价结合以传递降解信息，去除异常或受损的蛋白质。

组蛋白是指细胞核中与 DNA 结合的碱性蛋白质的总称。其翻译后修饰包括甲基化和去甲基化、乙酰化、泛素化和磷酸化等。

（四）环境因素和慢性全身性疾病

毒品、药物和重金属等可对脑产生损害，如铝中毒，学习记忆能力下降。

（五）脑老化

如在 AD 患者的神经元中，30 岁以后多巴胺含量可随年龄增长而递减。

（六）精神、心理活动异常

轻松、愉快和多彩的生活可促进大脑皮质的增长。

（七）其他因素的影响

受教育、社会地位等因素影响认知功能。

三、学习记忆障碍的发生机制

学习记忆是认知的基础，学习记忆障碍是认知障碍的最重要表现形式。

（一）神经调节分子及其受体异常

1. 神经递质及其受体异常　神经元之间的信息传递主要是通过神经递质及相应的受体完成的。神经递质及相应的受体的异常均可导致不同类型和程度的认知障碍，具体如下：

（1）多巴胺减少　中枢重要的儿茶酚胺类神经递质，与相应膜受体结合发挥作用。多巴胺显著降低可导致智能减退等高级神经功能活动障碍，如帕金森病。

（2）去甲肾上腺素升高　是肾上腺素能神经末梢释放的主要递质。过多的去甲肾上腺素释放可损害学习、记忆能力。

（3）γ-氨基丁酸　是中枢抑制性神经递质，过度释放可损害学习、记忆功能。

（4）乙酰胆碱减少　是学习和记忆功能关系最密切的神经递质之一，阿尔茨海默病（AD）患者大脑皮质和海马中，胆碱乙酰转移酶与同年龄正常者相比减少 50%～90%。胆碱能神经元和乙酰胆碱显著减少。

2. 神经肽异常　精氨酸加压素，生长抑素，神经肽 Y、P 物质等参与学习记忆。

（1）精氨酸加压素　巩固记忆和回忆过程，如脑缺血期后显著降低。

（2）生长抑素　在皮质、海马、基底节和丘脑下部含量最高，参与学习与记忆过程，如脑缺血期后显著降低。

（3）神经肽 Y、P 物质　神经肽 Y 是含量最多的多肽之一，促进记忆巩固和再现。P 物质与学习和记忆有关，帕金森氏患者 P 物质水平降低。

3. 神经营养因子异常　神经营养因子促进神经系统生长发育，保护与修复损伤神经细胞，提高认知与记忆能力。动物实验提示神经生长因子可以缓解 AD 记忆障碍症状，脑源性神经营养因子可缓解脑缺血后记忆障碍。

4. 雌激素水平异常　雌激素可影响女性学习记忆能力，对神经元有保护作用，并可促进神经生长因子产生与受体表达。

（二）蛋白质磷酸化失衡

主要引起短期记忆障碍。

（三）蛋白质合成受阻

主要引起长期记忆障碍。

（四）突触功能异常

突触是神经元之间的功能联系部位，突触可塑性（包括长时程增强和长时程抑制）是神经元在外界刺激下结构和功能的适应性变化，在记忆学习中承担信息传递功能。突触传递障碍有：

1. 突触前递质释放失衡　如脑缺血后钙内流异常，导致神经递质大量释放。

2. 突触间隙递质清除异常　如 AD 患者的突触间隙乙酰胆碱水平降低。

3. 突触后异常　树突棘数量和形态的改变，膜受体数量、受体与配体亲和力降低等。

以上因素都可使学习记忆能力下降。

（五）神经回路功能异常

1. Papez 环路功能异常　Papez 环路结构：海马结构-穹窿-下丘脑乳头体-乳头丘脑束-丘脑前核-内囊膝状体-扣带回-海马环路，与长期记忆有关。

2. 海马的三突触环路与单突触环路异常　①海马的三突触环路：内嗅皮层-齿状回-CA3 区-CA1 区-内嗅皮层；②海马的单突触环路：内嗅皮层-CA1 区-内嗅皮层；两个环路均参与空间记忆形成。

四、认知障碍对机体的影响

1. 认知障碍对患者日常生活的影响　认知障碍患者生活能力和生活质量下降，严重者需要专业护理。

2. 认知障碍对患者预后的影响　认知障碍明显影响脑血管病患者神经功能的恢复，患者康复训练效果差、时间长等。

五、认知障碍防治的病理生理基础

1. 对症治疗　防治感染、代谢障碍，有精神症状者抗抑郁、抗焦虑和镇静等治疗。

2. 保护神经细胞　应用神经因子保护剂、Ca^{2+} 拮抗剂等治疗。

3. 调节神经递质　胆碱酯酶抑制剂和多巴胺前体治疗。

4. 手术治疗　AD 患者切除苍白球、定位埋植刺激器等。

5. 认知康复训练　记忆、智力和语言训练。

第二节　意识障碍

意识是指人体对自身状态和环境的感知以及对外界刺激做出恰当反应的能力，是人脑反映客观世界现实的最高形式。

一、意识障碍的临床表现

意识障碍包括觉醒程度降低（量变）和意识内容变化（质变）。

1. 觉醒度降低

（1）恍惚（dizziness）　淡漠，对直接刺激可反应，能对话。

（2）嗜睡（somnolence）　持续觉醒时间短，可唤醒。

（3）昏睡（sopor）　对觉醒刺激有短暂反应，无刺激重入睡。

（4）木僵（stupor）　一般无反应，仅对强烈刺激有反应。

（5）昏迷（coma）　意识完全丧失，对外界刺激无反应，可出现无意识运动，瞳孔对光反射等多种生理反射消失，二便失禁，是最严重的意识障碍。按严重程度分类如下：①浅昏迷：无自发言语和有目的的活动，强烈疼痛刺激可回避且脑干反射保留，睁眼反应消失与无自发语言和有目的动作；②中昏迷：一般刺激无反应，强烈刺激有防御反射，角膜反射弱或消失，呼吸节律紊乱；③深昏迷：任何刺激无反应，瞳孔散大，脑干反射消失，生命体征明显变化。

2. 意识内容异常　在轻度、中度意识障碍情况下，意识内容异常变化：

（1）精神错乱（amentia）　轻度意识障碍，思维紊乱，辨析力低。

（2）谵妄（delirium）　轻度/中度意识障碍，幻觉、错觉、妄想，精神运动性兴奋，间或正确识别周围事物。

（3）意识模糊（confusion）　淡漠和记忆力障碍，识别力和理解力差，时空间定向力障碍，运动协调障碍，无欲状。

（4）朦胧状态（twilight state）　错觉和梦幻觉，可突显无目的行为，行为多接近正常。

二、意识障碍的原因

正常 ARAS-丘脑-大脑皮质结构与功能是维持意识的基础，结构损伤所致意识障碍难恢复，而中毒和代谢紊乱引起的意识障碍可恢复。

（一）颅内疾病

（1）颅内局限性病变　颅脑外伤、脑内血液循环障碍、颅内占位性病变。

（2）脑弥漫性病变　颅内感染、颅脑外伤、蛛网膜下腔出血、脑水肿、脑退行性变性及脱髓鞘性病变。

（3）癫痫发作

（二）代谢紊乱和中毒

（1）营养物质缺乏　缺氧、缺血、低血糖等。

（2）内源性毒素积聚　肝性脑病、肾性脑病、肺性脑病和乳酸性酸中毒。

（3）外源性毒素积聚　各种工、农业毒物。

（4）体液和电解质平衡紊乱　如高渗性昏迷、酸中毒等。

（5）体温过高或过低　如病毒性脑炎和安眠药中毒等。

三、意识障碍的发生机制

（一）ARAS 受损

（1）脑桥上端以上受损，特异性上行传导系统的侧支传入被阻断，ARAS 的兴奋性下降。

（2）中脑网状结构-丘脑-大脑皮质-中脑网状结构间的正反馈环路受损，维持大脑皮质兴奋性的上性冲动丧失，出现意识障碍。

（二）大脑皮质的广泛损伤及功能抑制

清晰的意识要求大脑有正常结构、兴奋状态、能量代谢，才能保持正常意识。脑内弥漫性损伤，全身代谢紊乱，原发性或继发性脑功能异常、毒素对突触的攻击等均可引起意识障碍。

（三）丘脑功能障碍　丘脑神经核团受损。

四、意识障碍对机体的影响

1. 呼吸功能障碍　呼吸功能障碍是重度意识障碍患者最常见的损害。颅内病变等引起颅内压高，压迫脑桥、延髓呼吸中枢，引起通气不足，造成缺氧、CO_2 潴留。意识障碍引起吞咽反射减弱造成的误吸、咳嗽反射减弱及气道清除能力的下降引起肺部感染。意识障碍患者需建立人工气道，如气管切开、插管等侵入性操作，是导致肺部感染的高危因素。感染造成高热、毒素释放等进一步加重意识障碍。

2. 循环功能障碍　意识障碍的许多原发病因可引起脑灌流不足，脑灌流减低、颅内压增高、心血管中枢受损等造成继发性脑灌流不足，可加重意识障碍。

3. 水、电解质和酸碱平衡失调　患者主观感觉和调节能力减弱，易出现各种不同的水、电解质和酸碱平衡紊乱，这些又可进一步加重意识障碍。

4. 其他功能代谢障碍　出现体温异常、应激性溃疡等。

五、意识障碍防治的病理生理基础

对于重度意识障碍者，要针对原因，防治生命功能衰竭。

1. 采取紧急抢救措施　维持呼吸和循环功能，防止呼吸和循环功能衰竭。

2. 迅速明确诊断并对因治疗　对因治疗，减轻脑损伤。

3. 监测生命指征和意识状态　实时监测患者生命体征。

4. 采取脑保护治疗措施　减轻颅内压、脑水肿、改善脑血流。

【同步练习】

一、名词解释

1. 认知障碍（cognitive disorder）　　**2.** 痴呆（dementia）　　**3.** 兴奋性毒性（excitotoxicity）　　**4.** 意识障碍（disorder of consciousness）　　**5.** 昏迷（coma）　　**6.** 精神错乱（confusion）　　**7.** 谵妄（delirium）

二、选择题

（一）单选题

1. 以下说法正确的是（　　）

    A. 痴呆是意识障碍　　　　B. 昏迷是认知障碍　　　　C. 谵妄是意识障碍

    D. 学习记忆障碍是意识障碍　　E. 失语是意识障碍

2. 属于昏迷的症状是（　　）

    A．进食困难　　　　　B．幻觉　　　　　C．智力障碍　　　　D．角膜反射消失　　E．嗜睡状态

3. 下列药物可致急性脑中毒的是(　　)

    A．心得安　　　　　　B．安定　　　　　　C．维生素B　　　　D．阿司匹林　　　　E．安坦

4. 保持意识存在的主要结构是(　　)

    A．丘脑　　　　　　　　　　　　B．脑桥　　　　　　　　　　　C．大脑皮质

    D．间脑　　　　　　　　　　　E．脑干上行网状激动系统

5. 关于脑功能不全的特点,以下选项**错误的**是(　　)

    A．病因的多样　　　B．症状的多样性　　C．病情的复杂性　　D．体征的难测性　　E．疾病的难治性

6. 在学习记忆障碍的发生机制中,神经递质异常多见于(　　)

    A．乙酰胆碱↓,多巴胺↓　　　　　　　　B．去甲肾上腺素↑,γ-氨基丁酸↓

    C．乙酰胆碱↑,多巴胺↓　　　　　　　　D．去甲肾上腺素↑,γ-氨基丁酸↑

    E．乙酰胆碱↓,γ-氨基丁酸↑

7. 关于失认,以下描述正确的是(　　)

    A．与颞叶海马区损伤有关　　　　　　　B．通过某一种感觉不能辨认以往熟悉的物体

    C．皮层语言中枢损伤　　　　　　　　　D．不认识文字

    E．通过各种感觉都不能辨认以往熟悉的物体

8. 关于失语,以下描述正确的是(　　)

    A．意识模糊　　　　　　　B．出现共济失调　　　　　　C．失语源于耳聋

    D．无精神和严重智能障碍　　E．喉癌术后导致失语

9. 以下认知障碍的神经递质及受体异常描述中,**错误**的选项是(　　)

    A．阿尔茨海默病的皮层胆碱乙酰转移酶活性降低

    B．认知异常可见于α1受体激活受抑

    C．帕金森病患者脑内多巴胺减少

    D．阿尔茨海默病的皮层中乙酰胆碱减少

    E．谷氨酸异常增高引起"兴奋性毒性"损伤

10. 以下**不是** AD 患者 tau 蛋白合成后的异常修饰方式或模式(　　)

    A．磷酸化异常　　　　　　B．糖基化　　　　　　C．神经原纤维包涵体

    D．泛素化　　　　　　　E．变性

11. 老年斑的形成与以下神经细胞之间哪种成分聚集有关(　　)

    A．Aβ 淀粉样多肽　　　　　B．ACTH　　　　　C．神经生长因子

    D．谷氨酸　　　　　　　E．β 内啡肽

12. 下列**不属于**神经肽的物质是(　　)

    A．P 物质　　　　　　　B．精氨酸加压素　　　　C．生长抑素

    D．去甲肾上腺素　　　　E．Y 物质

13. 以下与脑缺血 Ca^{2+} 超载引起脑损伤**无明显相关**的是(　　)

    A．Ca^{2+} 加强兴奋-收缩偶联　　　　B．Ca^{2+} 激活细胞内 Ca^{2+} 依赖性酶

    C．Ca^{2+} 激活磷脂酶 C　　　　　　D．Ca^{2+} 沉积于线粒体,干扰氧化磷酸化

    E．Ca^{2+} 激活磷脂酶 A

14. 下列**不属于**意识障碍类型的选项的是(　　)

    A．朦胧　　　　B．精神错乱　　　　C．痴呆　　　　D．昏睡　　　　E．昏迷

15. 关于失用,以下选项正确的是(　　)

    A．患者无意识与智能障碍,但可在不经意情况下完成该动作

    B．肢体瘫痪

    C．患者无运动障碍

    D．患者有感觉障碍

    E．患者有无意识与智能障碍

16. 大脑颞叶损伤多引起（　　）

    A．新记忆形成障碍　　　　　　　B．情感障碍　　　　　　　C．时间记忆障碍

    D．情感记忆障碍　　　　　　　　E．空间记忆障碍

17. 枕叶 17 区损伤多引起（　　）

    A．失写症　　　　　B．视野缺陷　　　　C．痴呆　　　　D．失语　　　　E．失明

18. 额叶 9 区和 12 区损伤多引起（　　）

    A．失写症　　　　　B．触觉缺失　　　　C．额叶性痴呆　　　D．情感记忆障碍　　E．感觉障碍

19. 短期记忆障碍多见于（　　）

    A．蛋白质磷酸化失衡　　　　　　B．新蛋白质合成受阻　　　　C．蛋白合成后的糖基化

    D．泛素化　　　　　　　　　　　E．蛋白合成后的甲基化

20. 以下参与空间记忆形成的环路是（　　）

    A．额叶单突触环路　　　　　　　B．海马三突触环路　　　　　C．杏仁核三突触环路

    D．颞叶单突触环路　　　　　　　E．优势侧顶叶

21. 下列**不属于**急性脑中毒导致意识障碍的因素是（　　）

    A．γ-氨基丁酸增多　　　　　　　B．γ-氨基丁酸减少　　　　　C．脑内 ATP 过量

    D．脑内 ATP 不足　　　　　　　E．低血糖

22. 意识障碍对机体的危害**不包括**（　　）

    A．呼吸功能障碍　　　　　　　　B．水、电、酸碱平衡紊乱　　　C．循环功能障碍

    D．应激性溃疡　　　　　　　　　E．白细胞缺乏

（二）多选题

1. 以下属于认知障碍的临床表现有（　　）

    A．痴呆　　　　　　B．失语　　　　　C．失用　　　　D．抑郁　　　　E．焦虑

2. 以下属于意识障碍的临床表现有（　　）

    A．烦躁　　　　　　B．恍惚　　　　　C．精神错乱　　　D．谵妄　　　　E．意识模糊

3. 脑功能障碍引发循环功能障碍多出现（　　）

    A．脑灌流减低　　　B．血压异常波动　　C．心跳加速　　　D．心脏停跳　　　E．体温过高

4. 脑内雌激素的主要功能（　　）

    A．与学习记忆能力有关　　　　　B．对神经元有保护　　　　　C．促进性别体征发育

    D．促进神经生长因子产生　　　　E．促进神经生长因子受体表达

5. Aβ-淀粉肽引起神经细胞毒性损伤的机制为（　　）

    A．放大低血糖毒性效应　　　　　B．放大氨基酸的兴奋性毒性　　C．破坏细胞钙稳态

    D．tau 蛋白过度磷酸化　　　　　E．促进自由基产生

三、填空题

1. _____是脑各种功能的行使者，而_____主要起营养、支持、保护作用。

2. 学习记忆是认知的基础，学习记忆障碍是_____的最重要表现形式。

3. 在中枢神经系统中兴奋性氨基酸有_____和_____，抑制性氨基酸有_____和_____。

4. 意识障碍的临床表现分两大类，主要为_____和_____。

5. 意识障碍的发生机制实质上就是_____系统发生器质性损伤、代谢紊乱或功能性异常的机制。

6. 谵妄是一种以_____异常为主的急性精神紊乱状态。

7. 昏迷发生的主要机制是_____和_____广泛的轴突损伤和水肿。

8. 在学习记忆障碍的发生机制中，蛋白质磷酸化失衡多引起_____，新蛋白质合成受阻多引起_____。

9. 失语的主要类型有：①_____；②_____；③_____。

10. 脑功能不全的特点：①_____；②_____；③_____；④_____；⑤_____。

四、问答题

1. 简述意识障碍的发生机制。

    Please explain the mechanism of conscious disorder briefly.

病理生理学应试向导

2. 简述学习记忆障碍发生机制中脑组织调节分子的异常。

Please explain the abnormal regulation of brain tissue in learning and memory impairment briefly.

3. 举例简述脑功能不全的常见原因。

Please give an example to explain the causes of brain insufficiency briefly.

4. 简述昏迷及其分类。

Please explain the term and classification of coma.

5. 简述脑缺血引发认知障碍的原因。

Please explain the causes of cognitive disorder caused by cerebral ischemia.

6. 叙述意识障碍引起各系统损伤及其机制。

Please describe systemic disturbance caused by consciousness disorder.

【参考答案】

一、名词解释

1. **认知障碍** 是与学习记忆以及思维判断有关的大脑高级智能加工过程出现异常,从而引起严重的学习、记忆障碍,同时伴有失语或失认等改变的病理过程。

2. **痴呆** 是认知障碍的最严重的表现形式,为慢性脑功能不全产生的获得性和持续性智能障碍综合征。

3. **兴奋性毒性** 指脑缺血缺氧造成的能量代谢障碍直接抑制细胞质膜上的 $Na^+ - K^+ - ATP$ 酶的活性,使胞外 K^+ 浓度明显增高,神经元去极化,兴奋性氨基酸在突触间隙大量释放,因而过渡激活兴奋性氨基酸受体,使突触后神经元过度兴奋并最终死亡的病理过程。

4. **意识障碍** 是指不能正确认识自身状态和(或)客观环境,不能对环境刺激做出反应的一种病理过程,其病理学基础是大脑皮质、丘脑和脑干网状系统的功能异常。

5. **昏迷** 意识完全丧失,大小便失禁,角膜反射、腱反射、皮肤反射和瞳孔对光反射均丧失,对外界刺激无反应,但可出现无意识的运动。

6. **精神错乱** 见于轻度意识障碍的情况下,表现为思维混乱,对周围事物难以理解和辨别。

7. **谵妄** 见于轻度或中度意识障碍的情况下,有幻觉、错觉和妄想,并有精神运动兴奋,间或能正确识别周围事物。

二、选择题

(一)单选题

1. C 2. D 3. B 4. E 5. D 6. A 7. B 8. D 9. B 10. E 11. A 12. D
13. A 14. C 15. A 16. A 17. B 18. C 19. A 20. B 21. C 22. E

(二)多选题

1. ABCDE 2. BCDE 3. ABD 4. ABDE 5. ABCDE

三、填空题

1. 神经元 胶质细胞 2. 认知障碍 3. 谷氨酸 天冬氨酸 GABA 甘氨酸 4. 觉醒度降低 意识内容异常 5. 网状结构-丘脑-大脑皮质 6. 意识内容 7. 大脑半球 脑干网状结构 8. 长期记忆障碍 短期记忆障碍 9. 运动性失语 感觉性失语 混合性失语 10. 病因的多样性 病情的复杂性 症状的多样性 体征的繁杂性 疾病的难治性

四、问答题

1. 简述意识障碍的发生机制。

答:(1) ARAS 受损:表现为①脑桥上端以上受损,特异性上行传导系统的侧支传入被阻断,ARAS 的兴奋性下降;②中脑网状结构-丘脑-大脑皮质-中脑网状结构间的正反馈环路受损,维持大脑皮质兴奋性的上行冲动丧失。

(2) 大脑皮质的广泛损伤及功能抑制:①脑内弥漫性损伤;②全身代谢紊乱;③原发性或继发性脑功能异常;④毒素对突触的攻击。

(3) 丘脑功能障碍。

2. 简述学习记忆障碍发生机制中脑组织调节分子的异常。

答:(1)神经递质及其受体异常:乙酰胆碱↓,多巴胺↓,去甲肾上腺素↑,γ-氨基丁酸↑,具体如下:①多巴胺减少:显著降低可导致智能减退等高级神经功能活动障碍,譬如帕金森病;其过多也可导致认知功能的异常改变。②去甲肾上腺素升高:α1 受体持续、过度激活可致认知异常、α2 受体激动与维持正常的认知功能有关。③乙酰胆碱减少:阿尔茨海默病(AD)患者早期就有 Meynert 基底区胆碱能神经元减少;神经分裂症患者认知障碍程度与皮质乙酰胆碱转移酶活性呈负相关。④γ-氨基丁酸过度释放。

(2) 神经肽异常:精氨酸加压素,生长抑素,神经肽 Y、P 物质↓。

(3) 神经营养因子减少。

(4) 雌激素减少。

3. 举例简述脑功能不全的常见原因。

答:①脑血管性疾病:缺血性和出血性脑血管疾病,如脑出血和脑梗;②感染性疾病,如病毒性脑炎;③神经退行性疾病,如阿尔茨海默病(Alzheimer's disease, AD)和帕金森综合征(Parkinson's Disease);④创伤:有脑实质损伤和脑膜损伤,如颅脑外伤;⑤肿瘤:包括原发性颅内肿瘤和转移性肿瘤,如脑胶质瘤;⑥其他:遗传性疾病(有单基因、多基因、线粒体遗传病及染色体病)、代谢性疾病、中毒、先天性疾病和脱髓鞘性疾病等。

4. 简述昏迷及其分类。

答:(1) 昏迷是指意识完全丧失,大小便失禁,角膜反射、腱反射、皮肤反射和瞳孔对光反射均丧失,对外界刺激无反应,但可出现无意识的运动。

(2) 按严重程度分类如下:①浅昏迷:强烈疼痛刺激可回避且脑干反射保留,睁眼反应消失与无自发语言和有目的动作;②中昏迷:一般刺激无反应,强烈刺激有防御反射,角膜反射弱或消失,呼吸节律紊乱;③深昏迷:任何刺激无反应,瞳孔散大,脑干反射消失。

5. 简述脑缺血引发认知障碍的原因。

答:(1) ATP 减少与酸中毒。

(2) 脑细胞内 Ca^{2+} 超载: Ca^{2+} 超载干扰氧化磷酸化,能量产生障碍,破坏神经细胞骨架,促使大量自由基产生,从而激活血小板,促进微血栓形成,增加缺血区梗死范围,加重脑损害。导致血管收缩、痉挛,加重组织缺血、缺氧。

(3) 自由基损伤:黄嘌呤氧化酶系统激活;儿茶酚胺发生氧化反应;梗死灶内游离血红蛋白和铁离子与细胞内的 H_2O_2 反应;中性粒细胞通过细胞色素系统产生大量自由基;三羧酸循环障碍,功能降低,不能充分将 O_2 还原成 H_2O_2,导致自由基增多;激活磷脂酶 A,花生四烯酸增多,代谢后使自由基增多。

(4) 谷氨酸兴奋性毒性:AMPA 受体和 EA 受体过度兴奋引起神经细胞急性渗透性肿胀,以 Na^+ 内流,以及 Cl^- 和 H_2O 被动内流为特征;NMDA 受体过度兴奋所介导的神经细胞迟发型损伤,可在数小时至数日发生,以持续的 Ca^{2+} 内流为特征。

(5) 炎症因子失衡:IL-1、IL-6、TNF-α 和 TGF-β 等细胞因子可直接或间接造成神经元损伤,如 AD,小胶质细胞释放 IL-1 和 IL-6 引起脑细胞损伤。

6. 叙述意识障碍引起各系统损伤及其机制。

答:(1)呼吸功能障碍:颅内病变等引起颅压高,压迫脑桥、延髓呼吸中枢,引起通气不足,造成缺氧、CO_2 潴留。吞咽反射减弱造成的误吸、咳嗽反射减弱及气道清除能力的下降引起肺部感染。感染造成高热、释放毒素进一步加重意识障碍。

(2) 循环功能障碍:意识障碍的许多原发病因可引起脑灌流不足,脑灌流减低、颅内压增高、心血管中枢受损等造成继发性脑灌流不足,可加重意识障碍。

(3) 水、电解质和酸碱平衡失调:患者主观感觉和调节能力减弱,易出现各种不同的水、电解质和酸碱平衡紊乱,这些又可进一步加重意识障碍。

(4) 其他功能代谢障碍:出现体温异常、应激性溃疡等。

(邝晓聪 王建丽)

病理生理学应试向导

模拟试卷(一)

一、名词解释(2 分/每题,共 10 分)

1. G protein　　**2.** false neurotransmitter　　**3.** programmed cell death　　**4.** ARDS　　**5.** anion gap

二、选择题(1 分/每题,共 40 分)

(一)单选题

1. 热休克蛋白**不**具有下列哪项功能( )

　　A. 抑制糖异生　　　　　　　　B. 提高耐热能力　　　　　　　　C. 提高细胞的应激能力

　　D. 加强 $Na^+-K^+-ATPase$ 活性　　E. 增强机体抗损害能力

2. 一般应激时体内分泌减少的激素是( )

　　A. ADH　　　　B. 胰高血糖素　　　　C. 胰岛素　　　　D. 糖皮质激素　　　　E. 醛固酮

3. 下列哪项**不是** MODS 的发病机制( )

　　A. 细胞因子增多　　　　　　　B. 炎症细胞活化　　　　　　　C. 黏附分子过表达

　　D. 脂类炎症介质增加　　　　　E. 抗炎介质减少

4. 有缺氧伴 CO_2 潴留的呼吸衰竭患者**不能**用高浓度吸氧,是因为( )

　　A. 诱发肺不张　　　　　　　　　　B. 消除对外周化学感受器的刺激

　　C. 可能会引起氧中毒　　　　　　　D. 促使 CO_2 排除过快

　　E. 以上都不是

5. 单核-巨噬细胞系统功能障碍容易诱发 DIC 的原因是( )

　　A. 循环血液中促凝物质的生成增加　　　B. 循环血液中促凝物质的清除减少

　　C. 循环血液中凝血活酶生成增加　　　　D. 循环血液中抗凝物质的清除过多

　　E. 体内大量血管内皮细胞受损

6. 血浆鱼精蛋白副凝试验(3P 试验)主要检测( )

　　A. 纤维蛋白原含量　　　　　　B. 纤维蛋白单体含量　　　　　　C. 纤维蛋白原降解产物

　　D. 组织因子　　　　　　　　　E. 凝血酶活性

7. 细胞凋亡不足参与了以下哪些疾病的发病( )

　　A. 心肌缺血　　　B. 肿瘤　　　C. 阿尔茨海默病　　　D. 缺血-再灌注损伤　E. 艾滋病

8. 休克的下列临床表现,哪一项是**错误**的( )

　　A. 烦躁不安或表情淡漠甚至昏迷　　　B. 呼吸急促、脉搏细速

　　C. 血压均下降　　　　　　　　　　　D. 面色苍白或潮红、发绀

　　E. 少尿或无尿

9. 休克与 DIC 的关系,**错误**的是( )

　　A. 互为因果

　　B. 两者之间可形成恶性循环

　　C. DIC 是休克的必经阶段

　　D. 休克是 DIC 的主要临床表现之一

　　E. 严重败血症休克、创伤性休克易诱发 DIC

10. 心力衰竭最特征性的血流动力学变化是( )

　　A. 肺动脉循环充血　　　　　　B. 动脉血压下降　　　　　　C. 心输出量降低

　　D. 毛细血管前阻力增大　　　　E. 体循环静脉淤血

11. 心肌缺血引起心肌收缩性减弱,与下列哪个因素**无关**( )

　　A. ATP 生成减少　　　　　　　B. 心肌细胞死亡

　　C. 酸中毒　　　　　　　　　　D. 肌浆网摄取 Ca^{2+} 能力降低

　　E. 肌钙蛋白与钙结合障碍

12. 疾病的发展方向取决于（　　）

    A．病因的数量与强度　　　　　　B．是否存在诱因　　　　　　C．机体的抵抗力

    D．损伤与抗损伤的力量对比　　　E．机体自稳调节的能力

13. 引起急性肾前性急性肾功能不全的原因是（　　）

    A．低血容量　　　B．急性肾衰　　　C．肾盂肾炎　　　D．中毒性肾炎　　　E．肾衰竭

14. 急性肾功能不全少尿期，患者发生最严重的电解质紊乱是（　　）

    A．高钠血症　　　B．高钾血症　　　C．低钙血症　　　D．低镁血症　　　E．低钾血症

15. 肾小球过度滤过最终将导致（　　）

    A．GFR 增加　　　　　　　　　B．肾小球纤维化与硬化　　　　　C．渗透性利尿

    D．肾小管重吸收增加　　　　　　E．以上都不是

16. 钙反常时细胞内钙超负荷的主要途径是（　　）

    A．ATP 减少使钙泵功能障碍　　　　　　B．$Na^+ - Ca^{2+}$ 交换异常

    C．电压依赖性钙通道开放增加　　　　　D．线粒体膜流动性降低

    E．无钙灌流期出现的细胞膜外板与糖被表面的分离

17. 巨人症属于（　　）

    A．自身免疫性疾病　　　　　　B．遗传性受体病　　　　　　C．继发性受体异常病

    D．G 蛋白异常病　　　　　　　E．转录因子异常性疾病

18. 上消化道出血诱发肝性脑病的主要机制是（　　）

    A．引起失血性休克　　　　　　B．肠道细菌作用下产氨　　　　C．脑组织缺血缺氧

    D．血液苯乙胺和酪胺增加　　　E．破坏血-脑屏障

19. 假性神经递质引起意识障碍的机制是（　　）

    A．取代乙酰胆碱　　　　　　　B．取代去甲肾上腺素　　　　　C．抑制多巴胺的合成

    D．抑制去甲肾上腺素的合成　　E．假性神经递质是抑制性神经递质

20. 发热的发生机制中共同的中介环节主要是通过（　　）

    A．外致热原　　　B．内生致热原　　　C．前列腺素　　　D．5-羟色胺　　　E．环磷酸腺苷

21. 有关发热的概念，下列哪项是正确的（　　）

    A．体温超过正常值的 0.5℃　　　　　　B．产热过程超过散热过程

    C．是临床上常见的疾病　　　　　　　　D．有体温调节中枢调定点上移引起的

    E．有体温调节中枢功能障碍引起

22. 引起肠源性发绀的原因是（　　）

    A．一氧化碳中毒　　　　　　　B．亚硝酸盐中毒　　　　　　C．氰化物中毒

    D．肠系膜血管痉挛　　　　　　E．肠道淤血水肿

23. 循环性缺氧时血氧指标最具特征性变化的是（　　）

    A．动脉血氧分压正常　　　　　B．血氧容量正常　　　　　　C．动脉血氧含量正常

    D．动脉血氧饱和度正常　　　　E．动-静脉血氧含量差大

24. 低渗性脱水对机体的最主要影响是（　　）

    A．酸中毒　　　　　　　　　　B．氮质血症　　　　　　　　C．循环衰竭

    D．脑出血　　　　　　　　　　E．神经系统功能障碍

25. DIC 时血液凝固异常表现的一般规律是（　　）

    A．血液凝固持续升高　　　　　B．血液纤溶活性明显增强　　　C．血液发生低凝后转为高凝

    D．血液先发生高凝后转为低凝　E．血液高凝和低凝同时均衡发生

26. 高钾血症时**不会**出现（　　）

    A．代谢性酸中毒　　　　　　　B．心肌兴奋性降低　　　　　　C．反常性酸性尿

    D．神经肌肉兴奋性降低　　　　E．高镁血症

27. 水肿首先出现于身体低垂部位，可能是（　　）

    A．肾炎性水肿　　　B．肾病性水肿　　　C．心性水肿　　　D．肝性水肿　　　E．肺水肿

28. 对代谢性 H^+ 的缓冲主要依靠(　　)

　　A. HCO_3^- 缓冲系统　　　　　　B. 血浆蛋白缓冲系统　　　　　C. Hb 缓冲系统

　　D. 磷酸盐缓冲系统　　　　　　　E. HbO_2 缓冲系统

29. 血液中 pH 值主要取决于血浆中(　　)

　　A. $PaCO_2/CO_2CP$ 的比值　　　　B. $PaCO_2/HCO_3^-$ 的比值　　　C. HCO_3^-/H_2CO_3 的比值

　　D. HCO_3^-/CO_2CP 的比值　　　　E. $HCO_3^-/PaCO_2$ 的比值

30. 血气分析测定结果为 $PaCO_2$ 降低,同时伴有 HCO_3^- 升高,可诊断为(　　)

　　A. 呼吸性酸中毒　　　　　　　　B. 代谢性酸中毒　　　　　　　C. 呼吸性碱中毒

　　D. 代谢性碱中毒　　　　　　　　E. 呼吸性碱中毒合并代谢性碱中毒

(二) 多选题

1. 脑功能障碍引发循环功能障碍多出现(　　)

　　A. 脑灌流减低　　　B. 血压异常波动　　C. 心跳加速　　　D. 心脏停跳　　　E. 体温过高

2. 下列关于内毒素的描述,正确的是(　　)

　　A. 耐热性低　　　　　　　　　　B. 是一种发热激活物　　　　　C. 最常见的内致热原

　　D. 分子量大　　　　　　　　　　E. 是输液中的主要污染物

3. 关于半胱天冬酶(Caspase),下列哪些正确(　　)

　　A. 灭活凋亡抑制蛋白　　　　　　B. 直接破坏细胞结构　　　　　C. 分解细胞骨架

　　D. 形成片断化 DNA　　　　　　　E. 细胞结构瓦解,形成凋亡小体

4. 休克淤血性缺氧期发生微循环淤滞的主要机制是由于(　　)

　　A. 酸中毒使血管对儿茶酚胺反应性降低

　　B. 组织细胞局部产生的扩血管代谢产物增多

　　C. 内毒素作用下产生某些扩血管的细胞因子

　　D. 白细胞黏附于内皮细胞

　　E. 血液浓缩、流变学的改变

5. 酸中毒引起心肌收缩力减弱的机制是(　　)

　　A. 抑制钙离子内流　　　　　　　　B. 氢离子与钙离子竞争与肌钙蛋白结合

　　C. 抑制肌质网摄取钙离子　　　　　D. 抑制肌质网释放钙离子

　　E. 心肌细胞中线粒体减少

6. 血浆氨基酸失衡学说中的支链氨基酸是指(　　)

　　A. 亮氨酸　　　　B. 异亮氨酸　　　C. 缬氨酸　　　D. 色氨酸　　　E. 以上都不对

7. 慢阻肺易产生呼气性呼吸困难的机制是(　　)

　　A. 小气道壁顺应性增高　　　　　　B. 胸内压增高　　　　　　　　C. 小气道管壁张力降低

　　D. 气道内压降低　　　　　　　　　E. 大气道壁顺应性增高

8. 造成弥散障碍的原因有(　　)

　　A. 肺泡膜面积减少　　　　　　　　B. 肺泡膜厚度增加　　　　　　C. 肺血流加快

　　D. 肺血流变慢　　　　　　　　　　E. 以上都不对

9. 红细胞大量破坏引起 DIC 的机理是(　　)

　　A. 释放血红蛋白　　　　　　　　　B. 释放大量磷脂入血　　　　　C. 溶酶体破裂

　　D. 释放 ADP　　　　　　　　　　　E. 释放凝血酶

10. 感染过程容易诱发心力衰竭是因为(　　)

　　A. 发热过程易伴发心动过速　　　B. 发热时心肌耗氧量增加　　　C. 毒素损害心肌

　　D. 血容量过多　　　　　　　　　　E. 发热加重心脏负荷

三、填空题(1分/空,共15分)

1. 高钾血症时心肌的兴奋性＿＿＿＿,传导性＿＿＿＿,自律性＿＿＿＿,收缩性＿＿＿＿。

2. P_{50} 增加的因素包括＿＿＿＿、＿＿＿＿、＿＿＿＿及＿＿＿＿。

3. 哺乳类细胞的 CKI 主要包括＿＿＿＿和＿＿＿＿两个家族。

病理生理学应试向导

4. 意识障碍的临床表现分两大类,主要为_____和_____。

5. 休克早期,通过_____增多、_____增加和_____增高三方面维持动脉血压。

四、问答题(共 25 分)

1. 试述休克早期微循环代偿方式及意义。(6分)

2. 试述肺源性心脏病的发病机制。(6分)

3. 简述血氨升高对脑组织的毒性作用。(6分)

4. 试述钙超载引起再灌注损伤的机制。(7分)

【参考答案】

一、名词解释

1. G 蛋白 可与鸟嘌呤核苷酸可逆性结合的蛋白质家族,包括 α、β 和 γ 亚单位组成的异源三聚体。

2. 假性神经递质 结构上与真性神经递质相似,但不能完成真性神经递质的功能的苯乙醇胺和羟苯乙醇胺称为假性神经递质。

3. 程序性细胞死亡 也称为细胞凋亡,由体内外因素触发细胞内预存的死亡程序而导致的细胞死亡。

4. 急性呼吸窘迫综合征 由于化学、物理、生物因素及全身性病理过程等引起的急性肺泡-毛细血管膜损伤,肺泡通透性增加,常出现低氧血症型呼吸衰竭。

5. 阴离子间隙 是指血浆中未测定的阴离子量与未测定的阳离子量的差值。

二、选择题

(一)单选题

1. A　　2. C　　3. E　　4. B　　5. B　　6. C　　7. B　　8. C　　9. C　　10. C　　11. D　　12. D

13. A　　14. B　　15. B　　16. B　　17. D　　18. B　　19. B　　20. B　　21. D　　22. B　　23. E

24. C　　25. D　　26. C　　27. C　　28. A　　29. C　　30. E

(二)多选题

1. ABD　　2. BDE　　3. ABCE　　4. ABCDE　　5. ABD　　6. ABC　　7. BD　　8. ABC　　9. BD

10. ABCE

三、填空题

1. 先增高后降低　降低　降低　降低　　2. 2,3-DPG 增多　酸中毒　CO_2 增多　血温增高　　3. Ink4　Kip

4. 觉醒度降低　意识内容异常　　5. 回心血量　心排血量　外周阻力

四、问答题

1. 试述休克早期微循环代偿方式及意义。

答:(1)微循环代偿的方式 小血管收缩或痉挛,真毛细血管关闭,血液通过直捷通路和动静脉吻合支回流,使组织灌流减少,出现少灌少流、灌少于流的情况。

(2)微循环代偿的意义 ①自我输血:由于容量血管中的肌性微静脉和小静脉收缩,以及肝脏"储血库"的动员,可使回心血量迅速增加,为心输出量的增加提供了保障。②自我输液:由于毛细血管前阻力对儿茶酚胺的敏感性较毛细血管后阻力高,故前阻力增加更明显,使进入毛细血管内的血流减少,流体静压随之下降,有利于组织液回流而增加回心血量。③血液重新分布:由于不同器官的血管 α 受体密度不同,对儿茶酚胺的反应亦各异。腹腔内脏及皮肤血管因 α 受体密度高,对儿茶酚胺敏感性强而收缩明显;心、脑血管则因 α 受体密度低而无明显改变,其中冠脉可因 β 受体的作用而出现舒张反应。

2. 试述肺源性心脏病的发病机制。

答:肺源性心脏病的发病机制:①缺氧与酸中毒,使肺小动脉收缩,使肺动脉压升高,从而增加右心负荷。②某些肺部本身的病变也成为肺动脉高压的原因。③肺小动脉长期收缩,使血管壁增厚、管腔狭窄,由此形成持久而稳定的慢性肺动脉高压。④慢性缺氧红细胞代偿增加,血黏度增高,增加肺血流阻力加重右心负荷。⑤缺氧与酸中毒使心肌收缩功能降低。⑥呼吸困难,影响心脏舒缩。

3. 简述血氨升高对脑组织的毒性作用。

答:①干扰脑组织的能量代谢:氨干扰脑组织的能量代谢主要是干扰葡萄糖生物氧化的正常进行。在反应过程中,消耗 α-酮戊二酸、还原型辅酶 I(NADH)、ATP,氨可以抑制丙酮酸脱羧酶的活性,使丙酮酸生成乙酰辅酶 A 减少。结果使脑细胞活动所需之能量不足,不能维持中枢神经系统的兴奋活动。②脑氨增多可使脑内兴奋性神经递质(谷氨酸、乙酰胆碱)减少和抑制性神经递质(γ-氨基丁酸、谷氨酰胺)增多,使神经递质之间的作用失去平衡,导致中枢神经系统功能发生紊乱。③氨与 K^+ 有竞争作用,可干扰神经细胞膜上的 Na^+-K^+-ATP 酶的活性,影响膜电位和兴奋及传导等功能活动。

4. 试述钙超载引起再灌注损伤的机制。

答:钙超载引起再灌注损伤的机制:①线粒体功能障碍。再灌注后,胞质内 Ca^{2+} 明显增加,刺激线粒体钙泵摄钙,使胞质内 Ca^{2+} 向线粒体转移。这在早期由代偿意义,但过度摄入的话,消耗 ATP 增多,Ca^{2+} 与线粒体内含磷酸根的化合物结合,形成不溶性磷酸钙,干扰氧化磷酸化,ATP 生成减少。②激活多种酶。Ca^{2+} 浓度升高可激活磷脂酶类,使细胞膜和细胞器膜均受损伤。此外,花生四烯酸、溶血磷脂增多,亦加重细胞功能紊乱。Ca^{2+} 还激活蛋白酶、某些 ATP 酶和核酶,使细胞损伤。③再灌注性心律失常。④促进氧自由基生成。⑤肌原纤维过度收缩。

模拟试卷(二)

一、名词解释(2分/每题,共10分)

1. Ischemia - reperfusion injury   2. Systemic inflammatory response syndrome

3. Hypotonic dehydration   4. BE(base excess)   5. DIC

二、选择题(1分/每题,共40分)

(一)单选题

1. 支气管哮喘引起的缺氧中,下列哪一项血氧指标变化**不存在**(   )

    A. 动脉血氧分压降低　　　　B. 动脉血氧含量降低　　　　C. 动脉血氧饱和度正常

    D. 动-静脉氧差减小　　　　E. 静脉血氧分压降低

2. 急性缺氧引起的血管效应是(   )

    A. 冠脉收缩、脑血管收缩、肺血管扩张　　　　B. 冠脉扩张、脑血管收缩、肺血管扩张

    C. 冠脉扩张、脑血管扩张、肺血管扩张　　　　D. 冠脉扩张、脑血管扩张、肺血管收缩

    E. 冠脉收缩、脑血管扩张、肺血管收缩

3. 在呼吸衰竭导致肾功能不全的发生机制中,最重要的是(   )

    A. 肾器质性损伤　　　　B. 肾血管反射性痉挛收缩　　　　C. 心力衰竭

    D. 休克　　　　E. 弥散性血管内凝血

4. 下列哪项与再灌注时钙超载的发生**无关**(   )

    A. Na^+/Ca^{2+} 交换加强　　　　B. Na^+/H^+ 交换加强　　　　C. 儿茶酚胺升高

    D. 细胞膜外板与糖被膜分离　　　　E. 钙泵功能加强

5. 最易发生缺血再灌注损伤的器官是(   )

    A. 肝　　　　B. 肺　　　　C. 肾　　　　D. 心　　　　E. 胃肠道

6. 慢性肾功能不全时,最能反映肾功能的指标是(   )

    A. 血浆尿素氮　　　　B. 血浆尿素氨　　　　C. 血浆肌酐　　　　D. 高血钾　　　　E. 肌酐清除率

7. 急性肾功能不全发病的中心环节是(   )

    A. 肾小管原尿反流　　　　B. 肾小管阻塞　　　　C. 肾毛细血管内凝血

    D. GFR 降低　　　　E. 肾小管上皮细胞坏死

8. 高热患者易发生(   )

    A. 低容量性高钠血症(高渗性脱水)　　　　B. 低容量性低钠血症(低渗性脱水)

    C. 等容量性低钠血症　　　　D. 等容量性高钠血症

    E. 等渗性脱水

9. 严重缺钾可导致(   )

    A. 代谢性酸中毒　　B. 代谢性碱中毒　　C. 呼吸性酸中毒　　D. 呼吸性碱中毒　　E. 混合性酸中毒

10. 高钙血症对机体的影响**不包括**下列哪一项(   )

    A. 肾小管损害　　　　B. 异位钙化　　　　C. 心肌传导性降低

    D. 神经肌肉兴奋性降低　　　　E. 心肌兴奋性升高

11. 心力衰竭最特征性的血流动力学变化是(   )

    A. 肺动脉循环充血　　　　B. 动脉血压下降　　　　C. 心输出降低

    D. 毛细血管前阻力增大　　　　E. 体循环静脉淤血

12. 下列哪种疾病可引起低输出量性心衰(   )

    A. 甲亢症　　　　B. 严重贫血　　　　C. 心肌梗死

    D. 脚气病(维生素 B_1 缺乏)　　　　E. 动-静脉瘘

13. 下列哪种情况可引起右室前负荷增大(   )

    A. 肺动脉高压　　　　B. 肺动脉栓塞　　　　C. 室间隔缺损

病理生理学应试向导

D．心肌炎　　　　　　　　　　E．肺动脉瓣狭窄

14. 心肌缺血引起的心肌收缩性减弱与下列哪个因素**无关**（　　）

A．ATP 生成减少　　　　　　B．心肌细胞死亡　　　　　　C．肌钙蛋白与 Ca^{2+} 结合障碍

D．肌浆网 Ca^{2+} 摄取能力降低　E．Ca^{2+} 复位延迟

15. 下列哪项**不宜**作为脑死亡的标准（　　）

A．心跳停止　　　　　　　　B．自主呼吸停止　　　　　　C．脑电波消失

D．脑干神经反射消失　　　　E．不可逆性深昏迷

16. 急性代谢性酸中毒时机体最主要的代偿方式是（　　）

A．细胞外液缓冲　　　　　　B．呼吸代偿　　　　　　　　C．细胞内液缓冲

D．肾脏代偿　　　　　　　　E．骨骼代偿

17. 血气分析测定结果为 $PaCO_2$ 降低,同时伴有 HCO_3^- 升高,可诊断为（　　）

A．呼吸性酸中毒　　　　　　B．代谢性酸中毒　　　　　　C．呼吸性碱中毒

D．代谢性碱中毒　　　　　　E．呼吸性碱中毒合并代谢性碱中毒

18. 失血性休克早期,最易受损的器官是（　　）

A．心　　　　B．肝　　　　C．脑　　　　D．肺　　　　E．肾

19. 假性神经递质引起肝性脑病的机制是（　　）

A．干扰脑的能量代谢　　　　　B．干扰脑细胞膜的功能

C．引起血浆氨基酸失衡　　　　D．竞争性抑制去甲肾上腺素和多巴胺功能

E．使脑细胞产生抑制性突触后电位

20. DIC 引起的贫血属于（　　）

A．失血性贫血　　B．中毒性贫血　　C．溶血性贫血　　D．再生障碍性贫血　　E．缺铁性贫血

21. 下列哪项因素**不是**直接引起 DIC 出血的原因（　　）

A．血小板大量消耗　　　　　B．凝血因子大量消耗　　　　C．FDP 的作用

D．单核吞噬细胞系统功能下降　E．继发性纤溶亢进

22. 关于细胞凋亡与坏死的区别,下列哪项是**错误**的（　　）

A．细胞凋亡是一个主动的过程,细胞坏死则是一个被动的过程

B．细胞凋亡时,DNA 片段化,电泳呈"梯"状;细胞坏死时,DNA 弥散性降解,电泳呈均一片状

C．细胞凋亡时,胞膜及细胞器相对完整;细胞坏死时,细胞结构全面溶解

D．细胞凋亡过程中有新蛋白的合成,细胞坏死过程中无新蛋白的合成

E．细胞凋亡时局部有炎症反应,细胞坏死时局部无炎症反应

23. 下列哪种疾病发热时心率增加与体温升高水平**不相适应**（　　）

A．鼠疫　　　B．霍乱　　　C．伤寒　　　D．大叶性肺炎　　　E．流感

24. 下列哪项因素参与了应激性溃疡的发病（　　）

A．高容量性高钠血症　　　　B．水中毒　　　　　　　　　C．代谢性酸中毒

D．代谢性碱中毒　　　　　　E．呼吸性酸中毒

25. 全身适应综合征的哪个时期,体内肾上腺素水平最高（　　）

A．警觉期　　B．反应期　　C．抵抗期　　D．衰竭期　　E．代偿期

26. 发热激活物的主要作用是（　　）

A．作用于体温调节中枢　　　B．引起产热增加　　　　　　C．激活单核细胞

D．激活产内生致热原细胞　　E．激活中性粒细胞

27. 应激时机体最突出的表现为（　　）

A．免疫功能增强　　　　　　B．造血功能增强　　　　　　C．消化功能减弱

D．泌尿生殖功能障碍　　　　E．神经—内分泌反应

28. 急性肾功能不全多尿期,多尿的发生机制是（　　）

A．肾小球滤过功能障碍　　　B．新生肾小管功能不成熟　　C．近曲小管功能障碍

D．远曲小管功能障碍　　　　E．原尿回漏减少

29. 疾病的发展方向取决于(　　)

　　A．病因的强度　　　　　　　　B．是否存在诱因　　　　　　C．机体的抵抗力

　　D．损伤与抗损伤力量的对比　　E．病原体的毒力

30. 下列诱发肝性脑病的因素中最常见的是(　　)

　　A．镇静药使用不当　　B．便秘　　　　C．消化道出血　　D．感染　　　E．低血糖

(二) 多选题

1. 低渗性脱水早期的临床表现有(　　)

　　A．皮肤弹性差　　B．血压降低　　　　C．脉细速　　　　D．口渴　　　　E．少尿或无尿

2. 代谢性酸中毒对心血管系统的影响有(　　)

　　A．微循环淤滞　　　　　　　　　B．心肌收缩力减弱　　　　　C．对儿茶酚胺的反应性升高

　　D．心律紊乱　　　　　　　　　　E．Ca^{2+}与肌钙蛋白受体结合增加

3. 发热时应及时解热的情况有(　　)

　　A．体温超过40℃　　B．心肌劳损　　　C．小儿高热　　　D．妊娠期妇女　　E．心肌梗死

4. 休克早期回心血量增加是由于(　　)

　　A．容量血管收缩　　　　　　　　　　　B．动-静脉吻合支开放

　　C．组织液进入毛细血管　　　　　　　　D．微静脉痉挛解除,淤滞在微循环的血液回流入心

　　E．微循环中静水压增高

5. 休克淤血性缺氧期发生微循环淤滞的主要机制是由于(　　)

　　A．酸中毒使血管对儿茶酚胺反应性降低

　　B．组织细胞局部产生的扩血管代谢产物增多

　　C．内毒素作用下产生某些扩血管的细胞因子

　　D．白细胞黏附于内皮细胞

　　E．血液浓缩、流变学的改变

6. 缺血/再灌注时氧自由基来自(　　)

　　A．黄嘌呤氧化酶系统　　　　　B．多巴胺　　　　　　　C．线粒体

　　D．儿茶酚胺　　　　　　　　　E．吞噬细胞呼吸爆发

7. 夜间阵发性呼吸困难的发生机理是(　　)

　　A．平卧后胸腔容积增大　　　　　　B．熟睡时呼吸中枢的敏感性降低

　　C．迷走神经紧张性增高　　　　　　D．熟睡时滑向平卧位

　　E．血红蛋白氧解离曲线左移

8. 心脏紧张源性扩张的特点是(　　)

　　A．心室舒张末期容积增大　　　B．是一种失代偿方式　　　　C．心肌收缩力增强

　　D．心输出量增加　　　　　　　E．肌节长度超过$2.2\,\mu m$

9. 心室舒张功能异常的发生机制有(　　)

　　A．钙离子复位延缓　　　　　　B．钙离子内流障碍　　　　　C．肌球-肌动蛋白复合体解离障碍

　　D．钙离子结合迟缓　　　　　　E．心室顺应性降低

10. 假性神经递质是指(　　)

　　A．苯乙醇胺　　　　　　　　　B．5-羟色胺　　　　　　　　C．羟苯乙醇胺

　　D．酪胺　　　　　　　　　　　E．以上都不对

三、填空题(1 分/每空,共 15 分)

1. 高血糖症指空腹时血糖水平高于_____mmol/L。当血糖高于其肾阈值9.0 mmol/L(160 mg/dl)时,则出现_____。

2. 胰岛素分泌不足的关键环节是_____,其中90%是由_____介导的。

3. 机体整体死亡的标志是_____。

4. 代谢性碱中毒时,AB_____、BB_____、BE为_____、$PaCO_2$_____。

5. 缺氧可分为_____、_____、_____和_____4 种类型。

病理生理学应试向导

6. 低渗性脱水的早期由于血浆渗透压降低,_____分泌减少,导致尿量_____。

四、问答题(共25分)

1. 肝性脑病时,血氨升高的原因是什么?(6分)
2. 试述心力衰竭时兴奋-收缩偶联障碍的发生机制。(6分)
3. Ⅱ型呼吸衰竭引起肺性脑病的机制?(6分)
4. 缺血-再灌注时黄嘌呤氧化酶为何增多?其结果如何?(7分)

【参考答案】

一、名词解释

1. **缺血-再灌注损伤** 在缺血的基础上恢复血液再灌注后,细胞功能代谢障碍及结构破坏反而加重的现象。
2. **全身炎症反应综合征** 指机体失控的自我持续放大和自我破坏的炎症。
3. **低渗性脱水** 亦即低容量性低钠血症,指血清钠浓度降低,血浆渗透压降低并伴有细胞外液量的减少的水钠代谢紊乱。
4. **碱剩余** 是指标准条件下,用酸或碱滴定全血标本至 pH 值 7.40 时所需酸或碱的量(mmol/L)。若用酸滴定,使血液 pH 值达 7.40,则表示被测血液的碱过多,BE 用正值表示;若用碱滴定,说明被测血液的碱缺失,BE 用负值表示。
5. **弥散性血管内凝血** 由于某些致病因子的作用,凝血因子和血小板被激活,大量促凝物质入血,凝血酶增加,进而微循环中形成广泛的微血栓。微血栓形成中消耗了大量的凝血因子和血小板,继发纤维蛋白溶解功能增强,导致患者出现明显的出血、休克、器官功能障碍和溶血性贫血等临床表现。

二、选择题

(一)单选题

1. C　　2. D　　3. B　　4. E　　5. D　　6. E　　7. D　　8. C　　9. B　　10. E　　11. C　　12. C
13. C　　14. D　　15. A　　16. B　　17. E　　18. E　　19. D　　20. C　　21. D　　22. E　　23. C
24. C　　25. A　　26. D　　27. E　　28. B　　29. D　　30. C

(二)多选题

1. ABC　　2. ABD　　3. ABCDE　　4. ABC　　5. ABCDE　　6. ACDE　　7. BCD　　8. ACD
9. ACE　　10. AC

三、填空题

1. 6.9　尿糖　　2. 胰岛 β 细胞的进行性损害　细胞免疫　　3. 脑死亡　　4. 增高　增高　为正值　增高
5. 低张性缺氧　血液性缺氧　循环性缺氧　组织性缺氧　　6. ADH　增多

四、问答题

1. 肝性脑病时,血氨升高的原因是什么?

答:血氨升高的原因包括血氨清除不足和血氨产生过多两方面:

(1)在肝功能严重障碍时,引起血氨清除不足的机制有:①由于代谢障碍,供给鸟氨酸循环的 ATP 不足;②鸟氨酸循环的酶系统严重受损;③参与鸟氨酸循环的各种基质缺失。

(2)在肝功能严重障碍时,引起血氨产生增多的机制有:①门脉血流受阻,肠黏膜淤血、水肿,肠蠕动减弱以及胆汁分泌减少等,使消化吸收功能降低,导致肠道细菌活跃。②消化吸收功能降低,导致蛋白质吸收降低,未被消化吸收的蛋白质在肠道储留,使肠内氨基酸增多。③若合并有肾功能障碍,尿素排除减少,弥散入肠道的尿素增加,导致产氨增加。④若合并有上消化道出血,则由于肠道内血液蛋白质的增多,也可经细菌分解产氨增多。

2. 试述心力衰竭时兴奋-收缩偶联障碍的发生机制。

答:(1)肌浆网钙转运功能障碍:①肌浆网释放 Ca^{2+} 减少;②肌浆网 Ca^{2+}-ATP 酶含量或活性降低,使肌浆网摄取 Ca^{2+} 减少,供给心肌收缩的 Ca^{2+} 不足。

(2)Ca^{2+} 内流受阻:①心肌内源性去甲肾上腺合成减少及消耗增多;②心肌细胞β肾上腺素受体密度相对减少或对去甲肾上腺素敏感性降低。

(3)肌钙蛋白与 Ca^{2+} 结合障碍:酸中毒时 H^+ 与 Ca^{2+} 竞争结合肌钙蛋白,引起兴奋-收缩偶联障碍。

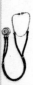

3. Ⅱ型呼吸衰竭引起肺性脑病的机制?

答:Ⅱ型呼衰引起肺性脑病的机制:①酸中毒和缺氧扩张脑血管,脑间质水肿、脑细胞水肿、颅内压增高,血管内凝血;②酸中毒和缺氧对脑细胞的作用:增加谷氨酸脱羧酶的活性,使γ-氨基丁酸增多,导致中枢抑制;增强磷脂酶活性,使溶酶体水解酶释放,引起神经细胞和组织的损伤。

4. 缺血-再灌注时黄嘌呤氧化酶为何增多? 其结果如何?

答:黄嘌呤氧化酶(XO)的前身是黄嘌呤脱氢酶(XD)。这两种酶主要存在于毛细血管内皮细胞内。正常时只有10%以 XO 的形式存在,90% 为 XD。缺血时,一方面由于 ATP 减少,膜泵功能障碍 Ca^{2+} 进入细胞内激活 Ca^{2+} 依赖性蛋白酶,使 XD 大量转变为 XO,另一方面 ATP 不能用来释放能量,并依次降解为 ADP、AMP 和次黄嘌呤,故在缺血组织内次黄嘌呤大量堆积。再灌注时,大量分子氧随血液进入缺血组织,黄嘌呤氧化酶再催化次黄嘌呤转变为黄嘌呤并进而催化黄嘌呤转变为尿酸的两步反应时,都以分子氧为电子传递体,从而产生大量的 O_2^- 和 H_2O_2,后者再在金属离子参与下形成 OH·。从而引起再灌注时组织内 O_2^-、OH· 等氧自由基大量增加。

模拟试卷（三）

一、名词解释（2分/题,共10分）

1. hyperlipidemia　　2. hemic hypoxia　　3. no-reflow phenomenon　　4. stress ulcer
5. renal osteodystrophy

二、选择题（1分/题,共40分）

（一）单选题

1. 慢性肾功能不全时,最能反映肾功能的指标是（　　）
　　A. 血浆尿素氮　　　　　　　B. 血浆尿酸氮　　　　　　　C. 血浆肌酐
　　D. 高血钾程度　　　　　　　E. 内生肌酐清除率

2. 使肾动脉灌注压下降的全身血压是（　　）
　　A. <40 mmHg　　　　　　　B. <50 mmHg　　　　　　　C. <70 mmHg
　　D. <80 mmHg　　　　　　　E. <90 mmHg

3. 急性肾功能不全少尿期最严重的并发症是（　　）
　　A. 代谢性酸中毒　　B. 水中毒　　　C. 氮质血症　　　　D. 高镁血症　　　E. 高钾血症

4. 肝性脑病常见的诱因是（　　）
　　A. 胃肠内含氮物质增多　　　　B. 糖类摄入增多　　　　　C. 脂肪摄入增多
　　D. 上消化道大出血　　　　　　E. 肠道内细菌活动增多

5. 下列指标中哪一项是反映酸碱平衡呼吸因素的最佳指标（　　）
　　A. pH 值　　　　　　　　　　B. 标准碳酸氢盐　　　　　C. 实际碳酸氢盐
　　D. 缓冲碱　　　　　　　　　　E. 二氧化碳分压

6. 肝性脑病病人血中支链氨基酸浓度降低的机制是（　　）
　　A. 支链氨基酸合成蛋白质
　　B. 支链氨基酸经肠道排出
　　C. 肌肉等组织摄取、分解、利用支链氨基酸增多
　　D. 支链氨基酸经肾脏排出
　　E. 支链氨基酸进入中枢神经系统

7. 低钾血症时可出现（　　）
　　A. 正常性酸性尿　　　　　　　B. 正常性碱性尿　　　　　C. 反常性酸性尿
　　D. 反常性碱性尿　　　　　　　E. 中性尿

8. 临床上对有低容量性低钠血症的患者原则上给予（　　）
　　A. 高渗氯化钠　　B. 10%葡萄糖液　　C. 低渗氯化钠　　　D. 50%葡萄糖液　　E. 等渗氯化钠

9. 过量的胰岛素引起低血钾的机制是（　　）
　　A. 醛固酮分泌过多,促进肾排钾增多　　B. 肾小管远端流速增多,使肾重吸收钾减少
　　C. 细胞外钾向细胞内转移　　　　　　　D. 钾摄入不足
　　E. 腹泻导致失钾过多

10. 水肿时产生水钠潴留的基本机制是（　　）
　　A. 毛细血管有效流体静压增加　　　　B. 有效胶体渗透压下降
　　C. 淋巴回流障碍　　　　　　　　　　D. 毛细血管壁通透性升高
　　E. 肾小球-肾小管失平衡

11. 某患者术后禁食 3 d,仅从静脉输入大量的 5%的葡萄糖液维持机体需要,此患者最容易发生（　　）
　　A. 高血钾　　　　B. 低血钾　　　　C. 高血钠　　　　D. 低血钠　　　　E. 低血钙

12. 缺血-再灌注损伤最常见于（　　）
　　A. 心肌　　　　B. 脑　　　　C. 肾　　　　D. 肠　　　　E. 肝

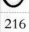

13. 心肌顿抑的最基本特征是缺血-再灌注后（　　）

A. 心肌细胞坏死　　　　　　B. 代谢延迟恢复　　　　　　C. 不可逆性结构损伤

D. 收缩功能延迟恢复　　　　E. 心功能立即恢复

14. 休克早期微循环的变化,哪一项是**错误**的（　　）

A. 微动脉收缩　　　　　　　B. 微静脉收缩　　　　　　　C. 后微静脉收缩

D. 动静脉吻合支收缩　　　　E. 毛细血管前括约肌收缩

15. 有关发热的概念,下列哪项正确（　　）

A. 体温超过正常值　　　　　　　　B. 由体温调节中枢调定点上移引起

C. 是临床常见疾病　　　　　　　　D. 由体温调节中枢功能障碍导致

E. 发热和过热意思相同

16. 下列哪项因素参与了应激性溃疡的发病（　　）

A. 高容量性高钠血症　　　　B. 水中毒　　　　　　　　　C. 代谢性酸中毒

D. 代谢性碱中毒　　　　　　E. 以上都对

17. 血液中缓冲挥发酸最强的缓冲系统是（　　）

A. HCO_3^-/H_2CO_3　　　　　B. Pr^-/HPr　　　　　　　C. $H_4PO_4^-/H_2PO_4^-$

D. Hb^-/HHb 和 $HbO_2^-/HHbO_2$　　E. 有机磷酸盐

18. 肾衰竭患者发生代谢性酸中毒时机体最主要的代偿方式是（　　）

A. 细胞外液缓冲　　B. 呼吸代偿　　C. 细胞内液缓冲　　D. 肾脏代偿　　E. 骨骼代偿

19. 受体异常参与了下列哪种疾病的发生（　　）

A. 肢端肥大症　　　　　　　B. 重症肌无力　　　　　　　C. 霍乱

D. 巨人症　　　　　　　　　E. 假性甲状旁腺功能减退症

20. 某溃疡病并发幽门梗阻患者,因反复呕吐入院,血气分析:pH 值 7.49,$PaCO_2$ 48 mmHg,HCO_3^- 36 mmol/L,该患者酸碱失衡的类型是（　　）

A. 代谢性酸中毒　　B. 代谢性碱中毒　　C. 呼吸性酸中毒　　D. 呼吸性碱中毒　　E. 混合性碱中毒

21. 发生 MODS 时,机体最早受累的器官是（　　）

A. 肺脏　　　　B. 肝脏　　　　C. 肾脏　　　　D. 心脏　　　　E. 脾脏

22. 在 DIC 的诊断中,关于 D-二聚体的表述,哪一项是**错误**的（　　）

A. DIC 诊断的重要指标

B. D-二聚体是纤溶酶分解纤维蛋白的产物

C. D-二聚体是纤溶酶分解纤维蛋白原的产物

D. 在原发性纤溶亢进时,血中 FDP 增高,但 D-二聚体并不增高

E. 在继发性纤溶亢进时,血中 D-二聚体增高

23. DIC 最主要的病理生理学特征是（　　）

A. 大量微血栓形成　　　　　B. 凝血物质大量被消耗　　　C. 纤溶过程增加

D. 溶血性贫血　　　　　　　E. 凝血功能失常

24. 下列哪种基因的激活能抑制凋亡（　　）

A. 野生型 p53　　B. Bcl-2　　　　C. Fas　　　　D. ICE　　　　E. Bax

25. 心力衰竭最特征性的血流动力学变化是（　　）

A. 肺动脉循环充血　　　　　B. 动脉血压下降　　　　　　C. 心输出量降低

D. 毛细血管前阻力增大　　　E. 体循环静脉淤血

26. 下列哪种疾病可引起左室后负荷增大（　　）

A. 甲亢　　　　B. 严重贫血　　C. 心肌炎　　　D. 心肌梗死　　E. 高血压病

27. 下列哪种疾病引起的心衰**不属于**低输出性心衰（　　）

A. 冠心病　　　B. 心肌炎　　　C. 二尖瓣狭窄　　D. 甲亢　　　　E. 主动脉瓣狭窄

28. 下列哪项与心衰时心肌舒张功能障碍有关（　　）

A. 肌钙蛋白与 Ca^{2+} 结合障碍　　B. 心肌细胞凋亡、坏死　　　　C. 胞外钙内流障碍

D．钙离子复位延缓　　　　　　　　E．肌浆网 Ca^{2+} 释放量下降

29．呼吸衰竭发生肾功能不全的最重要机制是（　　）

A．缺氧直接损伤肾脏功能　　　　B．反射性肾血管收缩　　　　C．并发心功能不全

D．并发 DIC　　　　　　　　　　E．并发休克

30．肺源性心脏病的主要发生机制是（　　）

A．用力呼气使胸内压升高,影响心脏舒张功能

B．用力吸气使胸内压降低,使心脏外负压增加,影响心脏收缩功能

C．缺氧、酸中毒导致肺小动脉收缩

D．血液黏度增加　　　　E．肺毛细血管床大量破坏

（二）多选题

1．心脏紧张源性扩张的特点是（　　）

A．心室舒张末期容积增大　　　　B．是一种失代偿方式　　　　C．心肌收缩力增强

D．心输出量增加　　　　　　　　E．肌节长度超过 2.2 um

2．慢阻肺易产生用力呼气时呼气性呼吸困难的机制是（　　）

A．小气道壁顺应性增高　　　　　B．胸内压增高　　　　C．小气道管壁张力降低

D．气道内压降低　　　　　　　　E．大气道壁顺应性增高

3．声带炎症产生吸气性呼吸困难的原因是（　　）

A．吸气时气流经病灶处引起气道内压↓　　B．呼气时阻塞减轻

C．吸气时气道内压明显低于大气压　　　　D．呼气时气道内压大于胸内压

E．呼气时气道内压等于胸内压

4．氨中毒学说的依据是（　　）

A．许多患者血液中氨浓度高于正常　　　　B．许多患者脑脊液中氨浓度高于正常

C．患者的精神状态随血氨升高而恶化　　　D．动物实验中高血氨可诱发昏迷

E．许多患者高蛋白饮食可诱发肝性脑病

5．急性肾功能衰竭少尿期发生水中毒的原因是（　　）

A．内生水增多　　　　　　B．按正常人生理需要补液　　　C．肾小球滤过率下降

D．代谢性酸中毒　　　　　E．高钾血症

6．促进抗利尿激素分泌增多的因素有（　　）

A．血压升高　　　　　　　B．血浆渗透压升高　　　　C．血管紧张素Ⅱ增加

D．有效循环血量下降　　　E．醛固酮增加

7．体温上升期的临床特点是（　　）

A．竖毛肌收缩　　　B．皮肤苍白　　　C．"鸡皮"现象　　　D．寒战　　　E．畏寒

8．急性低钾血症时对神经肌肉的影响是（　　）

A．肌无力　　　　　　　　B．处于超极化阻滞状态　　　　C．肌麻痹

D．处于除极化阻滞状态　　E．兴奋性增高

9．因有效循环血量减少,降低肾小球滤过率导致的水肿可见于（　　）

A．左心衰竭　　　　　　　B．右心衰竭　　　　C．肾病综合征

D．肝硬变　　　　　　　　E．原发性醛固酮增多症

10．肾性失钠可见于（　　）

A．长期使用速尿　　　　　B．Addison 病　　　　C．肾实质性疾病

D．长期使用噻嗪类利尿剂　E．长期应用抗醛固酮药物

三、填空题（1分/空,共15分）

1．最常见的外生致热原是_____,耐热性高,一般方法难以清除,是血液制品和输液过程中的主要污染物。

2．血脂是血浆中脂质成分的总称,包括_____、_____、_____和_____等。

3．导致急性冠脉综合征和脑卒中发生的斑块特点:_____、_____、_____。

4．体液性因子主要通过_____、_____和_____3种方式作用于靶细胞。

5. 应激时泌尿功能的主要变化表现为尿量_____、尿比重_____和_____。

四、问答题(共 25 分)

1. 简述缺血-再灌注中氧自由基增加的机制。(6 分)

2. 为什么孕妇患急性肝炎时易发 DIC?(7 分)

3. 女,60 岁,发作性喘息 26 年,下肢浮肿 10 d 入院。查体:呼吸 24 次/分,唇甲发绀,杵状指,双肺满布哮鸣音及湿性罗音。双侧颈静脉充盈,肝颈静脉反流征阳性,双下肢凹陷性水肿。心电图:右室肥厚,心肌缺血。血气检查:pH 值 7.29,$PaCO_2$ 78 mmHg,PaO_2 50 mmHg,HCO_3^- 37.7 mmol/L。
问:该患者存在哪些病理过程? 诊断依据是什么?(12 分)

【参考答案】

一、名词解释

1. **高脂血症** 高脂血症指成人空腹血总胆固醇≥6.22 mmol/L 和(或)甘油三酯≥2.26 mmol/L。

2. **血液性缺氧** 由于血红蛋白数量减少或性质改变,以致血液携带氧的能力降低而引起的缺氧称为血液性缺氧。大多是动脉血氧含量降低而氧分压正常,为等张性低氧血症。

3. **无复流现象** 缺血恢复血流后,缺血区并不能得到充分灌流的现象称为无复流现象。

4. **应激性溃疡** 应激性疾病,指病人在遭受严重刺激如创伤、大手术、重病等情况下,出现胃、十二指肠黏膜的急性病变,主要表现为胃、十二指肠黏膜的糜烂、浅溃疡、渗血等,严重可穿孔或大出血。

5. **肾性骨营养不良** 在慢性肾功能衰竭时,由于钙磷及维生素 D 代谢障碍,PTH 分泌增多、酸中毒、铝积聚等因素引起的肾性骨病,包括儿童的肾性佝偻病和成人的骨质软化症、纤维性骨炎、骨质疏松、骨囊性纤维化。

二、选择题

(一)单选题

1. E	2. D	3. E	4. D	5. E	6. C	7. C	8. E	9. C	10. E	11. B	12. A
13. D	14. D	15. B	16. C	17. D	18. B	19. B	20. B	21. A	22. C	23. E	
24. B	25. C	26. E	27. D	28. D	29. B	30. C					

(二)多选题

1. ACD	2. BD	3. ABC	4. ABCDE	5. ABC	6. BCD	7. ABCDE	8. ABC	9. ABCD
10. ABCDE								

三、填空题

1. 内毒素   2. 甘油三酯   磷脂   胆固醇   胆固醇酯   游离脂肪酸   3. 斑块表面出现溃疡或破裂   斑块过大   斑块部位血管痉挛   4. 内分泌   自分泌   旁分泌   5. 减少   升高   水钠排泄减少

四、问答题

1. 简述再灌注过程中氧自由基增多的机制。

答:再灌注时氧自由基增多的机制:①黄嘌呤氧化酶途径,自由基生成酶增多、自由基生成底物增多;②中性粒细胞过多;③线粒体功能障碍;④儿茶酚胺氧化增多。

2. 为什么孕妇患急性肝炎时易发 DIC?

答:(1)肝功能受损后容易并发 DIC 的原因:①肝脏合成抗凝物质减少;②肝脏灭活凝血因子减少;③肝细胞坏死,释放组织因子;④病毒等可激活凝血因子,促进 DIC 的发生。
(2)孕妇血液处于高凝状态原因:①孕妇血液中凝血因子和血小板逐渐增多;②抗凝系统如 AT-Ⅲ,t-PA,u-PA 逐渐降低;③胎盘产生的纤溶酶原激活物抑制物增多。

3. 问:该患者存在哪些病理过程? 诊断依据是什么?

答:(1)呼吸性酸中毒:慢性哮喘病史,pH 值 7.29(下降),$PaCO_2$ 78 mmHg(升高)。
(2)低张性缺氧:慢性哮喘病史,PaO_2 50 mmHg(降低),唇甲发绀。
(3)心功能不全:病史,双侧颈静脉充盈,肝颈静脉反流征阳性,双下肢凹陷性水肿,心电图检查。
(4)Ⅱ型呼衰:病史,$PaCO_2$ 78 mmHg(升高),PaO_2 50 mmHg(降低)。
(5)水肿:病史,双下肢凹陷性水肿。

病理生理学应试向导